Peter Hollmayer

Vegane Ernährung nach Yin und Yang
Die heilende Kraft pflanzlicher Nahrung

Mit Extrateil vom Michaela Wendel

Hinweis:
Lebensmittel haben einen erheblichen Einfluss auf unsere Gesundheit. In diesem Buch werden Informationen und Ratschläge zu gesundheitlichen und medizinischen Themen geben. Diese gründen sich überwiegend auf bewährte Erfahrungswerte, sind also nicht zwingend wissenschaftlich erforscht. Soweit es sich um wissenschaftliche Hintergründe handelt, haben sich die Autoren die größte Mühe gegeben, den aktuellen Stand der Wissenschaft zu berücksichtigen.
Alle Angaben erfolgen ohne Gewähr. Weder die Autoren noch der Verlag können für eventuelle Nachteile, die aus den in diesem Buch gegebenen Hinweisen resultierten, eine Haftung übernehmen.

Impressum

www.viavita-institut.de
1 Auflage,

Bildnachweis
Alle Bilder stammen von Ursula Dören.
(außer den Portraits, die von den Autoren selbst stammen)
Alle Zeichnungen stammen von Goran Lazec.
Die Grafiken stammen von Peter Hollmayer.

Redaktion, Satz
Peter Hollmayer
Umschlag und Layout
Peter Hollmayer, Isabella Rogge Wiethoff
Lektorat
Corinna Wünnemann
Druck
Kessler Druck und Medien, Bobingen

ISBN 3-9810901-1-6

Inhaltsverzeichnis

Vorwort
von Peter Hollmayer

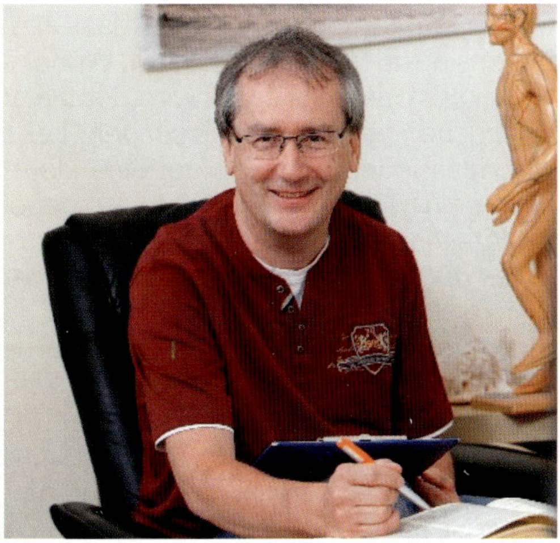

Schon als Jugendlicher hat mich die Heilkunde sehr interessiert. Zusammen mit einem Jugendfreund sammelten wir Heilpflanzen in unserer niederbayrischen Heimat. Das Buch "Meine Wasserkur" von Sebastian Kneipp war mein Lieblingsbuch.

1990 begann ich meine TCM-Ausbildung und die Ausbildung zum Heilpraktiker. Die Begeisterung für diese Methode hat mich seitdem nicht mehr losgelassen. Im November 1993 eröffnete ich meine eigene Heilpraktikerpraxis für Traditionelle Chinesische Medizin in Unna. Die Arbeit mit Patienten bereitet mir bis heute eine riesige Freude. Zu meinem großen Glück ist meine Frau Psychologin, was eine wunderbare Zusammenarbeit in der Praxis ermöglicht.

Im Jahr 1997 gründete ich eine Heilpraktikerschule, die später den Namen "ViaVita-Institut" bekam. Mit großer Motivation und Begeisterung lehre ich die TCM im Rahmen einer 2-Jahres-Ausbildung.
Am Anfang waren es vor allem Heilpflanzen und die Akupunktur, die meine therapeutischen Grundlagen bildeten. Eine langwierige Krankheit, die vor allem mit Darm- und Verdauungsbeschwerden verbunden war, lenkte meine Achtsamkeit immer stärker auf die Ernährungslehre.

Immer stärker wurde mir klar, dass die körperliche Grundkraft des Lebens aus der Nahrung kommt. Woher sonst? Was in der westlichen Welt kaum berücksichtigt wird, ist die Veranlagung der Menschen. Wir suchen gerne nach „gesunden“ Lebensmitteln. Dabei vergessen wir, dass jedes Lebensmittel eine klare Wirkung hat. Es kann also nicht sein, dass ein Mittel „für und gegen Alles“ gleichzeitig hilft. In Süddeutschland gibt es ein altes, fast vergessenes Sprichwort:
„Was gut ist für den Schmied, das zerreisst den Schneider.“

Eine Krankenkost muss anders aussehen als eine Mahlzeit für den Holzfäller. „Früher“ wusste man das noch und gab geschwächten Menschen, z.B. Frauen nach der Geburt, Kraftbrühen, da diese leicht verdaulich, wärmend und kräftigend sind. Heute müssen die armen Mütter viel zu viele kühlende Südfrüchte und schwerverdauliche Rohkost essen, da diese ja so viele Vitamine enthalten. Dies führt dazu, dass die jungen Mütter frieren und immer schwächer werden.

Dies ist nur ein Beispiel, warum verschiedene Menschen verschiedene Lebensmittel benötigen. Hier helfen uns unser eigenes Erfahrungswissen sowie die lebendige, asiatische Heilkunst. Sie ist leicht zu verstehen, nachvollziehbar, preiswert und effektiv in ihrer Anwendung.
Egal, ob sie eher „Teilzeitveganer“ sind, überwiegend Veganer (wie ich selbst) sind, oder ob Sie vollkommen auf vegane Ernährung setzen: Dieser Ratgeber möchte dazu beitragen, das Beste aus veganer Ernährung herauszuholen.
Dabei ist es mir wichtig, nicht moralisch zu werden. Wir haben Vorschriften, Dogmen und Regeln genug. Wie man sich ernährt, sollte sicher Privatsache bleiben. Menschlichkeit beruht in hohem Masse auf Toleranz und Mitgefühl. Es sollte normal sein, dass man unseren Planeten Erde und seine Bewohner menschlich, bzw. „tierisch-gut“ behandelt.
Ich wünsche Ihnen einen frohen Geist, eine gute Gesundheit und einen guten Appetit!

Vorwort von Michaela Wendel

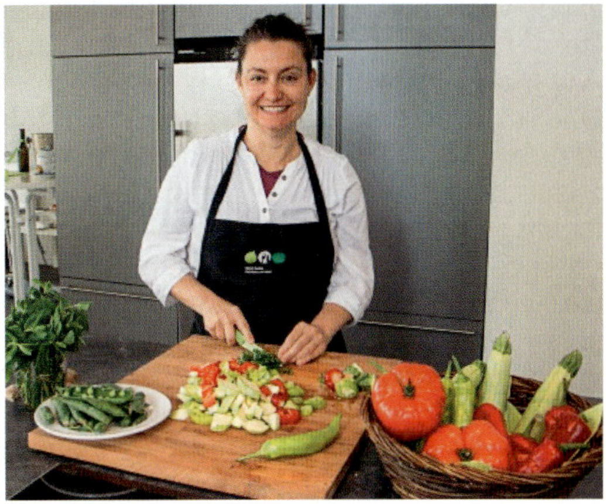

Warum dieses Buch?
Seit 20 Jahren arbeite ich als Ernährungstherapeutin und - beraterin. Ich gebe mit viel Freude Kochkurse und Seminare in meiner eigenen Praxis, auch für Arztpraxen, Krankenkassen, Institutionen und Firmen. In den letzten Jahren kommen immer häufiger Klienten zu mir, die sich ohne tierische Produkte, vegan ernähren wollen. Viele haben Angst, sich mit dieser Ernährungsform nicht ausreichend versorgen zu können und die Angst vor Nährstoffmängeln wird ja auch kräftig geschürt. Ein großes Problem für viele ist tatsächlich oft Untergewicht, Frieren und Trockenheit.

Mit Hilfe der chinesischen Medizin und Diätetik ist das leicht erklärbar und mit der richtigen Auswahl und Zubereitungsform der Lebensmittel auch leicht zu beheben. In diesem Buch wollen wir die theoretischen Grundlagen einfach erklären und die Wirkungsweise der Lebensmittel und geeigneten Zubereitungsformen darstellen.

„Und nur gesund hilft nichts, schmecken muss es..." auch viele schöne Rezepte aus Peters Schatzkasterl und oft Erprobtes und Geliebtes aus meiner Cucina.

Wer bin ich:

In München geboren und direkt neben dem Nockerberg aufgewachsen, immer den Duft von Malz und frisch gebrautem Bier in der Nase, hab ich mich schon bald für alles Kulinarische interessiert. Bei der Oma auf dem Bauernhof im Landsberger Raum gab's köstliche Allgäuer Spezialitäten und schon früh hab ich mitgeholfen in der Kuchl. Und im Kräutergarten gab's viel zu probieren. Schön früh hab ich angefangen, Heil- und Wildkräuter zu sammeln und „Medizin" daraus zuzubereiten, zu backen und zu bruzeln. Meine Familie hat viel zu leiden gehabt unter steinharten Vollkornbroten, Brennesselspinat und neumodischem Kram wie rohem Fisch in kaltem Reis und anderen exotischen Dingen der Vollwertkost und Makrobiotik, für die ich mich sehr interessiert habe.
Gesunde Ernährung, Reisen, Heil- und Wildpflanzen, Garteln waren für mich immer Lebensinhalt und nach einem Ausflug ins handwerklich-kreative (Lehre und Ausbildung als Schneiderin und Directrice) habe ich dann in Fulda Ökotrophologie studiert.

Wie welches Lebensmittel auf uns wirkt, ist eine weitere Leidenschaft von mir. So habe ich verschieden Ernährungs- und Medizinsysteme wie Ayurveda und europäische Heilkunde weiter erkundet und bin so zur chinesischen Medizin und Diätetik gekommen.

Die eigene Herstellung und Qualität von Lebensmitteln faszinieren mich. Ich bin seit einigen Jahren Mitglied bei Slowfood, die sich für den Erhalt traditioneller Lebensmittel und deren Herstellungsweisen einsetzen. Ganz nach dem Motto: gut, sauber, fair.

Ich selbst bin Flexitarierin. Da aber meine inzwischen erwachsenen Töchter schon lange vegetarisch/vegan essen, hab ich mich schon früh mit einer wohlschmeckenden und gesunden Pflanzenküche beschäftigt. Global gesehen denke ich, ist das der einzige gangbare Weg um unsere Welt zu schützen und die Ressourcen gerechter zu verteilen.

Worum geht es in diesem Buch?

Der Schwerpunkt dieses Buches ist, kurz gesagt, mit veganer Ernährung möglichst viel Kraft und gesunde Körpersäfte aufzubauen.

Warum dies gerade in der veganen Lebensweise von Bedeutung ist, möchte ich kurz darstellen. Seit ca. 20 Jahren ist die Ernährungstherapie ein Schwerpunkt meiner Tätigkeit als TCM Therapeut.
In den letzten Jahren kamen vermehrt Patienten in meine Praxis, die sich vegan ernähren. Sie sind sicher nicht wegen der veganen Ernährung krank geworden. Was aber auffiel, ist, dass bei Veganern zwei Probleme überdurchschnittlich oft auftreten:

Viele Veganer frieren verstärkt oder haben Probleme mit Kälte.

Ausserdem gibt es vermehrt eine Neigung zu trockener Haut und trockener Schleimhaut, bzw. eine allgemeine Trockenheit.

Sucht man die Ursachen hierfür, sind diese leicht zu finden.
Sehr viele pflanzliche Lebensmittel sind relativ schwer zu verdauen. Insbesondere, wenn diese roh verzehrt werden, verbraucht der Körper hierfür viel Energie und damit auch Wärme. Dies führt dann leicht zu einer Schwächung und Auskühlung des Organismus.

Außerdem wirkt die große Mehrheit pflanzlicher Lebensmittel entwässernd und entgiftend. Gerade Hülsenfrüchte haben eine trocknende Wirkung. Nun werden aber Hülsenfrüchte und deren Produkte wegen der hohen Eiweißkonzentration bei veganer Lebensweise besonders empfohlen. Bei einer einseitigen veganen Ernährung kann es also leicht geschehen, dass man auskühlt und austrocknet.
Diese ungesunden Effekte kann man allerdings leicht vermeiden oder ausgleichen. Es gibt sehr gut geeignete pflanzlichen Lebensmittel, die ganz natürlich Energie und Säfte speichern und diese dann an den Organismus weitergeben.
Auch die richtige Zubereitung der Lebensmittel spielt eine entscheidende Rolle. Hier sind unser altes traditionelles Wissen sowie der Erfahrungsschatz der TCM sehr hilfreich.

Wichtig ist auch, die individuelle Veranlagung zu berücksichtigen. Wer friert benötigt eine andere Ernährungsform, als jemand der schwitzt. Wer friert, wird von wärmenden Kraftsuppen bestimmt profitieren. Kalte Rohkostsalate können aber leicht zu einer Verschlechterung dieses Zustandes führen.
Bei Menschen, die einen zu hohen Stoffwechsel haben und denen deswegen stets zu warm ist, ist dies genau umgekehrt.

Menschen, die zu Einlagerungen neigen, benötigen Lebensmittel, die entgiftend und ausleitend wirken. Diese können aber leicht jenen schaden, die schon zu wenige Flüssigkeiten besitzen und zu Trockenheit neigen.
Es geht in diesem Ratgeber also auch darum, wie man die individuelle Veranlagung mit einer veganen Lebensweise in Einklang bringt.

Wir hoffen, wir haben Sie neugierig gemacht. Nun wünschen wir viel Spaß beim Lesen, einen Guten Appetit und eine robuste Gesundheit durch eine vegane Ernährung!

Abschnitt I

Unsere Lebensmittel und ihre Wirkweise

Wenn man mit Lebensmitteln eine gesunde oder therapeutische Wirkung erzielen will, sollte man deren Wirkung kennen.
In der medizinisch geprägten Welt orientieren wir uns hauptsächlich an den Inhaltstoffen. Daraus leiten wir dann eine Wirkung ab. Dies ist hilfreich und richtig.

Wenn man sich mit wichtigen Inhaltsstoffen, etwa mit Eiweißen, versorgen will, muss man wissen, in welchen Lebensmitteln diese enthalten sind. Es kann aber sein, dass Lebensmittel ähnliche Inhaltsstoffe haben und trotzdem unterschiedlich wirken.

Man kann es zum Beispiel am Inhaltsstoff „Kalium“ erklären:
Als eine der Hauptwirkungen wird genannt, dass Kalium entwässernd wirkt. Das heißt, Kalium zieht Wasser aus dem Körper.
Sehen wir uns nun einige Lebensmittel an, die besonders viel Kalium enthalten:
Kartoffeln, Kohl, aber auch Erdnüsse und Schokolade.
Nun würde aber niemand behaupten, dass Schokolade oder Nüsse entwässernd wirken.

In der traditionellen Medizin (westlich wie östlich) stehen Faktoren im Vordergrund, die den Charakter eines Nahrungsmittels beschreiben.
Schauen wir in ein wichtiges deutsches Werk aus dem 16. Jahrhundert über Heilpflanzen und Lebensmittel.
Das über 1500 Seiten dicke Buch, genannt „Tabernaemontanus“, war damals in Europa eines der wichtigsten Heilpflanzenbücher. Bis heute ist es eine Schatzkiste für Pflanzenheilkundler.
Bevor dort über Symptome oder Krankheiten gesprochen wird, wofür ein Mittel gut sein soll, beschreibt man die „Natur, Kraft und Eigenschaften“ der Pflanzen. Hier eine einführende Beschreibung von der Wirkung von Sellerie (altdeutsch: „Eppich“).

„Der Eppich (Sellerie) hat eine wärmende und trocknende Eigenschaft und ist warm und trocken im ersten Grade“

Hier noch eine Einführung in die „Natur der Erdbeere“.

„Erdbeeren sind ihrer Natur nach kalt und feucht“

Hier wird also zum einen die „Temperatur" von Lebensmitteln angegeben. Warme Lebensmittel wärmen den Organismus, die anderen kühlen den Körper.
Zum anderen wird darauf hingewiesen, ob ein Mittel „trocknet oder befeuchtet".
Es geht also darum, ob ein Mittel Flüssigkeiten aus dem Körper zieht oder aber ob es Säfte im Körper aufbaut und damit befeuchtend wirkt. Diese Hinweise sind sehr bedeutend. Denn wenn ein Mensch schon friert, werden wärmende Mittel sicher besser geeignet sein als sehr kühlende Lebensmittel.

Wenn jemand schon trockene Haut und Schleimhäute hat, werden entwässernde Lebensmittel den Menschen noch mehr austrocknen. Leider ist in der westlichen Pflanzenheilkunde viel von diesem Wissen in Vergessenheit geraten.
Dagegen wurde in der asiatischen Heilkunde dieses Wissen sogar verfeinert und ist bis heute in der TCM lebendig.

Schauen wir also mal in die Welt der asiatischen Heilkunde.

Kriterien für die Wirkweise von Lebensmittel

☯ Die thermische Wirkung

Lebensmittel und deren Zubereitung haben einen sehr bedeutenden Einfluss auf unsere Körperwärme. Sie können wärmend oder kühlend wirken. Welche Eigenschaften diese haben, hängt von verschiedenen Faktoren ab.
Ein wesentlicher Faktor ist der Kalorienwert. Dieser gibt den Brennwert an, den ein Lebensmittel enthält.
Ein weiterer Aspekt ist der Wassergehalt eines Lebensmittels. Ein großer Wasseranteil deutet auf eine kühlende Wirkung.
Verschiedene Inhaltsstoffe haben spezielle Wirkungen. Scharfe Gewürze, wie etwa Pfeffer, haben nicht wirklich viele Kalorien, erhöhen aber deutlich unsere Körpertemperatur. Sie erhöhen den Stoffwechsel und die Verbrennungsprozesse.
Auch die Zubereitung ist von entscheidender Bedeutung. Rohes Gemüse wie Möhren oder Paprika sind deutlich schwerer verdaulich als gekochtes Gemüse. Beim Kochen, Dünsten, Backen werden viele Inhaltsstoffe aufgeschlossen.
Für die Verdauung der Nahrung, die wir essen, verbraucht unser Körper Energie und damit auch Wärme. Von der verdauten Nahrung bekommen wir dann Kraft und Wärme zurück.

Bei vielen Lebensmitteln, wie etwa Rohkostsalaten, verbraucht der Körper sehr viel Energie, bekommt aber nur wenig zurück. Rohkost und Salat haben wunderbare Eigenschaften, nur haben sie eben eine kühlende Wirkung.
Pflanzliche Nahrung enthält im Schnitt weniger „Brennstoffe“ als tierische Nahrung. Deshalb sollte man bei einer veganen Lebensweise darauf achten, die richtigen Lebensmittel zu wählen und diese richtig zubereiten, damit der Körper nicht auskühlt.

Es ist ein großer Unterschied, ob ein Mensch friert oder schwitzt. Ein Mensch der friert wird gesund werden, wenn er energetisch warme Nahrung zu sich nimmt. Kühlende Lebensmittel werden ihn noch mehr auskühlen und sogar krank machen.
Seit Jahrhunderten hat man sowohl in der westlichen wie in der asiatischen Heilkunde Lebensmittel nach Wärmegraden eingeteilt. Die TCM unterscheidet fünf Kategorien.
Hierfür einige Beispiele:

Heiße Lebensmittel
Ingwer, Zimt, Meerrettich, Pfeffer
Warme Lebensmittel
Walnüsse, Hafer, Lauch, Knollenfenchel
Energetisch neutrale Lebensmittel
Gekochter Spargel, reife Bananen, Ketchup
Kühle Lebensmittel
Tofu, Beeren, Mandarinen, Gerste
Kalte Lebensmittel
Grüner Paprika, Rhabarber, Zitronen

☯ Befeuchtende oder trocknende Wirkung

Tierische Lebensmittel bewirken, dass verstärkt Wasser und Flüssigkeiten in den Körper gelangen und gespeichert werden. Sie haben somit eine „befeuchtende“ Wirkung. (Sie wirken auch verschlackend und säuernd.)
Die meisten pflanzlichen Lebensmittel wirken entwässernd und entgiftend. Dies kann zum Problem werden, wenn man sich einseitig von entwässernden Lebensmitteln ernährt oder wenn man schon „trocken“ ist, also Körpersäfte fehlen. Sehr trockene Menschen benötigen Lebensmittel, die Säfte aufbauend wirken. Es gibt eine ganze Reihe von veganen Nahrungsmitteln, die befeuchtend wirken.

Es gibt aber durchaus auch Menschen, die Wasser einlagern. Dann profitiert man von entwässernden Lebensmitteln.
Jedem Lebensmittel werden entsprechende Eigenschaften zugeordnet.
Hier einige Beispiele:

Befeuchtende Lebensmittel

Saftiges Gemüse wie Kürbisse, Melonen, Tomaten, Gurken.
Saftiges Obst wie Kirschen, Beeren, Pfirsiche.
Auch Hafer, Weizen, verschiedene Nüsse und Ölsaaten wirken befeuchtend.

Trocknende Lebensmittel

Viele Gemüsesorten wie Kohl, Kartoffeln, Hülsenfrüchte.
Auch viele Obstsorten wie Orangen, Grapefruit, Ananas, Johannisbeeren. Auch Hirse, Grünkern, Amaranth wirken entwässernd.

☯ Abführend oder Stuhl stabilisierend

Viele Lebensmittel haben eine Auswirkung auf unsere Verdauung. Sie können abführend oder „stopfend“ wirken.
Wer an Durchfall leidet sollte keine abführenden Lebensmittel nehmen. Bei Verstopfung dagegen werden solche Mittel helfen.
Hier einige Beispiele:

Abführende Lebensmittel

Sauerkraut, Oliven, Avocados, Birnen, Pflaumen, milchsaure Produkte.

Stuhl stabilisierende Lebensmittel

Hirse, Hafer, Quinoa, Bananen, Karotten, rote Beete, Heidelbeeren, Tofu.

☯ Der Geschmack

Der Geschmack gibt uns eine wesentliche Information über die Wirkung eines Lebensmittels.
Je eindeutiger ein Geschmack ist, desto klarer ist die Wirkung.
Der Geschmack „Scharf“ hat eine wärmende Wirkung.
Chili, Pfeffer, Ingwer und Meerrettich sind sehr warme Lebensmittel.
Dagegen sind sehr saure Lebensmittel wie Zitronen oder Sauerkraut (roh) ziemlich kalt in der Wirkung.

Die folgende Tabelle gibt einen Überblick über die Wirkweise:

Überblick über die Wirkweise der Geschmäcker

Geschmack	Energie	Säftehaushalt
Scharf	Wärmt stark	Trocknet
Süß	Wärmt	Befeuchtet
Sauer	Kühlt	Hält fest
Bitter	Kühlt	Trocknet
Salzig	Kühlt	Befeuchtet

Weil die Geschmäcker so wichtig sind, folgt hier eine genauere Beschreibung derselben:

Der scharfe Geschmack

Scharf wärmt, bewegt und trocknet. Scharf bringt den Stoffwechsel in Bewegung. Er aktiviert Reserven und regt deren Verbrennung an. Er treibt die Wärme von innen her an die Oberfläche. So bewirkt scharf einen Anstieg der Körperwärme, verbraucht dabei Körpersubstanz oder Körpermasse.

Der süße Geschmack

Süße Lebensmittel bauen alles gleichzeitig auf. Sie wärmen das Yang, geben Kraft, befeuchten, bauen das Blut auf und erzeugen Körpersubstanz. Süß ist der einzige Geschmack, der wirklich aufbaut. Süß ist der Geschmack des Lebens. Anders als scharf bewegt süß nicht so stark, sondern wirkt belebend und beruhigend. Dies gilt nicht für den weißen Zucker, der die Nerven angreift und die Blutzuckerkurve stört. Scharf ist wärmer als süß. Scharf ist im Vergleich zu süß auch kein echtes Aufbaumittel. Süß im Übermaß wirkt verschleimend und verschlackend. Gerade der weiße Zucker verschleimt nicht nur, er führt gleichzeitig auch zu Hitze und Unruhe im Organismus.

Außerdem führt er dazu, dass der Körper den Zucker in Fett umbaut und einlagert. Übergewicht ist die Folge.

Süß ist gut, wenn Körperwärme und Körperkraft fehlen. Außerdem braucht es der trockene und dünne Mensch für seine Säfte und seine Masse. Heiße und übergewichtige Menschen sollten bei der Auswahl süßer Nahrungsmittel achtsam sein.

Der saure Geschmack

Sauer hat vor allem eine zusammenziehende und damit festhaltende Wirkung. Denken sie bitte jetzt daran, in eine Zitrone zu beißen. Sauer ist energetisch kühl und senkt damit das Yang ab. Hitzige Leute mögen sauer, während die Verfrorenen sauer gar nicht mögen und meist auch nicht gut vertragen. Sauer regt den Stoffwechsel an. Dies heißt aber nicht, dass er wärmend wirkt. Er wirkt eher entgiftend und säubernd. Gleichzeitig hält der saure Geschmack aber die Säfte fest. Dadurch wirkt es indirekt Säfte aufbauend. Wenn jemand wirklich trocken ist, gibt man zum Aufbau süß und zum Festhalten der Säfte sauer dazu. Saure Mittel alleine können die Säfte nicht aufbauen.

Der bittere Geschmack

Bitterkalt ist es im Winter. Genauso kalt ist der bittere Geschmack. Er senkt alles nach unten und leitet aus. Bitter ist das Gegenteil von süß. Während süß alles aufbaut, senkt bitter alles ab. Bitter kühlt das Yang, es lenkt die Lebenskraft nach unten, es trocknet und entgiftet. In der westlichen Naturheilkunde gilt bitter als Tonikum, insbesondere für den Magen und die Verdauungsorgane. Man sieht das in der TCM genauso. Nur gilt die Richtung nach unten im Körper als absenkend und damit auch als kühlend. Dies ist der Grund, warum die Person, die friert, bitter nicht mag.
Dabei ist die Wirkung auf Leber und Magen eindeutig. Der Verdauungsbrei soll vom Magen und Darm ja nach unten weitergeleitet werden. Wenn die Verdauungsorgane dies nicht tun, entstehen Verstopfung, Blähungen usw. Hier hilft der bittere Geschmack als „Tonikum“, um diese Abwärtsbewegung zu unterstützen.

Salzig / Der salzige Geschmack

Salz hat eine entscheidende chemisch-physikalische Wirkung: Es zieht Wasser zu sich hin. Wenn sich also Salz innerhalb des Körpers befindet, zieht es Wasser dorthin. Legt man aber Salz außen auf die Haut, so zieht es Wasser aus der Haut. Es ist also ein großer Unterschied, ob Salz äußerlich oder innerlich angewandt wird. In unserer Gesellschaft wird sicher zu viel Salz gegessen. Dies belastet vor allem Menschen, die zu Einlagerungen neigen. Sie tun sich dann noch schwerer, die Säfte auszuscheiden. Andersherum hat Salz eine befeuchtende und erweichende Wirkung für trockene Menschen. Darüber hinaus hat Salz eine kühlende und absenkende Wirkung.

☯ Die Zubereitung der Lebensmittel

Lebensmittel verändern ihre Wirkweise durch die Art wie man sie zubereitet. Eine rohe Kartoffel hat eine andere Energetik als eine Pellkartoffel. Und Pellkartoffeln haben eine andere Wirkung als Kartoffelpüree.

Man kann durch die Zubereitung die Temperatur, den Geschmack und die Wirkrichtung verändern. Auch die Auswirkung auf unsere Körpersäfte lassen sich beeinflussen. Gerade pflanzliche Lebensmittel verändern durch die Zubereitung ihre Eigenschaften.

Rohkost

Die Nahrung, die wir essen, muss zunächst gekaut, verdaut, aufgeschlüsselt und aufgenommen werden. Hierfür benötigt der Körper Energie und Wärme. Die Nahrungsessenzen, die wir so erfolgreich aufgenommen haben, geben uns dann Kraft und Wärme zurück. Wie bereits erwähnt, wirkt Rohkost kühlend, da diese eher schwer verdaulich ist.

Aus diesem Grund ist Rohkost gut für Menschen, die zu hoch brennen, schwitzen und ständig Hunger haben.

Rohkost hat eine kühlende Wirkung. Deshalb sollten Menschen, die frieren, ihre Rohkost sorgfältig auswählen und ~~nur~~ diese nur in kleinen Mengen verzehren.

Ein Salat ist keine Kraftnahrung!!!

Die genaue Beschreibung der Lebensmittel finden Sie im letzten Abschnitt.

Lagern

Je länger ein Lebensmittel gelagert wird, desto leichter verdaulich wird es. (Im Rahmen der Haltbarkeit!!)

Stärke wandelt sich dabei in Zucker, die Lebensmittel schmecken süßlicher. Eine grüne Banane ist schwerer verdaulich als eine gelbe, reife Banane.

Ein gelagerter Apfel ist mehliger als ein frischer, grüner Apfel.

So verliert der Organismus weniger eigene Kraft und Wärme für die Verdauung.

Kochen

Je länger man Lebensmittel kocht, desto mehr Kraft schwimmt in der Suppe. Die Lebensmittel geben Ihre Essenz ab. Die Tradition der Kraftsuppen ist weltweit verbreitet und nahezu weltweit fast vergessen worden.

Jeder geschwächte Mensch benötigt Kraftnahrung. Diese ist durch das Kochen von bestimmten Lebensmittel einfach, preiswert und sehr effektiv zu bekommen.
Durch Kochen „yangisiert“ man Lebensmittel. Die energetische Temperatur steigt. So geben gekochte Lebensmittel, insbesondere Suppen, eine Menge Kraft und Saft.

Dünsten

Dünsten schont die Vitamine, die durch Kochen verloren gehen. Dünsten yangisiert ebenfalls unsere Lebensmittel. Dies hat den Vorteil, dass diese noch „Biss“ haben.

Braten, Grillen, Frittieren

Diese Formen der Zubereitung erhöhen deutlich das Yang der Lebensmittel. Man sollte dabei hochwertige Fette benutzen und diese nicht zu sehr erhitzen.

Püree

Wer aus Pellkartoffeln Kartoffelpüree zubereitet, benötigt hierfür eine Menge Flüssigkeit. Wenn man Pellkartoffeln isst, muss der Körper diese Säfte selbst zur Verfügung stellen. So sind Pellkartoffeln gut für Menschen, die zu viele Säfte einlagern. Wasser und Säfte werden bewegt und dann ausgeschieden.
Für sehr trockene Menschen aber sind Pellkartoffeln schwer verdaulich, da sie eben diese Säfte nicht haben. Dies ist der Grund, warum bei Menschen mit dieser Veranlagung Kartoffeln lange im Magen liegen und sogar Sodbrennen verursachen können. Hier wiederum ist Kartoffelpüree wunderbar geeignet.
Es enthält viele Flüssigkeiten, um Säfte im Körper aufzubauen. Außerdem sind Pürees leicht verdaulich.

Säfte

Für trockene Menschen eignen sich Säfte besonders gut. Sie befeuchten die trockenen Schleimhäute und bauen Verdauungssäfte auf. Allerdings sollte man Folgendes beachten:
Säfte sind konzentrierte Lebensmittel. Ein Glas Apfelsaft kann bis zu drei Äpfel enthalten. Deshalb sollten Säfte, auch Smoothies, generell verdünnt getrunken werden.

Trocknen

Das Gegenteil der Säfte sind getrocknete Lebensmittel.
Hier muss der Körper Säfte für die Verdauung beisteuern.

Dies ist gut für Menschen mit Einlagerungen und schlecht, wenn man diese Säfte nicht hat. Grundlegend sind z.B. trockene Reiswaffeln ein wunderbares „Training“ für die Verdauungsorgane. Nur sollten trockene Menschen diese sehr langsam essen und viel dazu trinken.

Reiben, Raspeln, Schneiden

Man nimmt dem Körper dadurch einiges an Arbeit ab. Die Lebensmittel werden leichter verdaulich und schmackhafter.

Bevor wir zur praktischen Anwendung kommen, werden wir uns die Philosophie anschauen, die die Grundlagen der TCM bildet.
Wer sich schnell auf die Rezepte stürzen möchte, kann diese Kapitel später lesen, wenn das Essen fertig ist.
Menschen sind schon von ihrer Veranlagung her verschieden. Es gibt Personen, die leicht frieren und die Heizung gerne hochdrehen. Das mögen aber diejenigen nicht, denen immer zu warm ist.
Einige kämpfen mit ihrem Gewicht, obwohl sie definitiv sogar weniger essen als andere. Dagegen haben die „dünnen“ Menschen manchmal Probleme ihr Gewicht überhaupt zu halten.
Wer sich mit veganen Lebensmitteln gesund ernähren will, sollte folgendes beachten:

- ☯ **Die eigene Veranlagung, bzw. den momentanen „Zustand“.**

- ☯ **Die Wirkung der Lebensmittel sowie deren Zubereitung.**

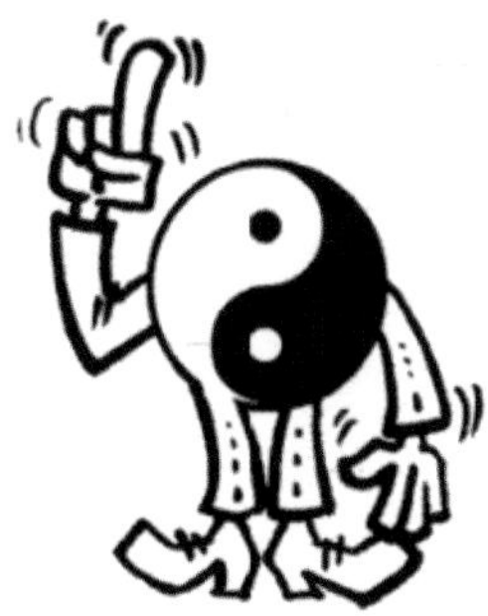

Es werden nun diese „Zustände“ im Einzelnen vorgestellt. Danach gibt es Ratschläge, wie man mit veganer Ernährung sinnvoll umgehen kann.

Philosophisches in einem Kochbuch

Unterschiedliche Lebensmittel sind gut für unterschiedliche Menschen. Was dem Einen nutzt, muss noch lange nicht gut sein für jemand Anderen. Es zeigt sich, dass Menschen schon von ihrer Veranlagung her sehr verschieden sind. Da dies eine Tatsache darstellt, stellt sich die Frage, warum das so ist.

Schauen wir auf ein philosophisches Erklärungsmodell aus Asien. Nach der Idee von Yin und Yang ist Leben nur dort möglich, wo Gegensätze herrschen. Also Gegensätze wie Hitze und Kälte, Tag und Nacht, Anspannung und Entspannung.

Jede Trennung von Gegensätzen führt letztlich zu Stillstand und damit zum Tod. In absoluter Hitze ist Leben ebenso wenig möglich wie in absoluter Kälte. Eine endlos andauernde Nacht vernichtet genauso das Lebendige wie ein endloser Tag.

Erst der ständige Wechsel von hell und dunkel, von Anspannung und Erholung erzeugt ein gesundes Leben. Erst der harmonische Austausch und die regelmäßige Abwechslung von Gegensätzen bringen ein gesundes Leben hervor.

Einige Gedanken zu den Prinzipien von Yin und Yang

Eines der traditionellen Erklärungsmodelle zu Yin und Yang ist die Münze, die zwei Seiten hat. Die Münze mit nur einer Seite gibt es nicht. In ähnlicher Weise kann es das Tal nur geben, weil es den Berg gibt. Es kann einen Mann nur geben, weil es eine Frau gibt.
Männer sehen das anders herum.
Hier einige klassische Yin Yang Pärchen:

Yin	Yang
Frau	Mann
Kälte /Winter	Wärme /Sommer
Verdichtung	Ausdehnung
Entspannung	Anspannung
Innen	Aussen
Unten	Oben
Nacht	Tag

Die harmonische Verbindung dieser Gegensätze steht jenseits jeder Wertigkeit von gut oder schlecht.
Die gesamte Vielfalt der Welt entsteht aus diesem Spannungsfeld. Ähnlich wie ein Computer lediglich mit den Kombinationen von 1 und 0 arbeitet, ergeben sich durch deren Verbindungen endlose Möglichkeiten.

Wesensmerkmale von Yin und Yang

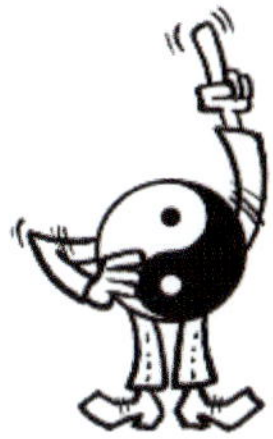

Yin

Steht für ~~das~~ das ruhende, das bewahrende, das kühlende, das weibliche Prinzip. Es ist die Bewegung nach unten und innen.

Yang

Steht für das aktive, das bewegende, das wärmende, das männliche Prinzip. Es ist die Bewegung nach oben und außen.

Bewegungen von Yin und Yang

Wir alle haben als Ei und Samenzelle angefangen. Nach einigen Tagen entsteht ein „Zellhaufen“ (Morula). Damit diese Morula wachsen kann, muss es eine Kraft geben, die nach außen geht. Damit das Geschöpf aber nicht auseinanderfällt, muss es gleichzeitig eine festhaltende, nach innen gerichtete Kraft geben.

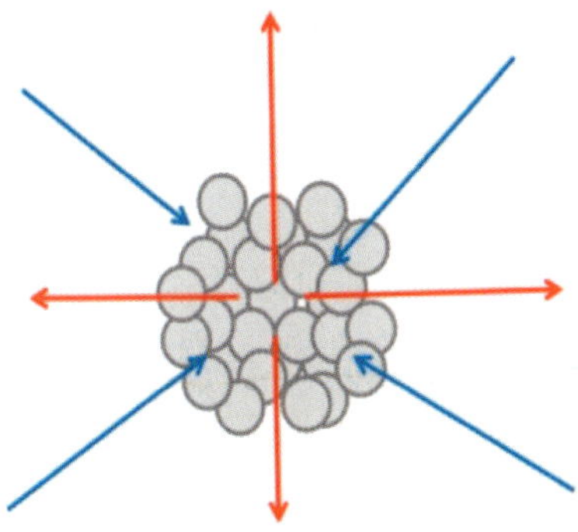

Der Beginn des Lebens

Gesundheit

Gesundheit ist der harmonische Wechsel von Anspannung und Entspannung. Die Bewegung nach oben wird durch die Bewegung nach unten ausgeglichen. So entsteht ein harmonischer Fluss. „Alles fließt" sagten die alten Griechen. Gesundheit ist der freie Fluss von Energien, sagt man in der TCM.

Anspannung und Entspannung

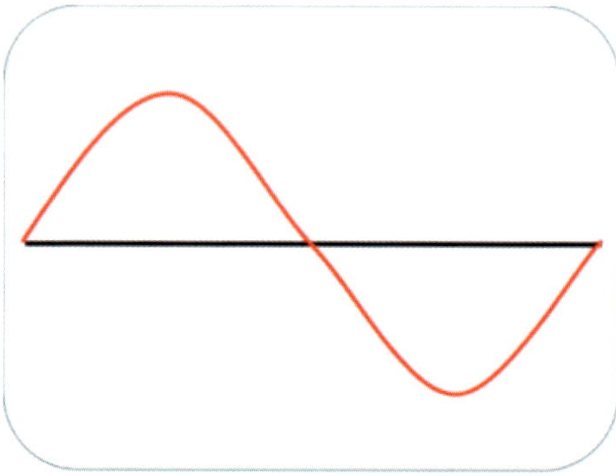

Krankheit

Krankheit entsteht immer dann, wenn eine Bewegung (oder Beide) aus dem Gleichgewicht geraten. Schon ein Blick auf die folgenden Grafiken zeigt, dass hier ein ungesunder Prozess im Gang ist.

Hier hat man „Zu viel Yang" und „Zu wenig Yin"
Die Bewegung nach außen ist zu groß, die Bewegung nach innen ist zu gering.

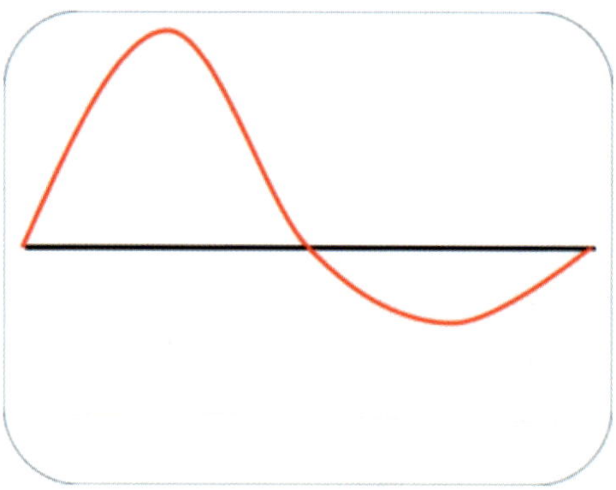

Oder dies geschieht anders herum. Es fehlt das Yang, das Yin ist zu viel vorhanden.

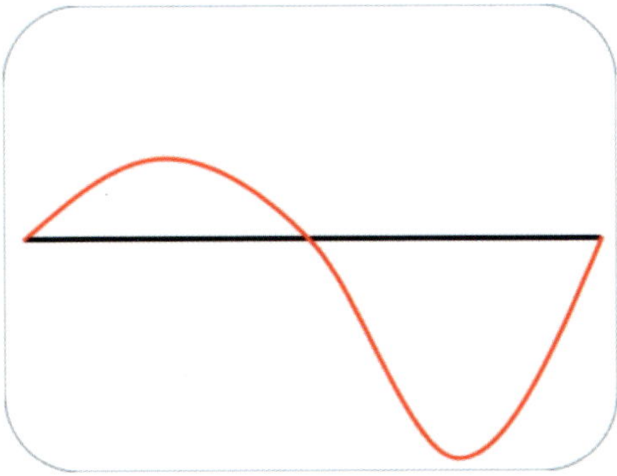

Eine **zu starke Bewegung nach** außen bedeutet zu viel Wärme, zu viel Veränderung, zu viel Spannung.

Eine **zu schwache Bewegung nach außen** bedeutet zu wenig Wärme, zu wenig Veränderung, zu wenig Spannung.

Eine **zu große Bewegung nach innen** bedeutet zu viel Ruhe, zu viel Bewahrendes, zu viel Nachgebendes.

Eine **zu schwache Bewegung nach innen** bedeutet zu wenig Ruhe, zu wenig Bewahrendes, zu wenig Nachgebendes.

Als Säulen dargestellt sieht es so aus:

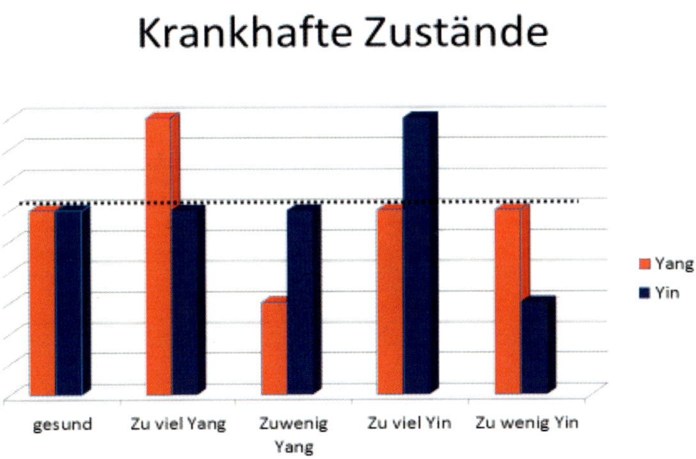

Die Bedeutung für unsere Gesundheit

Nach recht philosophischen Gedanken nähern wir uns nun ganz praktischen Dingen, die direkt mit unserer Gesundheit zu tun haben.

Die Grundkräfte des Lebens

Betrachtet man die Funktionsweise unseres Körpers, erkennt man vier Hauptkräfte, die unsere Gesundheit ermöglichen.

Dem Yang ordnet man die nicht greifbaren „Bestandteile" zu:
Die **Wärme** des Körpers sowie die **Energie** (auch Kraft oder Spannung), die man in der TCM als **Qi** bezeichnet.

Dem Yin ordnet man die „greifbaren" Bestandteile zu:
Die **festen Aspekte** (Substanz) und die **Säfte** des Körpers.

Der Bezug zu unserem Organismus:

Yang steht für Körperkraft und Körperwärme

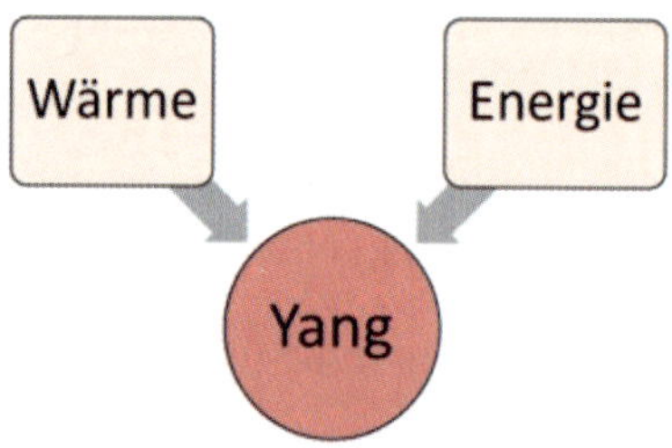

Yin steht für Körpersäfte und Körpersubstanz

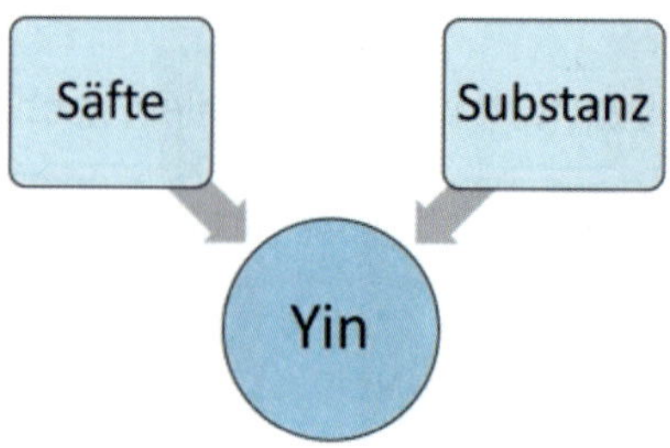

Krankheiten entstehen immer dann, wenn eine oder mehrere dieser Grundkräfte aus dem Gleichgewicht geraten.

☯ Körperwärme

Zu viel Wärme im Körper entsteht durch einen zu hohen Stoffwechsel. Die Folge sind Heißhunger, Durst, Unruhe sowie eine Unverträglichkeit von Hitze.
Bei zu langsamen Stoffwechsel, zu langsamen Verbrennungsvorgängen im Körper fängt man an zu frieren. Dabei hat man wenig Appetit und Durst. Kälte verschlechtert das Wohlbefinden.

☯ Körperkraft

Die Asiaten sprechen vom „Qi", einer grundlegenden Energie und Spannung des Körpers und seiner Organe. Diese Kraft, Funktion oder Spannung kann zu hoch sein. Dann entstehen Überfunktionen wie Hyperthyreose, hoher Blutdruck oder zu hohe Muskelspannungen.
Zu wenig „Qi" bedeutet mangelnde Kraft, also allgemeine Schwäche, bzw. eine Schwäche einzelner Organe. Es kann eine Abwehrschwäche, Muskelschwäche, Verdauungsschwäche usw. entstehen.

☯ Körpersäfte

Wasser, Blut und Körpersäfte „befeuchten" den Organismus. Wenn man (Wasser) trinkt und dies zu sehr einlagert (bzw. sehr langsam wieder ausscheidet) können Ödeme, Stauungszustände und eine schlechte Entgiftung entstehen. Wenn man dagegen (Wasser) trinkt und dies sehr schnell wieder ausscheidet, ist die Folge Trockenheit von Haut und Schleimhäuten. Die Haare können spröde und dünn werden. Weil die „Kühlflüssigkeit" fehlt, können Unruhezustände und schlechter Schlaf die Folge sein.

☯ Körpersubstanz

Dies entspricht allen festen Bestandteilen, insbesondere unserem Gewicht.
Es gibt viele Menschen, die zu Übergewicht neigen, obwohl sie nicht mehr oder sogar weniger Kalorien zu sich nehmen als andere. Der Organismus scheidet Stoffe langsamer aus. Er spart für schlechte Zeiten. Das bewahrende Prinzip ist zu stark.

Das Gegenteil entsteht bei Menschen, die zumindest von der Veranlagung her dünn sind und dabei viel essen können, ohne zuzunehmen. Es sind meist die Ausdauertypen, die schon von ihrer Veranlagung her viel Fett verbrennen.

Weil die Veranlagung so wichtig ist, folgt nun eine Beschreibung der vier Zustände nach Yin und Yang.
Neben einer Veranlagung kann man durch verschiedenste Umstände in diese Zustände hineingeraten.

Die vier Zustände nach Yin und Yang

Zu viel Yang

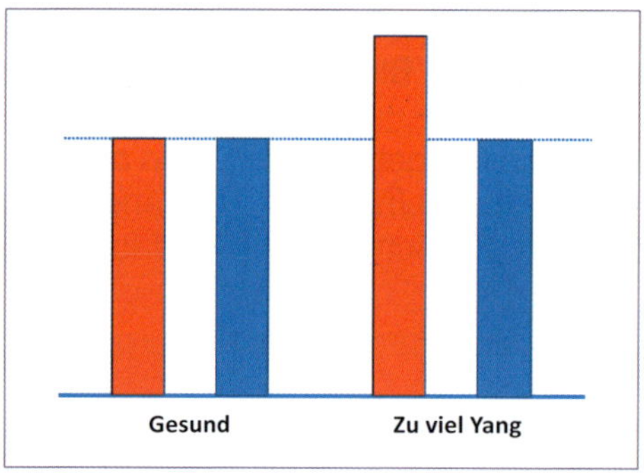

Zu viel Yang bedeutet eine zu starke Bewegung nach außen und nach oben. Die Körperwärme und die Körperspannung sind erhöht.
Hier ist das wärmende, das aktive, das verändernde Prinzip zu stark. Sehr yangige Menschen neigen zu Übertreibung, zu übergroßer Aktivität.
Wenn das Yang zunimmt hat dies Auswirkungen auf die **Psyche**. Auch die Art und Weise, wie man in der Welt auftritt, die **„Erscheinung"** verändert sich. Schließlich treten **körperliche Veränderungen** und sogar Krankheiten auf.

Wichtig:

Eine solche Veranlagung ist noch nicht krank. Je einseitiger dies aber wird, desto eher treten ganz bestimmte Symptome auf.

Zu viel Yang

☯ Psyche

Aktiv, extrovertiert, alte Strukturen aufbrechend, übernimmt Verantwortung, selbstbewusst.
Bei Einseitigkeit: Hektisch, euphorisch, grobmotorisch, überfordert sich und andere, überaktiv.

☯ Erscheinung

Auffällig, schnelle Bewegungen, klarer Blick, starker Händedruck, roter Kopf.

Körperlich ist der Stoffwechsel erhöht. Der Körper ist auf Kampf ausgerichtet. Dadurch steigt die Körpertemperatur. Durch verstärkte Verbrennungsprozesse steigen auch Appetit und Durst. Die Anspannung im Körper steigt. Dies führt zu erhöhten Muskelspannungen, die sich in Verkrampfungen der Skelettmuskulatur zeigen können. Aber auch innere Organe wie der Magen oder das Herz können betroffen sein. Allgemein neigt der Organismus zur Überfunktion wie Hyperthyreose oder Hypertonie.

☯ Körperliche Symptome

Hoher Stoffwechsel, Schwitzen, liebt körperliche Anstrengung,
viel Appetit, viel Durst, isst viel ohne zuzunehmen,
hohe Muskelspannung, Überfunktionen, Hypertonie, Hyperthyreose,
neigt zu Überforderung/Übertreibung.

Ursachen für diesen Zustand

Viele Menschen, insbesondere junge Männer, neigen schon von ihrer Veranlagung zu diesem Zustand.
Aber auch sehr „yangige" Einflüsse wie klimatische Hitze, Stress, Gier, Zorn oder Euphorie erzeugen den Zustand „zu viel Yang".

Zu viel Yang durch Ernährungsfehler

Es sind in hohem Maße tierische Produkte, die langfristig eine Hitze im Körper erzeugen, wie etwa (gegrilltes) Fleisch, Käse oder Eier.
Bei veganen Lebensmitteln besteht diese Gefahr weniger. Allerdings erhöhen heiße Lebensmittel wie Alkohol, scharfe Gewürze, aber auch zu viel Zucker das Yang erheblich.

Die möglichen Folgen

Wenn dieser Zustand einseitig bestehen bleibt, können in der Folge ernsthafte Beschwerden und Krankheiten auftreten.
Bluthochdruck führt zu weiteren Krankheiten. Auch ein ständig erhöhter Stoffwechsel belastet langfristig nicht nur die Verdauungsorgane. Man kann hier mit einer bewusst gewählten Ernährung sehr erfolgreich gegensteuern.

Zu wenig Yang

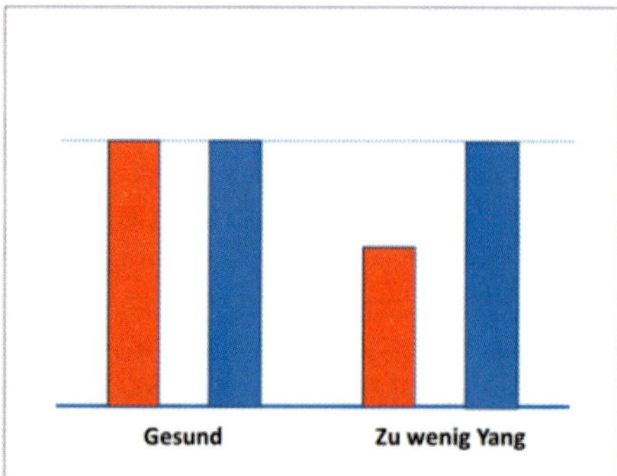

Zu wenig Yang bedeutet eine zu schwache Bewegung nach außen und nach oben. Die Körperwärme und die Körperspannung sind erniedrigt. Hier ist das wärmende, das aktive, das verändernde Prinzip zu schwach. Dadurch sinken die Widerstandskraft, die körperliche Stärke und die Körperwärme.

Wenn das Yang abnimmt, hat dies Auswirkungen auf die Psyche. Auch die Art und Weise, wie man in der Welt auftritt, die „Erscheinung" verändert sich. Schließlich treten körperliche Veränderungen und sogar Krankheiten auf.

Zu wenig Yang

- ☯ Psyche

Langsam, abwartend, defensiv, intuitiv, vorsichtig, introvertiert.
<u>Bei Einseitigkeit:</u> Ohne Selbstbewusstsein, schwach, depressiv, zurückgezogen, ängstlich.

- ☯ Erscheinung

Unauffällig, langsame Bewegungen, ausweichend, evtl. müde und blass.

Körperlich ist der Stoffwechsel erniedrigt. Körper und Geist sind geschwächt. Dadurch sinkt die Körpertemperatur. Appetit und Durst werden weniger. Die Verdauungskraft ist schwach. Kreislauf und Körperkraft sind erniedrigt. Das Selbstbewusstsein leidet. Allgemein neigt der Organismus zu Unterfunktionen wie etwa Hypothyreose oder Hypotonie.

Zu wenig Yang

☯ *Körperliche Symptome*
Niedriger Stoffwechsel, Frieren, körperliche Schwäche, wenig Appetit, wenig Durst, schwache Muskelkraft/Spannung evtl. Abwehrschwäche, Unterfunktionen, Hypotonie, Hypothyreose.

Ursachen für diesen Zustand

Viele Menschen, insbesondere Frauen, neigen schon von ihrer Veranlagung zu diesem Zustand. Aber auch sehr „yinige" Einflüsse wie klimatische Kälte, Sorgen, Trauer oder Angst führen zu diesem Zustand.

Zu wenig Yang durch Ernährungsfehler

Gerade hier werden in der veganen Lebensweise leicht Fehler gemacht. Es gibt eine ganze Reihe von Lebensmitteln, die kühlend wirken, insbesondere, wenn man diese roh verzehrt.
Hierzu gehören Früchte, Beeren und generell rohes Gemüse. Selbst Sojaprodukte können kühlend wirken.
Auch schwerverdauliche Brote wie etwa Roggenvollkornbrot, sind für geschwächte Personen eher ungeeignet.

Die möglichen Folgen

Auch hier kann eine Veranlagung langfristig zu ernsthaften Beschwerden und Krankheiten führen.
Wer friert ist Infekten leichter ausgeliefert. Eine allgemeine Schwäche kann sich zu einer Verdauungsschwäche ausbreiten. Dies führt zu einem Teufelskreis, denn dadurch kann die Nahrung noch schlechter aufgenommen werden, was wiederum noch mehr schwächt. Langfristig leiden alle Organe.
Ein Schwerpunkt dieses Ratgebers ist die Therapie dieser Veranlagung mit gesunder veganer Ernährung.

Zu viel Yin

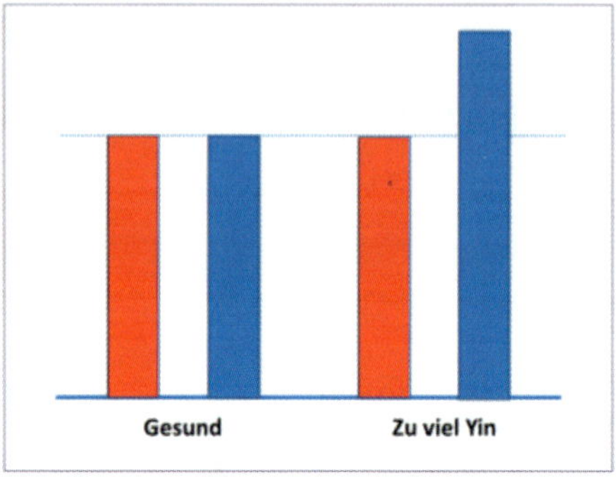

Zu viel Yin bedeutet eine zu starke Bewegung nach innen und unten. Die Körpersubstanz nimmt zu, die Säfte stauen sich.
Ein praktisches Beispiel:
Wenn eine Person mit dieser Veranlagung Wasser trinkt, so dauert es sehr lange, bis sie es wieder ausscheidet. Sie neigt zu Einlagerungen.
Wenn das Yin zunimmt hat dies Auswirkungen auf die Psyche. Auch die Art und Weise, wie man in der Welt auftritt, die „Erscheinung" verändert sich. Schließlich treten körperliche Veränderungen und sogar Krankheiten auf. Hier ist das bewahrende, das festhaltende, das ruhende Prinzip zu stark.

Zu viel Yin

- ☯ Psyche

Bewahrend, gemütlich, familiär, standhaft, ruhig, „rund".
<u>Bei Einseitigkeit:</u> Träge, unbeweglich, Anlaufschwierigkeiten, die „Übermutter", für Neues nicht zu begeistern, „das kann man noch gebrauchen", materiell, träge.

- ☯ Erscheinung

Rund, bequem, friedlich, liebt es Zeit zu haben und gut zu essen, gemütlich.

Körperlich neigt dieser Mensch dazu, Stoffe festzuhalten. Es könnten ja schlechte Zeiten kommen. Es gibt ein „Bilanzproblem". Es kommen mehr Stoffe in den Körper hinein als wieder heraus. Die Entgiftung ist ein Schwachpunkt. Obwohl solche Menschen nicht mehr essen als andere, legen sie an Gewicht zu.

☯ Symptome

Neigung zu Übergewicht, Neigung zu Einlagerungen, scheidet getrunkenes Wasser lange nicht aus, schlechte Entgiftung, Schlackenstoffe, träger Darm, morgens kein Appetit, wenig Durst, Anlaufschwierigkeiten.

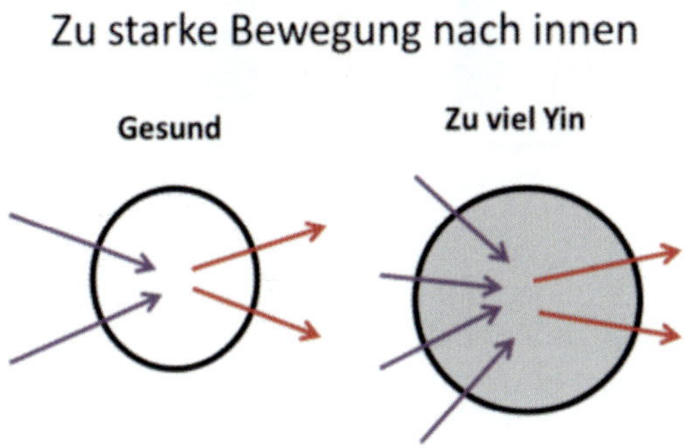

Ursachen für diesen Zustand

Viele Menschen neigen schon von ihrer Veranlagung zu diesem Zustand. Sie kämpfen einen langen Kampf gegen ihr Gewicht. Auch einige Medikamente, aber auch zu wenig Bewegung begünstigen diesen Zustand.

Zu viel Yin durch Ernährungsfehler

Hier sind die meisten Ursachen recht offensichtlich.
Bei veganer Lebensweise ist es meist die Kombination aus zu viel Fett und Zucker, die das Gewicht festhalten. Pflanzliche Eiweiße wirken (im Gegensatz zu tierischen Eiweißen) eher entgiftend und ausleitend. Vegan oder nicht: Die Menge, die man verzehrt, spielt eine große Rolle.
Auch spätes Essen kann zu Einlagerungen und Übergewicht führen.

Die möglichen Folgen

Da die Entgiftung ein Schwachpunkt ist, kann es sein, dass Schlackenstoffe, Wasser und Gewicht ein zunehmendes Problem werden. Diese stören den Organismus in immer größerem Maße. Ablagerungskrankheiten wie Gicht, Arteriosklerose können die Folge sein. Eine vegane Ernährung bietet hier viele Vorteile.

Zu wenig Yin

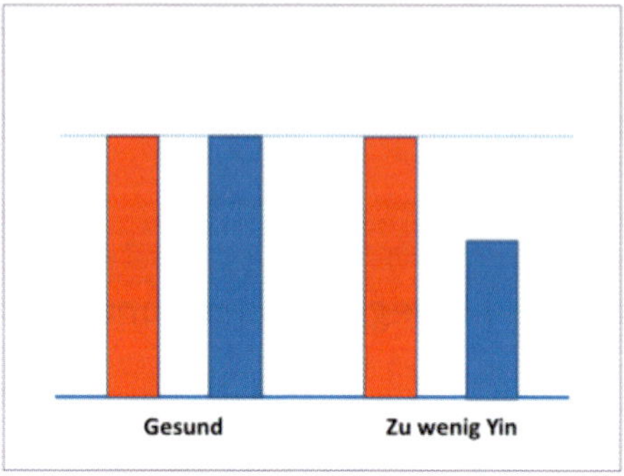

Zu wenig Yin bedeutet eine zu schwache Bewegung nach innen und unten. Die Körpersäfte nehmen ab, der Mensch neigt zu Trockenheit. Auch das Gewicht kann abnehmen. Ein praktisches Beispiel:
Wenn eine Person mit dieser Veranlagung Wasser trinkt, so scheidet sie dieses sehr schnell wieder aus. Flüssigkeiten fehlen dann dem Organismus. Wenn das Yin abnimmt hat dies Auswirkungen auf die Psyche. Auch die Art und Weise, wie man in der Welt auftritt, die „Erscheinung" verändert sich. Schließlich treten körperliche Veränderungen und sogar Krankheiten auf.
Hier ist das bewahrende, das festhaltende, das ruhende Prinzip zu schwach.

Zu wenig Yin

- ☯ Psyche

Mit wenig zufrieden, genügsam, zäh, ausdauernd, Überlebenskünstler.
***Bei Einseitigkeit:** Unruhig, kein Sitzfleisch, ungeduldig, hektisch, kann Erworbenes schlecht festhalten.*

- ☯ Erscheinung

Dünn, sehnig, unruhig, es fehlt die Gemütlichkeit, das Weiche, spricht schnell, Probleme mit Struktur und Ordnung.

Körperlich neigt der Mensch zu Trockenheit und Unruhe. Es sind häufig Ausdauertypen, die mehr Fett verbrennen als andere Menschen. Ein Beispiel für diesen Zustand ist auch das Klimakterium. Hier reduziert der Körper befeuchtende, aufbauende Hormone wie das Östrogen. Die Folge sind trockene Haut und Schleimhäute, spröde Haare und das Fehlen innerer Ruhe.

☯ Symptome

Neigung zu Untergewicht, scheidet getrunkenes Wasser schnell wieder aus, allgemeine Trockenheit, trockene Haut und Schleimhäute, Neigung zu hartem Stuhl, schlechte Nerven, Unruhe, Mineralstoffmangel.

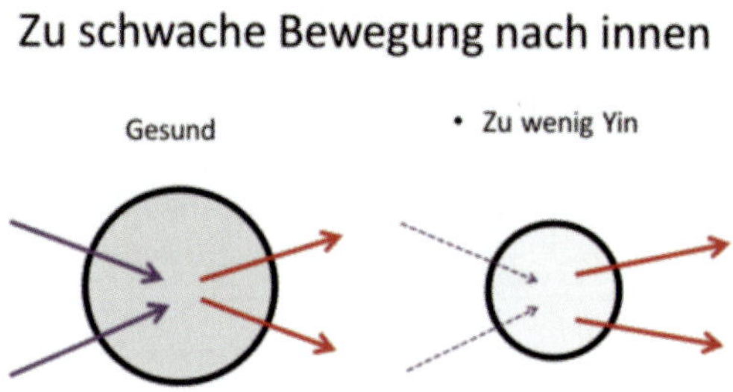

Ursachen für diesen Zustand

Viele Menschen neigen schon von ihrer Veranlagung zu diesem Zustand. Es sind oft die Ausdauertypen, die hierzu neigen. Auch langanhaltender Stress, zu wenig Ruhe und lange Krankheiten können diesen Zustand begünstigen.

Zu wenig Yin durch Ernährungsfehler

Hier gibt es einige „Gefahren“ bei veganer Lebensweise. Die meisten pflanzlichen Produkte besitzen eine ausleitende, trocknende Wirkung. Hier einige Beispiele:

Früchte, Obst, viele Gemüsesorten, Hülsenfrüchte, bestimmte Saaten wie Hirse, Quinoa oder Mais wirken ausleitend.

Dies kann schnell zu Trockenheit und Saftmangel führen.

Auch sehr trockene Lebensmittel wie Knäckebrot oder Maiskräcker können die Säfte erschöpfen.

Alkohol, scharfe und bittere Gewürze wirken auch in diese Richtung.

Einseitige, zu harte Diäten, aber auch psychisch bedingte Ernährungsfehler schädigen die gesunde Substanz.

Die möglichen Folgen

Welche Auswirkungen ein Mangel an Säften haben kann, sieht man am Beispiel des Klimakteriums sehr deutlich. Haut und Schleimhäute werden trocken, die Ruhe für den Schlaf geht verloren.

Auch dieser Zustand ist ein Schwerpunkt dieses Ratgebers.

Die Organuhr

Bevor wir zu den Ratschlägen und Rezepten kommen, ist es sinnvoll, sich den natürlichen Biorhytmus unserer Organe anzuschauen. Hierzu gibt es in der TCM eine alte Erfahrungstatsache.

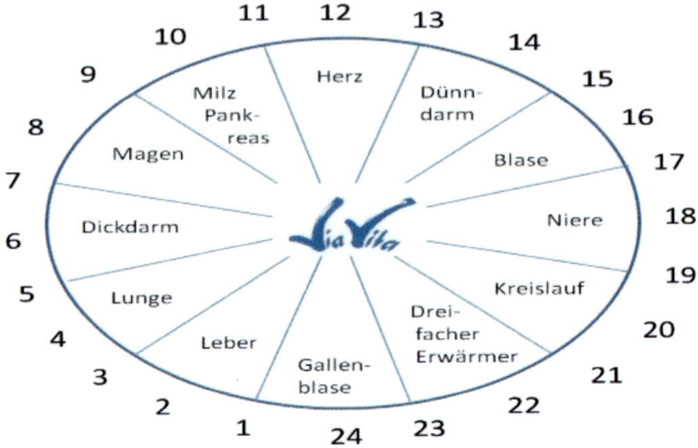

Jahreszeiten und Tageszeiten besitzen einen festgelegten Rhythmus. Entsprechend diesem Rhythmus arbeiten unsere inneren Organe.
Das heißt, dass bestimmte Organe zu bestimmten Uhrzeiten besonders stark oder schwach arbeiten.

Entsprechend der Organuhr der TCM startet um 3.00 Uhr morgens ein Tag oder ein neuer Zyklus. Alle zwei Stunden übernimmt ein anderes Organ die „Hauptarbeit" im Körper.
Es beginnt mit der Lungenzeit, die von 3.00 Uhr bis 5.00 Uhr andauert. Aus Erfahrung weiß man, dass Menschen mit Lungenkrankheiten in dieser Zeit oft wach werden (z.B. Asthmatiker).

Danach kommt die Zeit des Dickdarms. Hier sollte optimalerweise die Stuhlentleerung stattfinden. Danach ist Platz in den Verdauungsorganen. Die Magenzeit beginnt dann gegen 7.00 Uhr. (Menschen mit Magenproblemen leiden in dieser Zeit häufig unter Übelkeit.) Anschließend ist die Bauchspeicheldrüse besonders aktiv.

Aus der modernen Medizin wissen wir, dass in den Morgenstunden besonders viele Verdauungssäfte gebildet werden. Deshalb ist es sinnvoll, morgens, spätestens mittags, die Hauptmahlzeit einzunehmen.

Ein fast vergessenes, traditionell westliches Sprichwort lautet:

**„Esse zum Frühstück wie ein König,
mittags wie ein Edelmann, abends wie ein Bettler“**

Abends bereitet sich der Körper auf Ruhe und Entgiftung vor.
Das wichtigste Entgiftungsorgan ist die Leber. Diese arbeitet vor allem nachts.
Wenn wir abends viel oder die falschen Dinge essen, fließt das Blut nicht in die Leber, wo es hingehört, sondern in den Verdauungstrakt (Magen, Pankreas, Darm). Die Folge sind ein schlechter Schlaf, morgens wenig Appetit und eine schleichende Verschleimung und Vergiftung des Körpers.

Übrigens finden in der Zeit zwischen 23.00 Uhr und 3.00 Uhr nachts die meisten Schlägereien statt. Die Galle und die Leber gehören zu den emotionalen Organen, die sich in dieser Zeit leicht gereizt fühlen. Danach wird es ruhiger.

Dies sind die wichtigsten Aspekte der Organuhr zur gesunden Verdauung.
Darüber hinaus zeigen uns Statistiken, wie die anderen Organe arbeiten, bzw. wie diese betroffen sind.
So gibt es die meisten Herzinfarkte in der heißen Mittagszeit (Herzzeit).
Nachmittags arbeiten Dünndarm und Blase, die gerne Ruhe für ihre Arbeit haben, weswegen hier ein energetischer Durchhänger stattfindet.
Abends ziehen sich die Energien dann langsam nach innen zurück und regenerieren sich für den nächsten Tag.

Ein Jetlag entsteht in hohem Masse durch die „Verwirrung“ unserer inneren Uhr.

Abschnitt II

Praktische Ratschläge

Dieses Buch legt den Schwerpunkt auf den Aufbau von gesunder Kraft und gesunden Körpersäften. Deshalb werden diese Aspekte besonders betont. Sie finden hierzu eine Reihe von Rezepten, die im Anschluss an die hier gegebenen Ratschläge folgen.

Ratschläge für den Aufbau des Yang

Kraftnahrung

Wir beginnen mit „Kraftnahrung":
Diese eignet sich besonders für Menschen, die eher frieren und zu Schwäche neigen. Aber alle Menschen brauchen ja Kraft und Wärme.

Wie dargestellt, sollte man bei veganer Ernährung darauf achten, Lebensmittel und deren Zubereitung so zu wählen, dass man nicht auskühlt und die innewohnende Kraft optimal nutzt.

Welche Pflanzen haben nun die größte Kraft?
Es gibt eine recht erstaunliche und einfache Antwort:

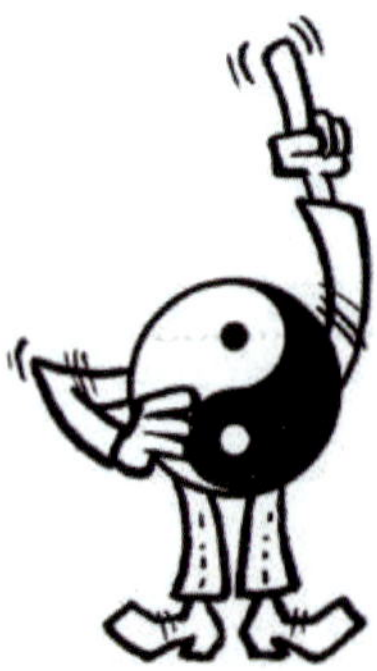

Pflanzen, die den Winter überstehen, speichern sehr viel Energie!

Insbesondere, wenn man diese lange kocht, bekommt man wahre Kraftnahrung! Zur genaueren Beschreibung und Zubereitung kommen wir etwas später. Sie finden im letzten Abschnitt ausführliche Beschreibungen der wichtigsten Lebensmittel.
Hier eine Übersicht über besonders gut geeignete Lebensmittel, wenn das Yang fehlt:

☯ Die geeigneten Lebensmittel

Getreide
Hafer, Hirse, Dinkel, Reis, Quinoa, Amaranth, Buchweizen.
Hülsenfrüchte
Rote und weiße Bohnen, rote Linsen, Kichererbsen, Erbsen.
Ölsaaten:
Walnüsse, Haselnüsse, Cashewnüsse, Mandeln, Kürbiskerne, Mohn.
Gemüse
Zwiebel, Lauch, Karotten, rote Beete, Schwarzwurzeln, Kartoffeln, Rotkohl, Weißkohl, Grünkohl, andere Kohlarten, Fenchel, Petersilienwurzel, Rettich, Sellerie.

Natürlich sollte ein Anteil unseres Tagesplans auch **Rohkost** enthalten. Hier passen vor allem leichtverdauliche Obst- und Gemüsesorten.

Obst
Äpfel, Pfirsiche, Heidelbeeren, Holunderbeeren, Kirschen, Pflaumen, Datteln, Feigen.
Gemüse
„Weiche" Möhren, Tomaten, rote Paprika, gelagertes Gemüse.

Das Yang steht körperlich für (innere) Wärme und Kraft. Um möglichst viel Wärme und Kraft aus unserer Nahrung zu bekommen, ist vor allem die Zubereitung wichtig.

☯ Die Zubereitung

Kochen, Braten, Backen

Bis vor einigen Jahrzehnten kannte man die Zubereitungsweise, mit denen man geschwächten Menschen wieder auf die Beine half:
Den Frauen nach der Geburt sowie kranken Kindern usw. gab man stundenlang gekochte Eintöpfe und Suppen. Dabei war das Fleisch darin nicht unbedingt die Hauptzutat. Zwiebeln, Kohl, Bohnen, gewürzt mit scharfen Gewürzen wie Meerrettich oder Senf brachten überzeugende Erfolge. Leider ist dieses alte Wissen von der Vitamin- und Nährstoffwelle weggespült worden. Vielleicht bringt eine vegane Welle diese Erfahrung zurück. Eine interessante Tatsache:

Nach einer Suppe
verträgt man wunderbar einen Salat

So bekommt man die nötigen Vitamine, ohne auszukühlen!
Das funktioniert anders herum allerdings nicht. Nach einem größeren Salat ist der Körper völlig damit beschäftigt, diesen zu verdauen.

Dünsten

Diese Zubereitungsform hat eine ähnliche Wirkung wie Kochen, nur dass beim Dünsten viele Vitamine erhalten bleiben. Allerdings ist die „Power", die man erhält, nicht vergleichbar mit den lange gekochten Kraftsuppen.

Regeln für Ost und Gemüse

Es gibt einige recht einfache Merkmale, an denen man Eigenschaften von Obst und Gemüse erkennen kann:

Grünes Obst und Gemüse ist schwerer verdaulich als rotes oder gelbes Obst oder Gemüse.

So sind rote Paprika viel verträglicher für geschwächte Menschen als grüne Paprika. Das gleiche gilt für Erdbeeren, Tomaten, Äpfel usw.

Je länger man Pflanzen lagert, desto leichter verdaulich werden diese.

Je weicher und süßer sie sind, desto mehr Kraft geben sie uns. Kompotte liefern eine leicht verdauliche Saft- und Kraftspeise.

☯ Wovon abzuraten ist, wenn das Yang fehlt:

Generell kann man sagen: Was Menschen mit zu hohem Stoffwechsel nützt, schadet leicht Menschen die frieren.
Hier folgende nicht immer populäre Ratschläge:

- Nicht zu viel Rohkost
- Nicht zu kalte Lebensmittel (z.B. kaltes Wasser!)
- Nicht zu viel „energielose" Nahrung (z.B. Weißmehl, Konserven, Mikrowelle)
- Nicht zu viele schwer verdauliche Lebensmittel wie z.B. Roggenvollkornbrot, rohes Tofu
- Vermeiden Sie zu große, zu häufige, zu späte, zu schnelle Mahlzeiten

☯ Gewürze

Mit Gewürzen kann man selbst kühlenden Lebensmitteln eine wärmende Wirkung verleihen. Scharfe und süße Gewürze erhöhen den Stoffwechsel, und somit die Körpertemperatur. Die meisten Gewürze sind scharf und haben eine wärmende Energie. Daher seien hier nur einige wichtige Beispiele genannt:
Zimt, Ingwer, Anis, Fenchel, Dill, Pfeffer, Chili, Meerrettich, Senf, Oregano.

☯ Unsere innere Uhr

Da morgens besonders viele Verdauungssäfte gebildet werden, ist ein warmes Frühstück ein wahrer Segen für den ganzen Tag. Bis vor ca. 100 Jahren war dies hier in Deutschland so alltäglich wie heute noch in vielen Teilen Asiens.
Mittags kann eine Suppe als Vor- oder Hauptspeise sehr hilfreich sein. Abends sollte man leichtverdaulich und mäßig essen.

Zu wenig Yang
Ratschläge für den Tagesablauf

☯ Frühstück

Wie wichtig das Frühstück ist, haben wir schon bei der Organuhr besprochen. Gerade für geschwächte Menschen ist das Frühstück von fundamentaler Bedeutung. Um den Organismus zu kräftigen und zu wärmen ist ein warmes Frühstück optimal. Sie finden in der Rezeptabteilung eine ganze Reihe von Gerichten (mit Variationen), die sich hierfür eignen. Es eignen sich besonders Suppen, Schnellgerichte und traditionelle Congees.
In Asien hat dies auch heute noch Tradition. Wie bereits erwähnt gab es auch in unserer westlichen Welt bis vor ca. 100 Jahren ein warmes Frühstück! Erst der „Brötchenkult“ hat dies verdrängt.

Vor dem Frühstück

Um die Verdauungsorgane in Schwung zu bringen, macht es Sinn, einen warmen Gewürztee zu trinken. Zimt, Fenchel, Anis oder fertige Mischungen wie „Yogitee“ eignen sich hervorragend.

Wie gesagt, ist ein warmes Frühstück optimal geeignet, einen energievollen Start in den Tag zu ermöglichen. Dies ist aber nicht immer so einfach umzusetzen. Wer sehr früh zur Arbeit muss, kann sich evtl. in einer Thermoskanne sein Frühstück mitnehmen.
Eine gute Alternative ist ein warmes, gut gewürztes Müsli.

Frühstücksmüsli

Es eignen sich als Zutaten leicht verdauliche, wärmende Lebensmittel, wie etwa:
Hafer-, Dinkel-, Hirseflocken.
Dazu ***Sonnenblumenkerne, Nüsse, Datteln, Feigen, Rosinen,***
gewürzt mit ***Zimt, Ingwer, Galgant, Anis, etwas Sirup.***
Die einfachste Variante ist, das Müsli mit heißem Wasser aufzugießen.
Hierfür benötigt man lediglich einen Wasserkocher.
Noch besser geeignet hierfür ist erwärmte Hafer- oder Reismilch.

Brot zum Frühstück

Brot gehört für viele Menschen als Basis zum Frühstück. Empfehlenswert sind Brote mit hohem Haferanteil. Roggenvollkornbrot sollte wenigstens getoastet werden. Wenn man Brot toastet, wird es energetisch wärmer und leichter verdaulich. Auch hier kann man mit gewürzten Brotaufstrichen eine energievolle, warme Mahlzeit hinbekommen. Da die meisten Vollkornbrote eher schwerverdaulich sind, sollten diese langsam und gut gekaut gegessen werden.

Rohkost zum Frühstück

Vitamine aus frischer Nahrung braucht jeder Mensch. Nur sollten hier die schon besprochenen Regeln eingehalten werden:
Möglichst reifes, weiches, süßes Obst oder Gemüse in nicht zu großen Mengen essen!
Hier nochmal ein Überblick:

Frühstück für den Aufbau des Yang

- *Gewürztee als „Vorspeise“*
- *Warme Schnellgerichte*
- *Suppen*
- *Congees (siehe Rezeptteil)*
- *Müsli, warm und scharf gewürzt*
- *Getoastetes, leichtverdauliches Vollwertbrot*
- *Reifes Obst*

☯ Mittagessen

Mittags eignet sich besonders die Kraftsuppe als Energielieferant. Sie kann als Vorspeise dienen. Man kann diese aber auch zum Eintopf ausbauen und als Hauptspeise verwenden.
Ansonsten finden Sie im Innenteil eine Reihe von Gerichten, die als Hauptspeise das Yang aufbauen. Wenn Sie auswärts essen, achten Sie darauf, ob energetische, wärmende Zutaten in den Gerichten enthalten sind. Ansonsten können Sie mit scharfen Gewürzen nachbessern. Pfeffer oder Chili gibt es in jeder Küche.

Ein Salat als Vorspeise ist nicht optimal für Menschen die frieren. Aber auch hier gilt, dass jeder Mensch frische Anteile in der Nahrung haben sollte.
Es eignen sich hier besonders leicht verdauliche Gemüsesorten wie Tomaten, Karotten, Fenchel, Zwiebeln. Dazu geriebene Äpfel oder leichtverdauliches Obst. Wenn möglich, essen Sie den Salat nach einer Suppe!

Mittagessen für den Aufbau des Yang

- *Kraftsuppe (als Vorspeise)*
- *Warme Gerichte*
- *Eintöpfe*
- *Aufläufe*
- *Wok oder Pfannengerichte*
- *Leichtverdauliche Salate*

☯ Abendessen

Abends sollte nicht die Hauptmahlzeit sein (siehe Organuhr). Eigentlich kann das Abendessen dem Frühstück sehr ähnlich sein. Es sollte leicht verdaulich sein und nicht zu viele Kalorien enthalten.

☯ Nachtisch

Als Nachtisch eignen sich besonders gut gewürzte, warme Kompotte. Man wird bei diesem Thema leicht dogmatisch. Entscheiden Sie selbst, was gut für die Seele ist!

☯ Zwischenmahlzeiten

Zu viele Zwischenmahlzeiten schwächen letztlich den Organismus. Um das Yang aufzubauen eignen sich Gewürztees oder auch warme Säfte.
Erwärmen Sie mal Karottensaft und würzen ihn mit Salz und Pfeffer. Sie bekommen eine energiegeladene, warme Zwischenmahlzeit! Es eignen sich auch andere Säfte wie etwa rote Beetesaft oder Traubensaft. Auch Reismilch oder Hafermilch eigen sich hervorragend, wenn man diese erwärmt und gut würzt.

Ratschläge für den Aufbau des Yin

Ein sehr großer Teil der pflanzlichen Lebensmittel wirkt entwässernd und entgiftend. Ernährt man sich zu einseitig, kann dies leicht zu Trockenheit von Haut uns Schleimhäuten führen. Alle anderen Flüssigkeiten sind dann ebenfalls reduziert. Dem Körper fehlen dann die Säfte.

Viele pflanzliche Lebensmittel wirken entwässernd!

Gerade Menschen, die schon zu Trockenheit (trockene Haut und Schleimhäute) neigen, sollten den Schwerpunkt auf befeuchtende Lebensmittel setzen.
Wenn man die Wirkweise der Lebensmittel kennt, kann man dies leicht erreichen.

☯ Befeuchtende und aufbauende Nahrung

Das Yin steht für Körpersubstanz und für Körpersäfte.
Lebensmittel, die in der Natur viele Säfte festhalten, geben diese in einer sehr gesunden Weise an unseren
Körper ab. Es gibt sehr wasserhaltige Lebensmittel wie Tomaten, Wassermelonen oder Erdbeeren, sowie saftig, „fleischige“ Lebensmittel wie Pfirsiche oder Kürbisse. Sie alle unterstützen in unterschiedlicher Weise unseren gesunden Säftehaushalt.

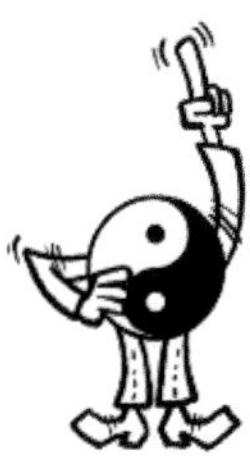

*Saftige Lebensmittel
befeuchten ganz natürlich unseren Körper!*

Auch gesund schleimende Lebensmittel wie Bananen, Feigen, Hafermilch oder Reismilch helfen, erschöpfte Säfte wieder aufzubauen.
Sie schützen und regenerieren die Haut und die Schleimhäute.
Säfte alleine reichen hier nicht aus, um das Yin zu stabilisieren. Es sind hochwertige Fette und Eiweiße nötig. Besonders günstig sind Ölsaaten, da sie den Körper nicht belasten und den nötigen „Schmierstoff“ liefern.

☯ Die geeigneten Lebensmittel

Getreide
Hafer, Weizen, Dinkel, Reis, Quinoa.
Ölsaaten
Oliven, Walnüsse, Mandeln, Walnüsse, Haselnüsse, Sonnenblumenkerne, Sesam, Avocados, Oliven, Leinöl, Kokosfett.
Gemüse
Kürbisse, Avocados, Tomaten, Melonen, rote Paprika, Gurken, Pilze, Zucchini, rote Beete.
Obst
Erdbeeren, Himbeeren, Birnen, Weintrauben, Mangos, Kirschen, Mandarinen, Feigen, Datteln.
Gesund „schleimende“ Lebensmittel
Bananen, Feigen, Datteln, Hafer, Reis.

☯ Die Zubereitung

Das wichtigste ist hier die Auswahl der passenden Lebensmittel. Allerdings gibt es einige einfache Methoden, um die gewünschte Wirkung zu verstärken:

Einweichen
Versuchen Sie mal, Mandeln, Nüsse oder Sonnenblumenkerne über Nacht einzuweichen. Sie erhalten ein verändertes Lebensmittel! Die Inhaltsstoffe sind leichter verdaulich und enthalten mehr Saft. Außerdem werden Sie beobachten, dass Sie mehr Stuhlgang haben werden, weil die Ballaststoffe mehr Volumen haben. Auch Keimlinge nehmen sehr viel Wasser auf und wirken so befeuchtend.

Säfte
Von roter Beete über Möhren bis hin zu den Tomaten:
Es lohnt sich, verdünnte Säfte zu trinken, insbesondere als Zwischenmahlzeit. Die Säfte verbessern unseren Flüssigkeitsstatus, ohne den Körper zu belasten.

☯ **Vorsicht, wenn das Yin schon fehlt!**

Da sehr viele pflanzliche Lebensmittel entwässernd wirken, sollten diese in Verbindung mit „befeuchtenden“ Mitteln genossen werden. Hier einige wichtige Grundnahrungsmittel, die entwässernd wirken: Hirse, Hülsenfrüchte, Rohkost, scharfe und bittere Gewürze. Auch sehr trockene Lebensmittel wie Knäckebrot sollten nicht im Übermaß verzehrt werden.

☯ **Gewürze**

Die meisten Gewürze sind scharf und warm. Sie sollen den Stoffwechsel ankurbeln und erhöhen deshalb das Yang. Auch wirken einige dieser Gewürze stark trocknend (z.B. Ingwer, Koriander), was man bei Trockenheit berücksichtigen sollte.
Wenn man das Yin mit Gewürzen stabilisieren will, helfen insbesondere Salz und süße Gewürze wie Sirupe oder Rohzucker. Die gute Nachricht: Vanille und Kakao bauen ebenfalls das Yin auf.

Zu wenig Yin
Ratschläge für den Tagesablauf

☯ **Frühstück**

Auch hier gilt die alte Weisheit, dass das Frühstück und das Mittagessen umfangreicher sein sollen, als das Abendessen.

Hier geht es nun darum, Säfte aufzubauen und die Substanz zu stärken.
Deshalb stehen saftige, gesund „schleimemde“ und hochwertig fettige Lebensmittel verstärkt auf dem Speiseplan. Es ist zwar nicht so fundamental wichtig, hier warm zu frühstücken. Trotzdem ist es ratsam, denn dann sind die Säfte leichter verfügbar und man vitalisiert den Organismus. So ähneln einige Ratschläge den Hinweisen, mit denen man das Yang aufbaut.

Vor dem Frühstück

Es sollen ja Säfte aufgebaut werden. Hierfür eignet sich saftiges Obst und Gemüse. Essen Sie vor dem Frühstück einen saftigen Apfel oder eine Birne, Mandarine oder sonstiges saftiges Obst. Auch Möhren, Gurken oder Kohlrabi sind als Vorstarter geeignet.
Ein Glas verdünnter Saft ist gut geeignet, die Verdauungssäfte zu unterstützen und das Yin aufzubauen.

Frühstücksmüsli

Es eignen sich als Zutaten befeuchtende Lebensmittel, wie etwa: ***Hafer, Weizen oder Reis,*** dazu ***Mandeln, Sonnenblumenkerne, Nüsse, Datteln, Feigen, Rosinen,*** gewürzt mit ***Salz, etwas Sirup, Vanille, Kakao.***

Noch besser ist es, die Nüsse über Nacht einzuweichen.
Die einfachste Variante ist, das Müsli mit heißem Wasser aufzugießen. Noch besser geeignet hierfür ist heiße Hafer- oder Reismilch.

Brot zum Frühstück

Auch hier ist es empfehlenswert, das Brot zu toasten. Ratsam sind Brote aus Weizen und Hafer, da diese befeuchtend wirken. Als Brotauflage eignen sich besonders Avocados, Tahin, Nussmus, Margarine und dazu saftiges frisches Obst und Gemüse.

Rohkost zum Frühstück

Vitamine aus frischer Nahrung braucht jeder Mensch. Nur sollten hier die schon besprochenen Regeln eingehalten werden:
Hier passt möglichst saftiges, weiches, süßes Obst oder Gemüse in nicht zu großen Mengen!

Hier nochmal ein Überblick:

Frühstück für den Aufbau des Yin

- ***Saftiges Obst und Gemüse (Säfte) als „Vorspeise***
- ***Warme Schnellgerichte***
- ***Suppen***
- ***Congees***
- ***Müsli, süß und salzig gewürzt***
- ***Getoastetes, saftiges Vollwertbrot***
- ***Saftiges Obst und Gemüse***

☯ Mittagessen

Hier kommt es besonders auf die Auswahl der Lebensmittel an. Es eignen sich insbesondere saftige Gemüsesorten wie Tomaten, Karotten, Zucchini usw.
Beim Getreide eignen sich insbesondere Reis, Dinkel, Hafer und Weizen (auch als Nudeln). Salz hält Wasser im Körper, deshalb kann man durchaus etwas mehr Salz verwenden, wenn das Yin fehlt.

Trinken Sie vor dem Essen ein Glas Wasser oder Saft. So unterstützen Sie Ihre Verdauungssäfte.

Ansonsten finden Sie im Rezepturenabschnitt eine Reihe von Gerichten, die als Hauptspeise das Yin aufbauen. Wenn Sie auswärts essen, achten Sie darauf, dass die Gerichte saftige, aufbauende Lebensmittel enthalten.

Ein Salat als Vorspeise ist hier in Ordnung. Er sollte saftig und leicht verdaulich sein. Hier sind Tomaten, Gurken, Karotten, Oliven, Äpfel, Weintrauben besonders gut geeignet.

Mittagessen für den Aufbau des Yin

- *Ein Glas Wasser trinken*
- *Saftige Lebensmittel*
- *Suppe oder saftiger Salat*
- *Warme Gerichte*
- *Eintöpfe*
- *Aufläufe*
- *Wok oder Pfannengerichte*

☯ Abendessen

Abends sollte nicht die Hauptmahlzeit sein (siehe Organuhr). Eigentlich kann das Abendessen dem Frühstück sehr ähnlich sein. Auch hier sollten saftige Lebensmittel mit eingebaut werden.

☯ Nachtisch

Als Nachtisch eignen sich besonders gut alle saftigen Obstsorten wie Bananen, Birnen, Himbeeren, Kirschen, Pfirsiche usw.

☯ Zwischenmahlzeiten

Zu viele Zwischenmahlzeiten schwächen letztlich den Organismus. Um das Yin aufzubauen, eignen sich Säfte oder saftiges Obst und Gemüse. Reis- oder Hafermilch unterstützen die Saftbildung.
Ebenso ist Studentenfutter sehr gut geeignet. Der dünne Mensch verbrennt mehr Fett als andere Personen.
Sie finden viele passende Gerichte im anschließenden Rezeptteil.

Lebensmittel, die Yin und Yang gleichzeitig aufbauen

Dies bedeutet, diese Lebensmittel haben sehr viel Energie und wirken gleichzeitig befeuchtend. Dazu gehören:
Hafer, Dinkel, Quinoa, Walnüsse, Sesam, Sonnenblumenkerne, Haselnüsse, Cashewnüsse, Datteln, Feigen, Karotten, rote Beete, Schwarzwurzeln, Zwiebeln.

Es folgen nun einige Ratschläge, wenn Yang oder Yin zu viel vorhanden sind.

Allerdings gibt es hierfür keine Rezepte. Dies würde den Rahmen des Buches sprengen. Sie finden aber im Kapitel über die Beschreibung der einzelnen Lebensmittel viele Hinweise zur Wirkweise. Wie bereits erwähnt, liegt der Schwerpunkt dieses Buches darin, Kraft und Saft aufzubauen.

Ratschläge für Menschen mit „zu viel Yang"

Solche Menschen haben einen sehr hohen Stoffwechsel. Sie verbrennen und verbrauchen mehr Nährstoffe als andere Personen. Dies führt leicht dazu, dass der Blutzucker schnell in den Keller geht. Die Gefahr ist dann groß, zu zuckerhaltigen Lebensmitteln zu greifen. Dies führt aber nur dazu, dass noch mehr Insulin ausgeschüttet wird. Die nächste Hungerattacke ist schon auf dem Weg. Menschen mit so einer Veranlagung haben am Beginn einer Umstellung auf vegane Ernährung deshalb oft einige Schwierigkeiten.
Hier gibt es einige Ratschläge, wie es leichter gelingen kann.

Zwei nun folgende Aspekte bei der Wahl der Lebensmittel sind hier besonders wichtig:

- ☯ **Kühlende Lebensmittel**

Der Grundumsatz ist hoch, dadurch steigen Appetit und Durst. Es besteht eine Abneigung gegen Wärme, da innerlich viel Hitze produziert wird.
Hier helfen kühlende Lebensmittel. Hierzu gehört vor allem Rohkost. Für die Verdauung von Rohkost braucht der Körper viel Energie und Zeit.

Es gibt einige einfache Grundsätze:
Je unreifer und härter das Obst oder Gemüse ist, desto kühlender ist die Wirkung. Auch sind grüne Sorten oft schwerer verdaulich als gelbe oder rote Sorten. Unreife, grüne Paprika sind deutlich schwerer zu verdauen als reife, rote Paprika.
Wer sehr hoch brennt, sollte im täglichen Speiseplan einen Anteil an Rohkost einführen. Dabei wird die kühlende Wirkung leicht unterschätzt. Man sollte seine Lebensmittel nicht zu einseitig wählen.

Hier eine Reihe von rohen Lebensmitteln, die kühlendend wirken:

Gemüse

Stark kühlend wirken:
Grüne Paprika, Brokkoli, Eisbergsalat, Endiviensalat, grüne Gurken, Rotkohl, Sauerkraut.
Kühlend wirken:
Avocados, Blumenkohl, Kopfsalat, Champignons, Kohlrabi, Kürbisse, Möhren, roter und gelber Paprika, Radieschen, weißer Rettich, Spargel, Tomaten, gekeimte Linsensprossen.

Obst

Stark kühlend wirken:
Grüne Äpfel und Birnen, harte Bananen, Grapefruit, Holunderbeeren, Johannisbeeren, Kiwis, saure Orangen, Rhabarber, Wassermelonen, Zitronen.
Kühlend wirken:
Ananas, reife Äpfel und Birnen, Brombeeren, Erdbeeren, Heidelbeeren und Himbeeren, Honigmelonen, Kirschen, Mandarinen, Orangen, Pfirsiche, reife Pflaumen, Weintrauben.

☯ Lebensmittel, die den Blutzucker stabilisieren

Leicht verdaulicher Zucker führt dazu, dass der Stoffwechsel noch schneller arbeitet und noch mehr Hitze im Körper entsteht. Langsam verdauliche Kohlehydrate dagegen versorgen den Organismus gleichmäßig mit Energie und Ausdauer.
Hier sind es vor allem vollwertige Getreidesorten und deren Produkte, die Ruhe und Ausgeglichenheit zurückbringen.

Folgende **Getreideprodukte** sind besonders gut geeignet:
Dinkel, Gerste, Grünkern, Mais, Reis, Roggen, Weizen, Buchweizen und alle Vollkornprodukte wie etwa Vollkornbrot oder Vollkornnudeln.
Auch ölige und fettige Lebensmittel sind gut geeignet, einen Menschen, der hoch brennt, auszugleichen.

Insbesondere hochwertige Öle und Fette versorgen den Organismus langsam und gleichmäßig mit Energie. Besonders gut geeignet sind: Erdnüsse, Haselnüsse, Pistazien, Sesam, Oliven, Avocados.

☯ **Ungünstige Lebensmittel**

Nicht sehr populär, aber genauso wichtig ist es, Lebensmittel zu vermeiden, die das Yang noch mehr anheizen.
Hierzu gehören insbesondere weißer Zucker, weißes Mehl, scharfer Alkohol (Bier kühlt eher!), sehr scharfe Gewürze.

Zu viel Yang
Ratschläge für den Tagesablauf

☯ **Frühstück**

Auch hier ist das Frühstück von zentraler Bedeutung.
Wer hoch brennt und ohne ausreichendes Frühstück aus dem Haus geht, wird schnell in den Unterzucker fallen.
Deshalb ist hier ein kräftiges, nicht zu leicht verdauliches, großes Frühstück empfehlenswert.
Vor dem Frühstück kann man schon mal frisches knackiges Gemüse oder Obst essen.
Es eignet sich hervorragend Vollkornbrot mit Obst oder Gemüseanteil.
Das Roggenbrot galt früher als das „Holzfällerbrot".
Oben auf das Brot sollten hochwertige Fette, die es ja auch als Fertigaufstriche gibt. Diese Fette beruhigen das hyperaktive Yang.

Neben Brot eignen sich verschiedene **Müslisorten** besonders gut.
Dinkel oder Weizen sind hier besser als Hafer, da Hafer leicht verdaulich und wärmend wirkt.
Ins Müsli passt dann frisches Obst. Besonders nicht ganz reife Bananen regulieren den Blutzucker nach unten. Auch Nüsse machen lange satt und schmecken niemals langweilig.

Natürlich kann man auch warm frühstücken. Es ist hier nur nicht so entscheidend. Es sollte dann Vollkornprodukte wie Weizen, Gerste oder Reis enthalten. Dabei sollte der Reis „al dente" bleiben, so geht er langsamer ins Blut.

Als Nachspeise zum Frühstück passt ein Sojajoghurt. Dieser versorgt den Organismus mit vielen Eiweißen und wirkt ebenso kühlend. Hierzu passen wieder Bananen.

Frühstück, das das Yang absenkt

- *Knackiges Obst oder Gemüse als „Vorspeise“*
- *Vollkornbrote, darauf als Aufstrich hochwertige Fette*
- *Müsli mit Nüssen und Obst*
- *Warme Vollkornmahlzeit (al dente)*
- *Sojajoghurt mit Bananen*

☯ Mittagessen

Vor dem Mittagessen eignet sich hervorragend ein Salat, der den Heißhunger zügelt und beruhigt.
Danach sollten vollwertige Kohlehydrate im Vordergrund stehen. Hier passen erneut Vollreis, Vollkornprodukte wie Weizennudeln oder Roggenprodukte. Auch Pellkartoffeln machen lange satt.

Mittagessen, das das Yang absenkt

- *Salat (als Vorspeise)*
- *Kartoffeln*
- *Vollreis*
- *Vollkornnudeln*
- *Gemüse*
- *„Al dente“ kochen*

☯ Abendessen

Abends sollte nicht die Hauptmahlzeit sein (siehe Organuhr). Eigentlich kann das Abendessen dem Frühstück sehr ähnlich sein. Es sollte nicht zu leicht verdaulich ausfallen.

☯ Nachtisch

Hier halten wir uns mal raus.

☯ Zwischenmahlzeiten

Gerade Menschen mit erhöhtem Stoffwechsel werden zwischendurch Hunger bekommen. Es macht dann wenig Sinn „durchzuhalten“, da der Hunger irgendwann stärker wird. Es eignen sich Obst (Südfrüchte, Bananen) und Gemüse, aber auch Nüsse oder Studentenfutter. Auch Reiswaffeln oder Vollkornbrot (auch mal ohne Belag) können die Brücke zur nächsten Mahlzeit bilden.

Ratschläge für Menschen mit „Zu viel Yin“

„Stoffwechsel“ bedeutet, dass ständig Stoffe in den Körper, bzw. in die Zellen hineingelangen und (als Abfallprodukte) wieder herausgelangen.
Gesundheit ist ein Gleichgewicht von „Input und Output“. Menschen mit dieser Veranlagung haben ein Bilanzproblem:
Es gelangen mehr Stoffe in den Organismus, als wieder herausgelangen. Wenn solche Menschen Wasser trinken, dauert es sehr lange, bis sie es wieder ausscheiden. Insgesamt ist die Entgiftung ein Schwachpunkt. So kommt es, dass sie zu Gewichtszunahme neigen, obwohl sie nicht mehr, oder sogar weniger essen als andere Personen.

Bei der Wahl der Lebensmittel kommt es also darauf an, diese „Bilanz“ umzukehren. Es empfehlen sich entwässernde, entgiftende Lebensmittel. Allgemein sind pflanzliche Lebensmittel hier besonders günstig, da sehr viele vegane Produkte eher entwässernd wirken. Allerdings haben auch eine Reihe veganer Lebensmittel einen hohen Kaloriengehalt.
Süßigkeiten und fettige Nahrung führen hier leicht zu Einlagerungen.

Sehr wichtig ist auch die Uhrzeit, genauer gesagt das leichte Abendessen.
Für die Entgiftung ist die Leber zuständig. Diese arbeitet vor allem nachts, weil das Blut während körperlicher Ruhe in die Leber fließt. Wer abends viel isst oder zu viel aufbauende Nahrung verzehrt, behindert massiv seine Entgiftung. Man hat dann morgens keinen Appetit, abends kommt der Hunger. Diesen Teufelskreis zu durchbrechen ist die erste Aufgabe. Und diese fängt an mit dem Frühstück. Doch zunächst schauen wir uns Lebensmittel an, die hier sehr gut geeignet sind.

☯ Lebensmittelgruppen

Gemüse, Obst, Kartoffeln, Hülsenfrüchte, ballastreiche Vollkornprodukte, Knäckebrot, entgiftende, entwässernde Lebensmittel, „trockene“ Nahrungsmittel, hochwertige Pflanzenöle, scharfe und bittere Gewürze.

☯ Günstige Lebensmittel

Hirse, Mais(mehl), Maisnudeln, Polenta, Vollkornbrot, ballastreiches Knäckebrot, Quinoa, Amaranth, Bulgur, Dinkel, Kartoffeln, Bohnen, Erbsen, Kichererbsen, Linsen, Tofu, Spargel, Paprika, Auberginen, Zucchini, Spinat, Pilze, Kohlsorten, Sauerkraut, Salate, Zwiebeln, Lauch, Rettich, Sellerie, Tomaten, alle Beeren, Ananas, Äpfel, Birnen, Orangen, Trockenobst, Oliven(öl), Avocados.

Sehr gut geeignet sind trockene Lebensmittel wie Knäckebrot oder Maiskräcker. Diese bringen die Säfte stark in Bewegung und unterstützen so die Entgiftung.

☯ Ungünstige Lebensmittel

Alle stark aufbauenden Lebensmittel sollten nur in geringen Mengen verwandt werden. Dies sind vor allem weißer Zucker, weißes Mehl, stark verarbeitete Fette. Ansonsten gelten die üblichen „Vorsichtsmaßnahmen".

Zu viel Yin
Ratschläge für den Tagesablauf

☯ Frühstück

Das Problem ist, dass der Appetit morgens meist fehlt. Es macht Sinn, morgens den Appetit anzukurbeln und ihn abends zu bremsen. Daher ist es sinnvoll, morgens einen Gewürztee zu trinken. Auch knackiges Obst oder Gemüse (Karotten, Kohlrabi, Äpfel) regen den Saftfluss an. Sie werden seit langem morgens wieder Hunger haben! Legen Sie den Schwerpunkt auf leichtverdauliche, entgiftende, ballaststoffreiche Lebensmittel. Schauen Sie im Kapitel der Lebensmittel nach. Sie werden viele Lebensmittel finden, die Sie gerne mögen. Wenn Sie gerne warm frühstücken, können Sie bei den Schnellgerichten die aufbauenden Lebensmittel gegen entgiftende Lebensmittel austauschen.
Hierzu eignen sich besonders Hirse, Mais oder Amaranth.
Wenn es Ihnen gelingt, das Abendessen zu reduzieren, sollten Sie sich mit einem ausgiebigen Frühstück belohnen!

Frühstück, das das Yin absenkt

- *Gewürztee zum Anregen des Appetits*
- *Knackiges Obst oder Gemüse als „Vorspeise"*
- *Ballaststoffreiches Frühstück (z.B. Vollkornbrot)*

☯ **Mittagessen**

Sehr viele vegane Lebensmittel wirken entgiftend. Solange diese nicht zu süß oder zu fettig sind, kann man bei veganer Ernährung nicht sehr viel falsch machen.
Es sollten Lebensmittel im Vordergrund stehen, die nicht belasten oder ausleitend wirken.
Hervorragend eignen sich Kartoffeln und Hülsenfrüchte. Diese sind Schlankmacherpowermittel. Hierzu gehören auch Tofuprodukte. Auch Vollkornprodukte wie Grünkern oder Dinkel sind gut geeignet. Gemüse sollte ständig mit dabei sein.

Mittagessen, das das Yin absenkt

- *Kartoffeln, Vollkornprodukte*
- *Hülsenfrüchte*
- *Gemüse*
- *Tofuprodukte*
- *Ballaststoffreich*

☯ **Abendessen**

Hier geht es um ein leichtes Abendessen.
Das Problem ist hier meist die Gewohnheit und nicht so sehr der Hunger. Es gibt eine Menge Lebensmittel, die nicht belasten und trotzdem satt machen.
Hierzu gehören Kartoffeln, Knäckebrot, sowie viele Gemüsesorten wie Spargel, Zucchini, Spinat, Pilze, leichte Kohlsorten, Lauch, Rettich, Sellerie, Tomaten, alle Beeren, Ananas, Äpfel, Birnen, Orangen, besonders Trockenobst, Hirse, Mais, Polenta, Knäckebrot, Oliven, Avocados.

☯ **Nachtisch**

No Comment

☯ **Zwischenmahlzeiten**

Wenn möglich, darauf verzichten. Ansonsten sind entgiftende Tees sicher die beste Art der „Zwischenmahlzeit“. Auch leichtes Obst oder Gemüse sind hervorragend geeignet.

Abschnitt III

Rezepte und praktische Ratschläge

Nun kommen wir zur praktischen Umsetzung der philosophischen Gedanken. Sie finden hier viele Rezepte sowie einen Wegweiser für die Erstellung eigener Rezepte.
Zwei Aspekte stehen in diesem Ratgeber im Vordergrund:

- ***Die Speisen und Gerichte sollen möglichst viel Energie und Wärme liefern. Dann bauen sie das Yang auf.***

- ***Die Speisen und Gerichte sollen unsere Körpersäfte und unsere Substanz stärken. Dann bauen sie das Yin auf.***

Um ein schmackhaftes und therapeutisch wirksames Gericht zu erstellen, sind folgende Dinge wesentlich:

- ☯ **Die Wahl geeigneter Lebensmittel**
- ☯ **Die Zubereitung**
- ☯ **Die Gewürze**

Nun gehen wir in die Küche.
Die meisten Zutaten dieser Gerichte sind leicht zu besorgen, preiswert und überwiegend regional erhältlich. Die Rezepte sind bewusst einfach gehalten. Sowohl die Zutaten als auch die Zubereitung sind im Alltag anwendbar. Es geht in diesem Teil nicht um ausgefallene Exotik, sondern um die möglichst geschmackvolle, gesunde Wirkung der Gerichte.
Soweit möglich, wurde bewusst auf Lebensmittel aus Dosen verzichtet.
Gerade bei Hülsenfrüchten führt dies zu einer längeren Vorbereitungszeit, da diese lange gekocht werden müssen. Der zeitliche Aufwand ist aber nicht wirklich größer. Dafür erhalten Sie ein energetisch deutlich höher wertiges Essen!
Natürlich kann man im Alltag auf fertige Zutaten ausweichen. Gerade bei Soßen oder Aufstrichen gibt es eine große, hochwertige Auswahl.

Einige Hinweise zur Zubereitung der Gerichte

Getreide sollte man vor dem Gebrauch waschen. Reis, Hafer, Hirse usw. kann recht viel Staub enthalten, den man durch ein kurzes Waschen durch ein Sieb leicht entfernen kann.

Fette und Öle

Sie finden eine genauere Beschreibung von Fetten und Ölen im einleitenden Teil der Rezepte von Michaela Wendel.
Fette, die man zum andünsten oder anbraten von Gemüse oder anderen Lebensmitteln benutzt, sollten am besten aus biologischem Anbau stammen. Es empfiehlt sich generell, die Fette nicht zu sehr zu erhitzen, sonst können bei empfindlichen Fetten, wie etwa bei Olivenöl, leicht Transfette entstehen, die den Organismus schädigen können. Kokosfett ist unempfindlicher, da es weitgehend aus gesättigten Fettsäuren besteht. Wenn das Öl oder Fett in den Gerichten kein Hauptbestandteil ist, kann man diese leicht variieren.

Zum Thema **Hülsenfrüchte** und deren Zubereitung finden Sie im Kapitel über die Wirkung der Lebensmittel wichtige Informationen.
Hier ein wichtiger Hinweis: Wenn Sie Hülsenfrüchte vorkochen, verzichten Sie bitte auf Salz im Kochwasser. Wenn Sie Bohnen usw. mit Salz kochen, bleiben diese sehr hart.

Sie finden zu jedem Gericht eine Beschreibung der Wirkung.
Diese können Sie genauer verfolgen, indem Sie im letzten Abschnitt die Wirkung einzelner Lebensmittel untersuchen. Wollen Sie die Wirkweise der Rezepte verändern, kann man das leicht durch die Wahl der Lebensmittel erreichen.
Die Variationen der Gerichte geben hier Vorschläge, wie man konkret vorgehen kann. Das Rezept schmeckt und wirkt anders, wenn man die Zutaten verändert. Es ist nicht schwierig, individuelle Rezepte zu erstellen.

Ich wünsche guten Appetit

Wir starten mit leckeren Suppen.
Das erste Gericht wird ausführlicher erklärt, damit die Vorgehensweise ersichtlicher wird. Dies soll Sie ermuntern selbst gesunde Gerichte zu erstellen.

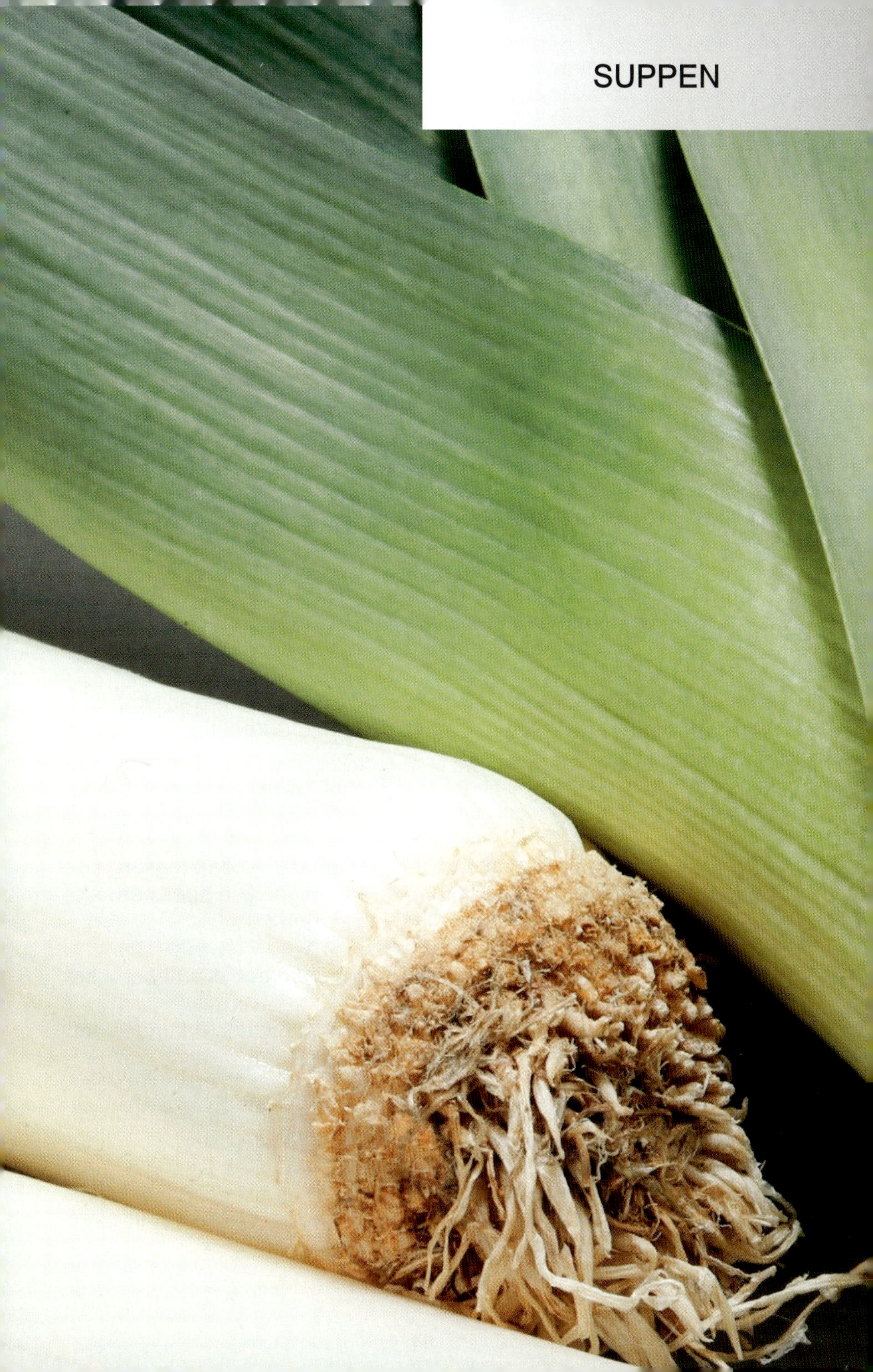

Suppen

Wie entsteht ein Rezept für eine Kraftsuppe??

Anhand einer Kraftsuppe kann man gut erklären, wie man so ein spezielles Gericht zusammenstellen kann.
Unsere Absicht ist es in diesem Beispiel eine wärmende Suppe zu erstellen, die die Lebenskraft stärkt und speziell die Abwehrkräfte mobilisiert.
Suchen wir zunächst einmal Lebensmittel, die unseren Wünschen entsprechen. Sie sollten gut miteinander harmonieren und natürlich gut schmecken!

Verwendete Lebensmittel und deren Wirkweise

Zwiebeln
sind scharf, süß und warm. Sie wärmen das Innere, stärken das Immunsystem, unterstützen die Verdauungskraft, stärken die Lunge und reinigen die Atmungsorgane von Schleimansammlungen.

Hafer
ist süß, warm und befeuchtend. Er stärkt die Lebenskraft und das Immunsystem. Hafer hilft bei Erschöpfung und Burnout.

Meerrettich
ist scharf, sehr warm. Er stärkt das Immunsystem, vertreibt Erkältungen, wirkt schleimlösend und entschlackend.

Möhren
sind süß, warm und befeuchtend. Sie stärken die Verdauungsorgane und unterstützen die Körpersäfte. Als Wurzelgemüse speichern sie Kraft und Saft und unterstützen die Blutbildung.

Grüner Paprika
ist bitter und etwas süß. Er wirkt entgiftend, regt die Leber und Magentätigkeit an.
(Sie wirkt hier den wärmenden, nach oben gerichteten Wirkungen der anderen Lebensmittel ausgleichend entgegen.)

Walnüsse
sind süß, warm und fettig. Sie stärken die Lebenskraft, unterstützen die Verdauung. Außerdem schmecken sie äußerst lecker.

Salz
hilft dem Körper, Flüssigkeiten festzuhalten. Dies ist besonders in der trockenen, kalten Jahreszeit wichtig (Die Tibeter verzehren in ihrer extrem trockenen Umgebung sehr viel Salz!).

Leckere Wintersuppe für die Lebens- und Abwehrkraft

Hier nun die Beschreibung der Zubereitung:

Zutaten für 2 Personen
1 große Zwiebel, 1 große Möhre, 1 grüne Paprika, 1 EL Gemüsebrühe, 1 Prise Salz, 2 EL Haferflocken, 1-2 EL Sonnenblumenöl, 1-2 Teelöffel Meerrettich, 3 EL gehackte Walnüsse, 0,7 l Wasser, Salz und Pfeffer, evtl. einige Croutons.

Zubereitung:

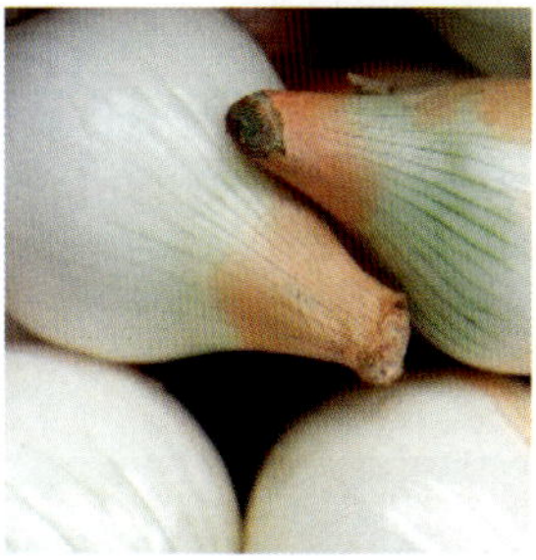

In einem Suppentopf die gewürfelte **Zwiebel** in Sonnenblumenöl glasig dünsten. Die nach Laune geschnittene **Möhre** und **Paprika** dazu geben. Mit ca. **0,7 Liter Wasser** auffüllen, den **Meerrettich** sowie die **Haferflocken** und **Walnüsse** hinzugeben. Das ganze ca. 25 Minuten köcheln lassen. Mit **Salz** und **Pfeffer** abschmecken.
Mit Croutons servieren.
!bon appetit!

Wirkweise der Suppe:

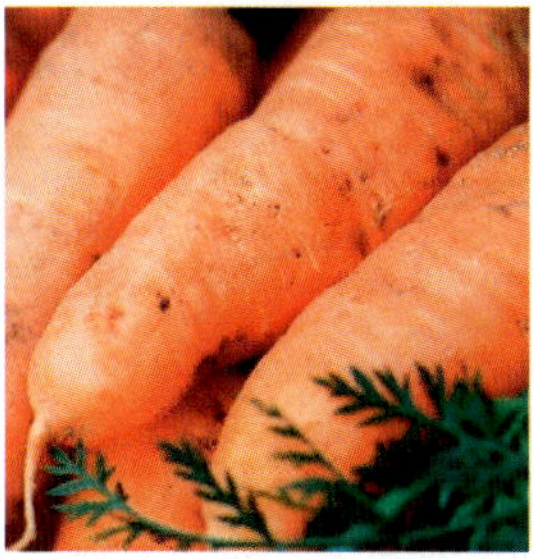

Sie stärkt enorm die Abwehrkraft, unterstützt die Lebenskraft, wärmt von innen und unterstützt die Verdauungsorgane. Dabei wirkt sie Säfte- und Blut bildend. Gleichzeitig reinigt sie den Körper von Schleimansammlung und Schlackenstoffen.

Erweiterung zum Eintopf

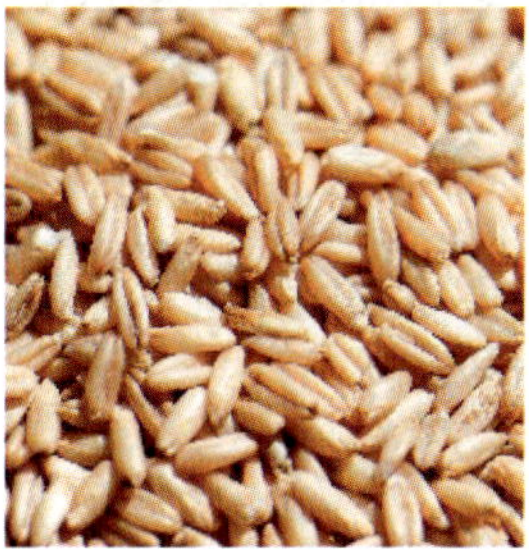

Sollten Sie Gefallen an dieser Suppe finden, kann man dieses Gericht mit wenigen Mitteln zu einer Hauptmahlzeit ausbauen.
Sie können Kartoffeln, Nudeln oder Reis als Beilage servieren. Oder Sie kochen diese direkt mit. Man kann Seitanwürfel mitkochen, um den Gehalt zu erhöhen. Wenn man die befeuchtende Wirkung steigern will, kann man Reiscuisine hinzufügen oder mit saftigem Gemüse „nachhelfen“.

Nussige Curry Linsensuppe

Zutaten für 2 Personen:
80g Lauch, 40g rote Linsen, 400ml Wasser, 2 TL Gemüsebrühe, 150g Möhren, 1-2 Teelöffel Currypulver (oder 1 EL Currypaste), 40g Walnüsse, etwas Salz, nach Geschmack Tabasco (Chili).

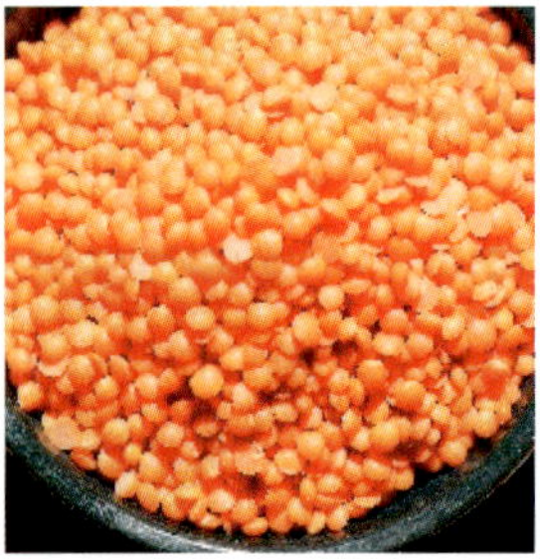

Zubereitung

Den **Lauch** kleinschneiden, mit den **Linsen, dem Curry** und der **Gemüsebrühe** in das **Wasser** geben und 10 Minuten köcheln lassen. Derweilen die **Möhren** in Stifte schneiden, nach den 10 Minuten in die Suppe geben, die **Walnüsse** grob zerkleinern, ebenfalls in Suppe geben, nochmals ca. 5 Minuten köcheln lassen. Mit **Chili** und **Salz** würzen. Schon ist die Suppe fertig!

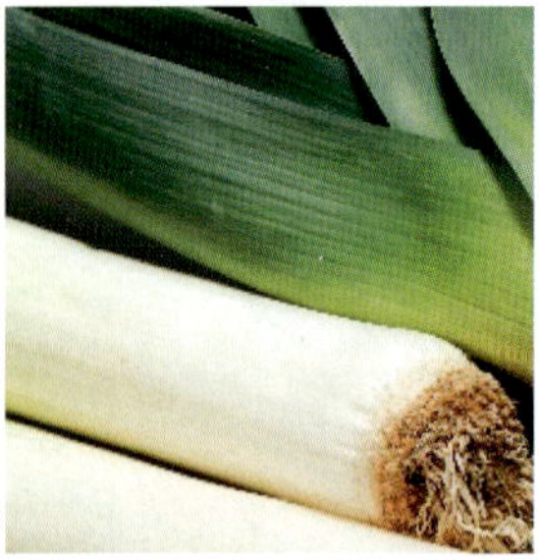

Beschreibung der Wirkweise:

Rote Linsen sind sehr leichtverdaulich und kräftigen die Lebenskraft, Lauch ist scharf und bringt Wärme mit. Er stärkt das Immunsystem und die Verdauungsorgane. Curry regt den Stoffwechsel an. Die Möhren nähren, kräftigen und befeuchten den Organismus. Chili mit seiner Schärfe erzeugt Wärme und Bewegung.

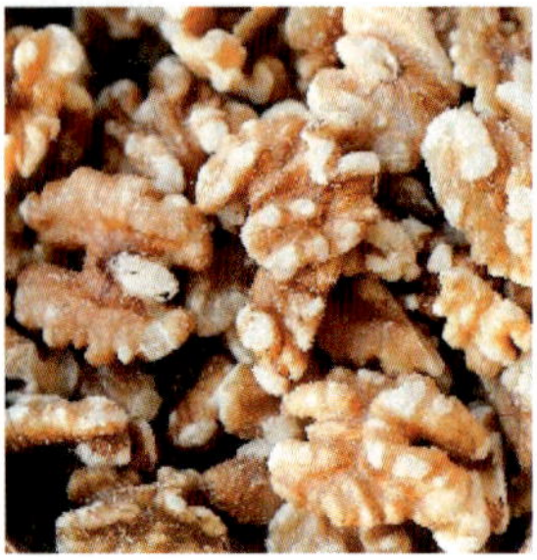

Variationen

Man kann hier auch andere Linsen verwenden. Je nach Sorte macht es Sinn, diese entweder vorher einzuweichen, oder etwas länger zu kochen. Statt Lauch kann man sehr gut auch Knollenfenchel verwenden. Wenn man zu der Suppe Reis serviert (oder direkt mitkocht), erhöht sich die kräftigende Wirkung. Auch die Eiweißwertigkeit ist dann perfekt!

Kartoffelsuppe Prima Vera

Zutaten für 2 Personen:
2 Kartoffeln (ca. 250g), 2-3 Frühlingszwiebeln, 30g Bulgur, 2 EL (ca. 30g) Tahin, 2 EL Gomasio, 2 TL Gemüsebrühe, 500ml Wasser, Pfeffer, etwas Muskatnuss.

Tahin ist eine gemahlene Sesampaste, bzw. Sesammus. Gomasio besteht aus mit Salz geröstetem Sesam, der daraufhin verrieben wird. Gomasio kann man fertig kaufen, aber auch leicht selbst herstellen. Hierfür gibt es spezielle Sesammörser.

Zubereitung

Die **Kartoffeln** schälen und in kleine Würfel schneiden, die **Lauchzwiebeln** in feine Scheiben schneiden (ein Drittel davon aufbewahren). **Kartoffeln, Frühlingszwiebeln**, den **Bulgur**, die **Gemüsebrühe, Tahin** und den geriebenen **Muskat** im **Wasser** ca. 10-15 Minuten kochen. Die fertige Suppe mit den restlichen **Frühlingszwiebeln** und **Gomasio** bestreuen.

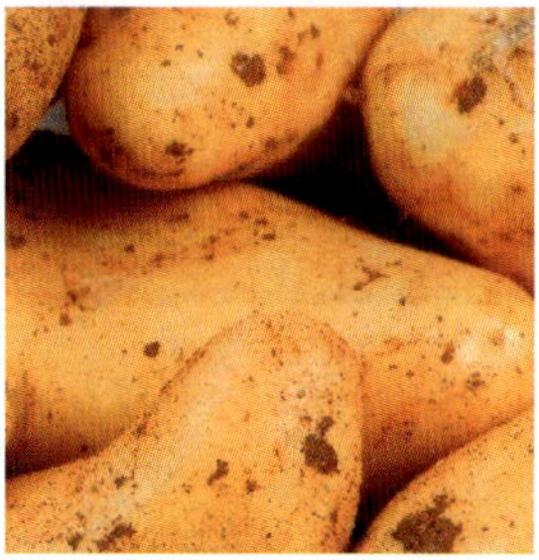

Beschreibung der Wirkweise:

Kartoffeln enthalten viel Stärke und damit Energie. Die Lauchzwiebeln wirken wärmend und durchblutungsfördernd. Bulgur gibt Kraft und wirkt leicht befeuchtend. Sesam baut das Yin auf. Er schützt und pflegt die Haut und die Schleimhäute. Muskat bringt Wärme ins Gericht und regt den Stoffwechsel an. Yin und Yang werden gleichzeitig gestärkt.

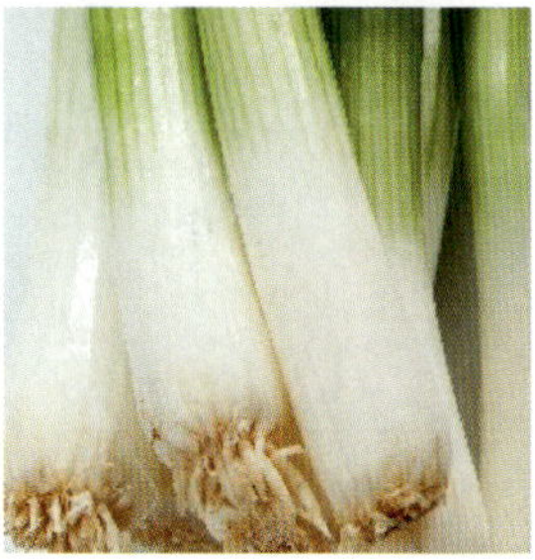

Variationen

Das Gericht ist nur scheinbar auf Sesam angewiesen. Versuchen Sie auch Mandelmuss, Erdnussmuss oder Haselnussmuss. Das gleiche Gericht schmeckt ganz anders und Sie werden damit Ihre Gäste verblüffen! Statt Kartoffeln eignen sich auch Möhren. Statt Bulgur kann man auch Quinoa, Grünkern oder Roggenschrot versuchen.

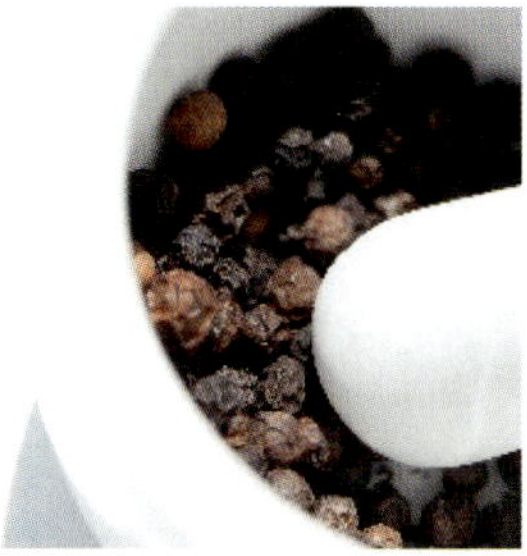

Scharfe ungarische Bohnensuppe mit Einlage

Zutaten für 2 Personen:
40g rote Bohnen, 80g roter Paprika, 6 Champignons, Tomatenmark, vegane (Seitan) Würstchen, 1 TL edelsüßer Paprika, scharfer Paprika, 1 große Zwiebel, 1 EL Kokosfett, 400ml Wasser, 1 EL Gemüsebrühe

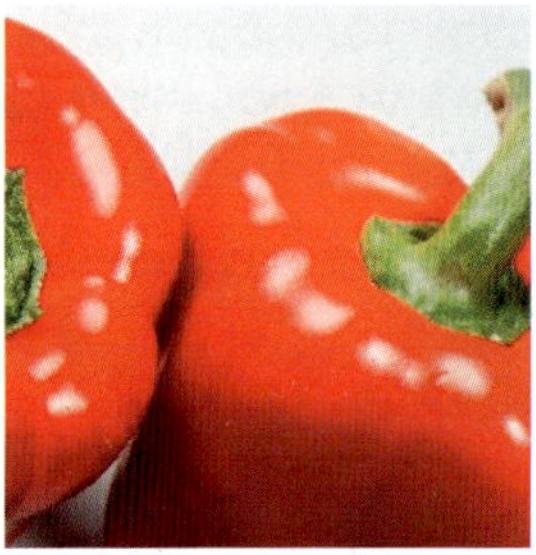

Zubereitung

Die **Bohnen** über Nacht einweichen (Einweichwasser abkippen), 1,5 Stunden (ohne Salz) kochen, dann die geschnittenen **Champignons, Paprika**, die **Gewürze**, das **Tomatenmark,** zu den **Bohnen** geben. Die **Würste** als Ganzes einlegen, 10 Minuten kochen lassen. Unterdessen die **Zwiebel** in Ringe schneiden, in einer Pfanne mit dem **Kokosfett** leicht anbraten. Die fertige Suppe mit den **Zwiebelringen** belegen.

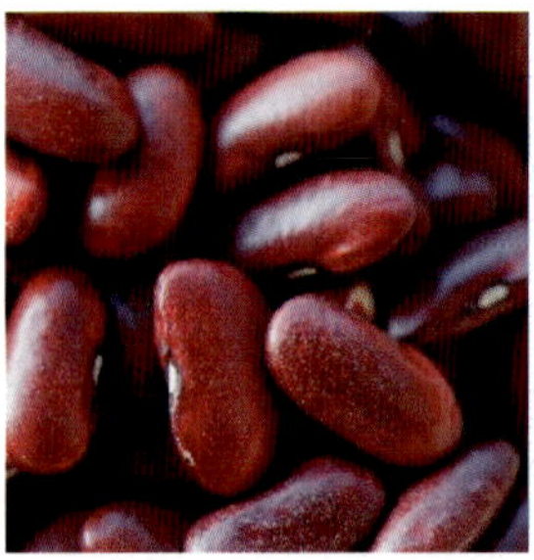

Beschreibung der Wirkweise

Rote Bohnen stärken die Lebenskraft, Zwiebeln kräftigen das Immunsystem, wärmen und stärken. Die scharfen Gewürze bringen den Stoffwechsel in Gang und spenden innere Wärme. Die Pilze und das Tomatenmark wirken ausgleichend. Sie befeuchten und bauen Säfte auf. Die Seitan- oder Tofu Wurst enthält viele hochwertige Eiweiße Sie wirkt nährend und kräftigend.

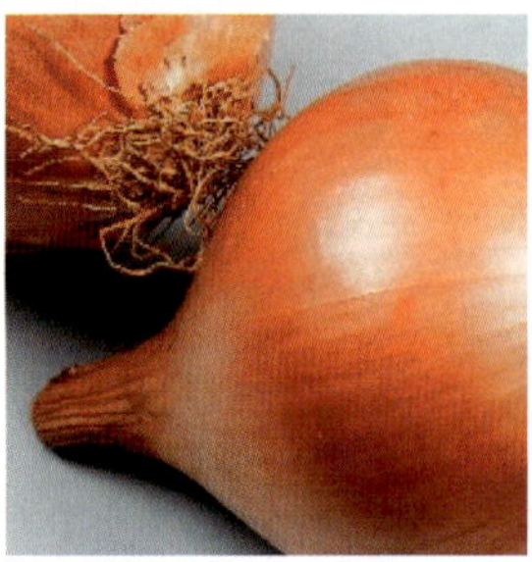

Variationen

Man kann alle möglichen Hülsenfrüchte nehmen. Versuchen Sie mal Kichererbsen. Wenn es schnell gehen soll, nehmen Sie gelbe oder rote Linsen. Man kann Hülsenfrüchte vorkochen und einige Tage im Kühlschrank aufbewahren.

Wenn Sie das Immunsystem stärken wollen, nehmen Sie noch Lauch oder/und Knoblauch dazu. Um das Yin aufzubauen und die Schleimhaut zu schützen kann man Mandelmilch hinzugeben.

Holzfällersuppe vegan

Zutaten für 2 Personen:
6 EL Croutons, 1 große Zwiebel,1 Scheibe Sellerie (ca. 80g), 250ml Hafermilch, 250 ml Wasser, 40g Bulgur,
2 Teelöffel Gemüsebrühe, 1-2 Esslöffel Sonnenblumenöl, Salz und Pfeffer zum Nachwürzen, nach Belieben etwas frische Petersilie.
Croutons: Ein Vollkornroggenbrot (aus Sauerteig) in kleine Würfel Schneiden. Diese in einer Pfanne solange auf niedriger Flamme anrösten, bis sie völlig trocken sind. Die Croutons luftdicht und trocken lagern.

Zubereitung

Die **Zwiebel** und den **Sellerie** in kleine Würfel schneiden. In einem Topf mit dem **Öl** auf kleiner Flamme 2-3 Minuten andünsten. Die **Hafermilch**, **Wasser, Gemüsebrühe**, **Bulgur** sowie die Gewürze hinzufügen und ca. 12 Minuten köcheln lassen. Die nun bereits fertige Suppe in die Teller füllen, die frische **Petersilie** und die **Croutons** darüber streuen. Danach die Axt nehmen und Bäume fällen!

Beschreibung der Wirkweise

Dieses Rezept enthält die Power von drei wichtigen Getreidesorten: Roggenbrot war traditionell das „Holzfällerbrot". Es enthält sehr viel Energie. Wenn man dieses Brot röstet, wird es leichter verdaulich und energetisch wärmer. Hafer ist eines der wichtigsten pflanzlichen Aufbaumittel überhaupt. Er befeuchtet und kräftigt. Bulgur ist ein vorgekochter, leicht verdaulicher Weizen, der die Wirkung der beiden anderen Getreide verstärkt. Dazu kommen Zwiebeln, die kräftigen und das Immunsystem stärken. Sellerie hat eine wärmende, verdauungsanregende, leicht entgiftende Wirkweise. Pfeffer und Petersilie wärmen und regen den Stoffwechsel an. Die hochwertigen Fette liefern Energie und Ausdauer.

Variationen

Man kann auch andere Brotsorten oder Maisfladen nehmen. Nur von Weißmehlbroten ist abzuraten. Die Suppe kann beliebig mit verschiedenen Gemüsesorten erweitert werden. Es passen wunderbar hierzu Möhren, Kartoffeln, Blumenkohl, Fenchel. Wenn Ihnen die Suppe zusagt, sollten Sie auch unbedingt mal schwarzen Rettich als Zutat probieren. Als Ergänzung oder als Ersatz für Meerrettich passt Muskat sehr gut.

Edle mediterrane Tomatensuppe (mit Tortellini)

Zutaten für 2 Personen
1 große Zwiebel, 1 Knoblauchzehe, 8 Oliven, Olivenöl,
1 TL Oregano, Pfeffer oder scharfe Paprika, 4 große Tomaten,
2 EL Tomatenmark, 2 EL Reiscuisine, 300ml Wasser,
40g Pinienkerne, Basilikum. (Evtl. Tortellini dazu)

Zubereitung

Zwiebel, Knoblauch, Oliven, die Hälfte vom **Basilikum** kleinschneiden. In einem Topf auf kleiner Flamme in **Olivenöl** andünsten. Wenn Sie es gerne scharf mögen, eine kleine **scharfe Paprika** zerkleinern und mitkochen. Die **Tomaten** kurz in heißes Wasser legen, dann die Haut abziehen, in Stücke schneiden, zu den **anderen Zutaten** in den Topf füllen, das **Wasser, Tomatenmark, Oregano** und die **Reiscuisine** zugeben, ca. 10 Minuten köcheln lassen, pürieren, die fertige Suppe mit den **Pinienkernen** und einigen Blättern **Basilikum** garnieren. Wenn sie eine Hauptmahlzeit daraus gestalten wollen, dazu **Tortellini** (nach Vorschrift zubereiten) servieren.

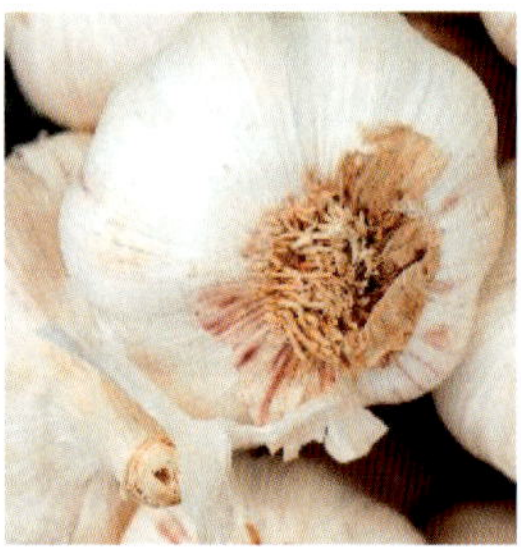

Beschreibung der Wirkweise

Diese Suppe wirkt stark Säfte aufbauend, stärkt die Verdauungsorgane und regt den Stoffwechsel an. Tomaten unterstützen die Verdauungssäfte. Pinienkerne und Oliven enthalten hochwertige Fette, die die Haut und Schleimhaut aufbauen und die Entgiftung unterstützen. Die Zwiebel wärmt und regt zusammen mit Oregano, Pfeffer oder Chili den Stoffwechsel an. Die Reiscuisine wirkt stark befeuchtend und nährend.

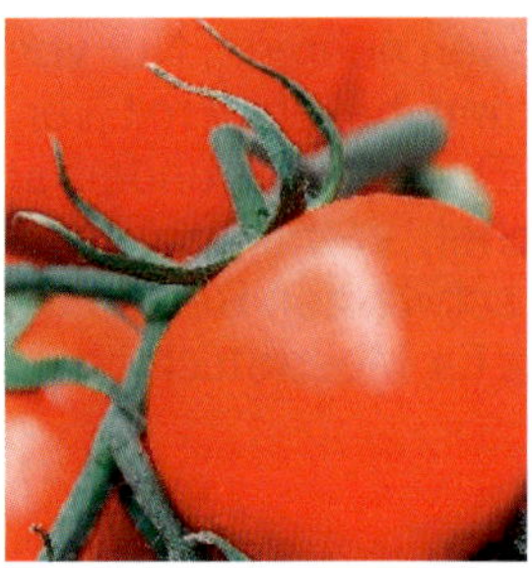

Variationen

Tomaten kann man in diesem Gericht schlecht ersetzen. Wenn es schnell gehen muss, sind sicher auch passierte Tomaten aus dem Glas erlaubt. Die anderen Zutaten kann man austauschen. Es passen auch Lauch, süße Paprika, Zucchini, Pilze. Im Mittelmeerraum nimmt man auch gern mal gewürfelte Datteln oder Feigen mit in die Suppe.

Sonnige Avocado- Zucchinisuppe mit Reis

Zutaten für 2 Personen
1 Zucchini, 1 kleine Zwiebel, 1 Avocado, etwas frischer Ingwer, 2 EL Sonnenblumenöl, 1 EL Gemüsebrühe, 400ml Wasser, 40g Bulgur, Salz, Pfeffer, 100ml vegane Sahne, Sonnenblumenkerne, evtl. 200g roter Reis als Beilage

Zubereitung

Zwiebel, Zucchini, und **Avocado** kleinschneiden, **Ingwer** sehr klein schneiden. Diese Zutaten in etwas **Sonnenblumenöl** leicht anbraten. Mit **Gemüsebrühe** (und **Wasser**) sowie mit dem **Bulgur** aufkochen, ca. 15 Minuten köcheln lassen, leicht pürieren, mit **Salz** und **Pfeffer** abschmecken. Mit (gerösteten) **Sonnenblumenkernen** und einem **Sahnehäubchen** garnieren.
Wenn Sie eine Beilage dabei haben möchten, passt hierzu sehr gut (roter) **Reis**, den man dann entsprechend zubereitet.

Hinweis

Nicht jeder mag es, auf Ingwerstücke zu beißen, auch wenn diese noch so klein geschnitten sind. Sie können frischen Ingwer auch auspressen und den Saft verwenden. Oder man kocht größerer Stücke mit und entfernt diese, wenn das Gericht fertig ist.

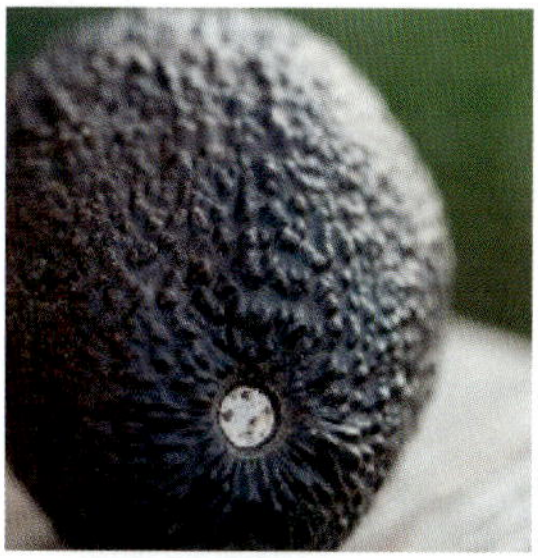

Wirkung

Diese Suppe wirkt stark befeuchtend und kräftigend. Avocado und Sonnenblumenkerne liefern sehr hochwertige Fette. Die Sahne, die Zucchini (und die Avodcado) enthalten viele Säfte, die diese an den Organismus abgeben. So unterstützt diese Suppe die Verdauungssäfte, befeuchtet die Haut und die Schleimhäute. Die Zwiebel und der Ingwer wärmen und regen den Stoffwechsel an. Hierzu passt der rote Reis, der kräftigt und befeuchtet.

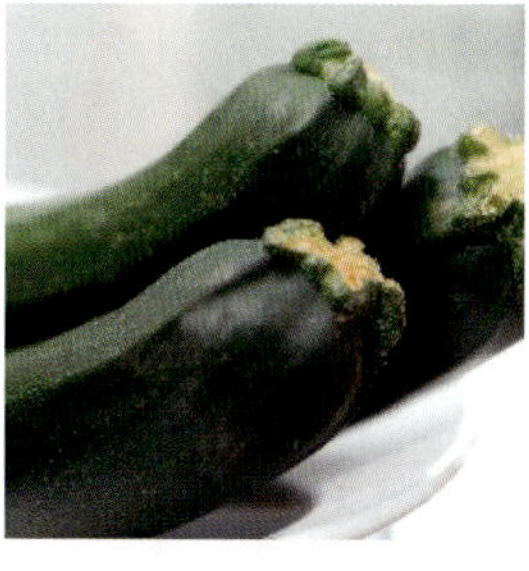

Cremige Brokkolisuppe mit schwarzen Nudeln

Zutaten für 2 Personen
2 TL Olivenöl, 200g Brokkoli, 1 große Möhre, 400ml Wasser, 1-2 EL Haferflocken, 1-2 EL Reiscuisine, 1 TL Gemüsebrühe, etwas Muskat, dazu schwarze Reisnudeln

Zubereitung

Das **Olivenöl** in einem Topf leicht erhitzen. Den **Brokkoli** und die **Möhre** in Stücke schneiden, in dem Topf kurz andünsten, mit **Wasser**, **Haferflocken**, **Reiscuisine, Gemüsebrühe** und **Muskat** aufkochen, 10-15 Minuten kochen lassen. Grob pürieren, mit den in der Zwischenzeit gekochten **schwarzen Nudeln** servieren.

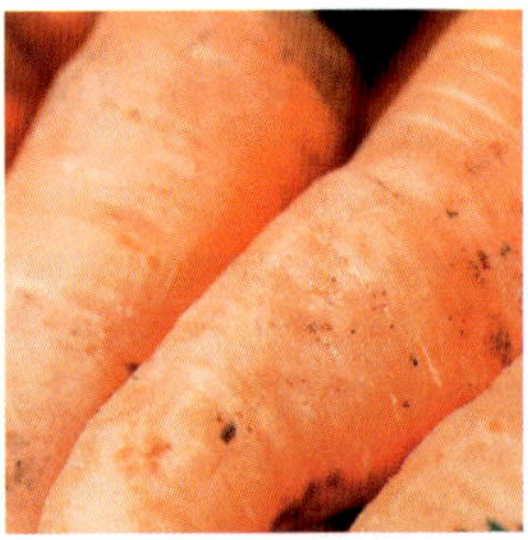

Wirkung

Diese Suppe wirkt stark befeuchtend und auch kräftigend. Brokkoli, Möhren, die Reiscuisine und Hafer wirken Säfte aufbauend und schützen die Schleimhaut. Hafer und Möhren wirken kräftigend und wärmend. Die Reisnudeln geben Kraft und Saft.
Muskat wärmt und regt den Stoffwechsel an.

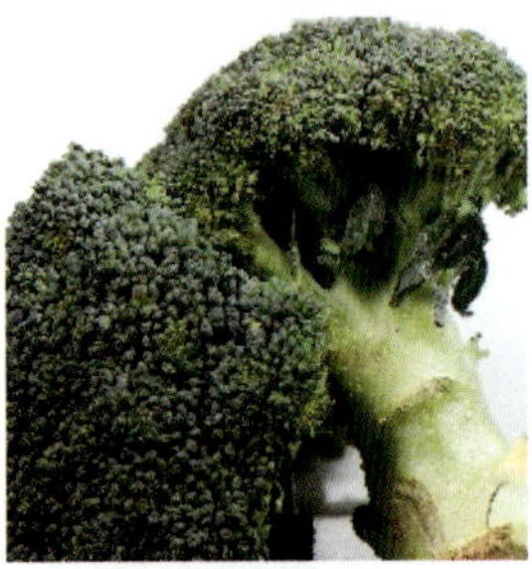

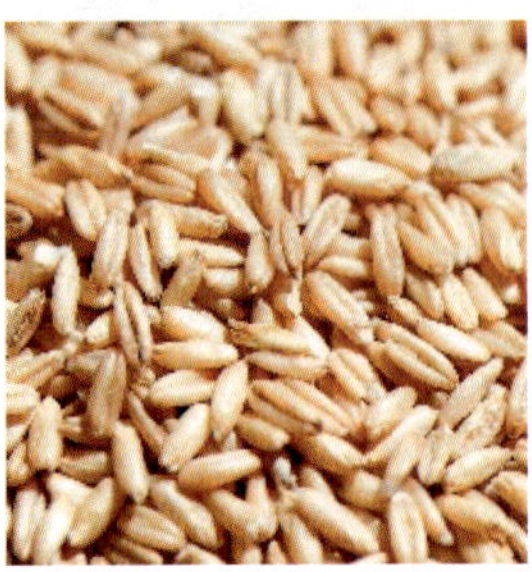

Variationen

Schwarze Nudeln sind auch optisch eine Bereicherung. Die Nudeln kann man variieren oder durch Reis ersetzen. Je mehr Haferflocken Sie beigeben, desto fester bzw. breiiger wird die Suppe. Je mehr Cuisine Sie hinzugeben, desto cremiger wird das Gericht. Wer gerne mehr wärmende Eigenschaften möchte, sollte die Suppe schärfer würzen. Man kann andere Gemüsesorten verwenden. Es eignen sich hervorragend Zucchini, Kürbisse, rote Beete oder andere Gemüsesorten. Auch ein Apfel kann hier eine besondere Note bringen.
Versuchen Sie die Suppe mal mit Kürbiskernöl, das bringt eine ganz andere Richtung in das Rezept. Das Kürbiskernöl sollte man nicht mitkochen, sondern erst ganz am Schluss beifügen.

Tradítionelle Reissuppen (Congees)

Das Wort Congee kommt wohl aus der südindischen Tamil Sprache. Die Aussprache lautet in etwa „Koondschi“. Im Osten Asiens ist es bis heute weit verbreitet, morgens eine warme Suppe einzunehmen, die Reis als Grundlage hat. Das Grundrezept für die klassische Reissuppe ist denkbar einfach: Es besteht aus Reis und Wasser. Der Reis wird (in China) traditionell ca. 4 Stunden lang in ungefähr der zehnfachen Menge Wasser gekocht.

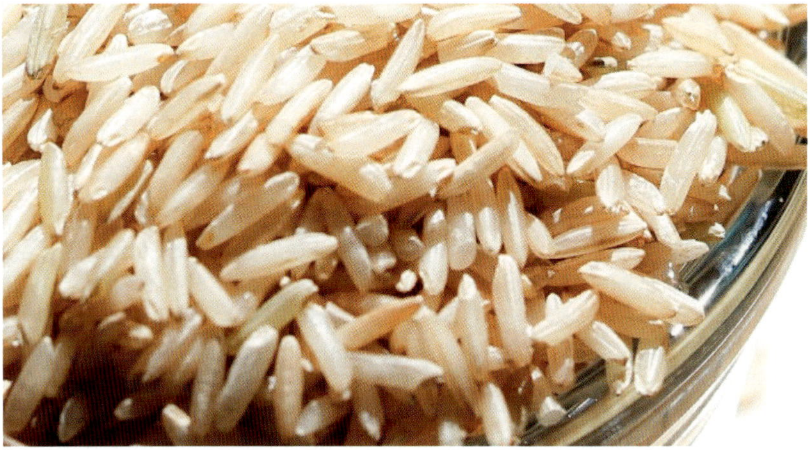

Zubereitung des Grundrezeptes einer Reissuppe

Zutaten für 2 Personen:
50g Vollreis, ca. 500ml Wasser

Der **Reis** wird kurz gespült, um Staub zu entfernen. Dann wird er mit dem **Wasser** 4 Stunden auf kleinster Flamme gekocht.

Nun gibt es schon beim Grundrezept einige Variationen. Die verschiedenen Reissorten nehmen unterschiedlich viel Wasser auf. Langkornreis „verbraucht“ etwas weniger Wasser als Rundkornreis. Je mehr Wasser man nimmt, desto mehr wird es zur Suppe. Nimmt man gerade so viel Wasser, dass der Reis die gesamte Menge aufnimmt, entsteht ein Brei. Diesen Brei kann man einige Tage im Kühlschrank aufbewahren. Man kann also vorkochen, was bei dieser langen Kochdauer Sinn macht.

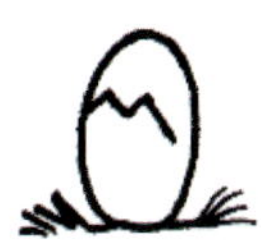

Okayu

In Japan heißt diese Speise „Okayu". Der Reis wird deutlich kürzer gekocht, ca. eine Stunde, und man nimmt weniger Wasser, so dass ein Brei entsteht. Leider nimmt man heute in Japan und in China immer häufiger polierten Reis. Dieser sieht (angeblich) optisch besser aus und ist auch schneller zubereitet. Es fehlen aber die wertvollen Inhaltsstoffe, die der Organismus benötigt. Da Reis in diesen Ländern das mit Abstand am meisten verzehrte Lebensmittel ist, treten immer mehr Krankheiten auf. Insbesondere Diabetes verbreitet sich in drastischem Ausmaß.
Reis enthält Stärke, die nach dieser langen Kochzeit weitgehend zu Zucker verkocht wurde. Deshalb schmeckt diese Suppe leicht süßlich, ansonsten eher geschmacksneutral. Dies hat den Vorteil, dass man daraus in alle Richtungen kochen und experimentieren kann.

Wirkung:

Congees sind sehr leicht verdaulich. Deshalb eignen sie sich in besonderer Weise als Schon- und Aufbaukost. Die Lobeshymnen auf dieses absolut einfache Gericht sind so alt wie umfangreich. Congee gibt Kraft, macht satt, stärkt die inneren Organe, reinigt den Darm, schützt die Schleimhäute, befeuchtet die Haut, leitet überschüssiges Wasser aus, stärkt die Abwehrkraft, und lässt Energien im Körper leichter fließen. Es ist empfehlenswert, sich der Tradition Asiens anzuschließen und Congees als Frühstück zuzubereiten. Man bekommt Kraft und Ausdauer für Stunden. Congees sind erstaunlich sättigend. Sie finden nun hier einige sehr einfache Rezepte, die man leicht variieren kann.

Hinweis

Congee ist ein Grundrezept, das man dann mit anderen Zutaten zubereitet. Man kann sie süß oder herzhaft gestalten.
Wenn man die kräftigende Wirkung verstärken will, kann man die Zutaten gleich mitkochen. Das macht bei einigen Lebensmittel wie etwa Zwiebeln auch Sinn. Allerdings verkochen die Zutaten meist vollkommen. Erwarten Sie also keinen „Biss" von Zutaten, die Stunden gekocht haben.
Selbst wenn man zum fertigen Congee Rohkost wie etwa Bananen oder anderes Obst genießt, wird eine wärmende Wirkung bleiben. Dafür sorgt das Grundrezept. Man kann Zutaten also austauschen oder ergänzen, je nachdem, welchen Geschmack oder welche Wirkung man haben möchte.
Experimentieren Sie also, auch wenn nicht gleich jeder Versuch gelingt.

Süße Congees

Winter Mandel-Zimt Congee

Zutaten für 2 Personen:
Congee Grundrezept erstellen (oder aufwärmen)
100g Mandeln, 80g Rosinen, 1 TL Zimtpulver, Agavensirup

Zubereitung

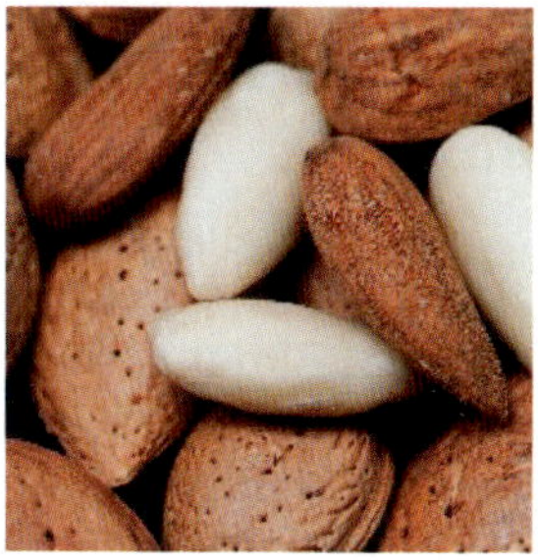

Congee nach Grundrezept zubereiten.
Die **Mandeln** und die **Rosinen** über Nacht einweichen lassen, mit dem fertigem **Congee** ca. 3-6 Minuten köcheln lassen, mit **Zimt, Sirup** und evtl. einer kleinen Prise **Salz** abschmecken.

Wirkung

Baut Yin und Yang auf. Alle Zutaten enthalten eine Menge Energie. Zimt wärmt von innen, Mandeln schützen und pflegen die Haut und die Schleimhaut. Rosinen bauen Säfte auf und geben, zusammen mit dem Sirup, schnelle Kraft.

Variationen

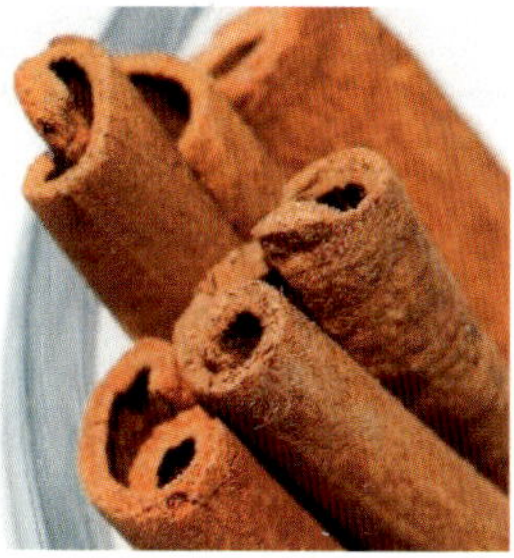

Statt Mandeln kann man andere Nüsse nehmen. Man muss die Mandeln nicht unbedingt einweichen. Auch kann man gestiftete Mandeln verwenden und diese anrösten. Statt Rosinen passen auch Aprikosen, Datteln oder Feigen gut in dieses Rezept.

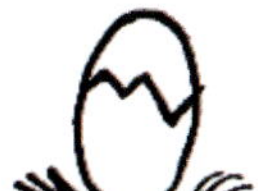

Apfel-Ingwer Congee

Zutaten

Congee Grundrezept erstellen (oder aufwärmen)
1 Frischer Apfel, frischer Ingwer, Walnusskerne, Hafermilch

Zubereitung

Ingwer schälen, in sehr kleine Stücke schneiden. **Apfel** in mittelgroße Stücke schneiden, mit **Walnusskernen** und **Ingwer** kurz in **Hafermilch** aufkochen, das **Congee** kurz mitkochen, servieren, genießen.

Wirkung

Der Apfel bringt einen frischen Aspekt in die Mahlzeit. Er regt den Appetit und die Verdauung an. Ingwer wärmt und bringt den Stoffwechsel in Gang. Walnusskerne und Hafer stärken die Lebenskraft.

Variationen

Statt einem Apfel kann man auch andere Obstsorten wählen. Es passen Birnen, Pflaumen, Pfirsiche, Kirschen. Man kann andere Nüsse wählen, etwa Haselnüsse oder Cashewkerne. Man kann auch kandierten Ingwer, Ingwersaft oder Ingwerpulver verwenden.

Schoko-Dattel Congee

Zutaten

Congee Grundrezept zubereiten, einige Datteln, 3 EL Sonnenblumenkerne, Schokopulver, Sojamilch

Zubereitung

Sonnenblumenkerne einweichen, mit den kleingeschnittenen **Datteln**, dem **Schokopulver** in **Sojamilch** kurz aufkochen, mit dem **Congee** kurz erhitzen.
Evtl. noch etwas **Süßungsmittel** und eine Prise **Salz** dazu geben.

Wirkung

Datteln und Sonnenblumenkerne stärken die Lebenskraft und wirken Säfte aufbauend. Schoko befeuchtet, kräftigt und macht glücklich. Die Sojamilch verstärkt den gesunden Eiweißmix des Menüs.

Variationen

Statt Datteln passen auch Feigen sehr gut. Andere Nüsse wie Walnüsse oder Erdnüsse passen hier auch sehr gut. Wer Sojamilch nicht mag, sollte auf Hafermilch ausweichen.

Karibisches Congee für Kraft, Saft und Seele

Zutaten für 2 Personen:
Congee erstellen (siehe Grundrezept), 4 EL Kokosflocken, 2 reife (kleine) Bananen, Vanillepulver, Rohrzucker, eine Prise Salz

Zubereitung

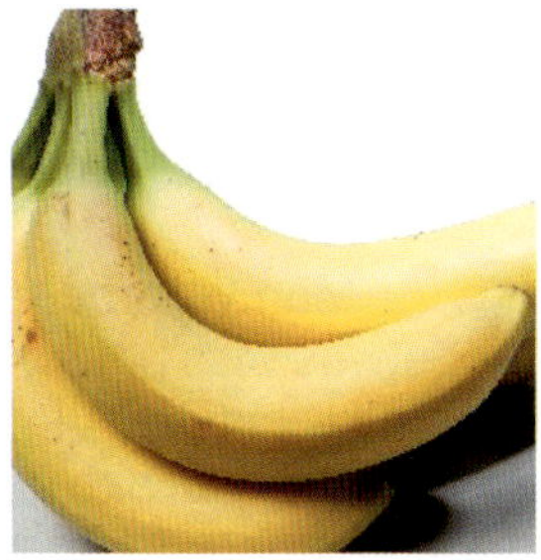

Congee zubereiten (oder vorbereites Congee kurz erhitzen).
Dem warmen Congee die **Vanille**, den **Rohrzucker** sowie eine kleine Prise **Salz** beigeben und ca. 2 Minuten ziehen lassen.
Mit **Kokosflocken** bestreuen. Die **Banane** in Stücke schneiden und oben auf das fertige Congee legen.
Wer auch immer geglaubt hat, Congees würden nicht schmecken, wird spätestens hier bekehrt!

Wirkung

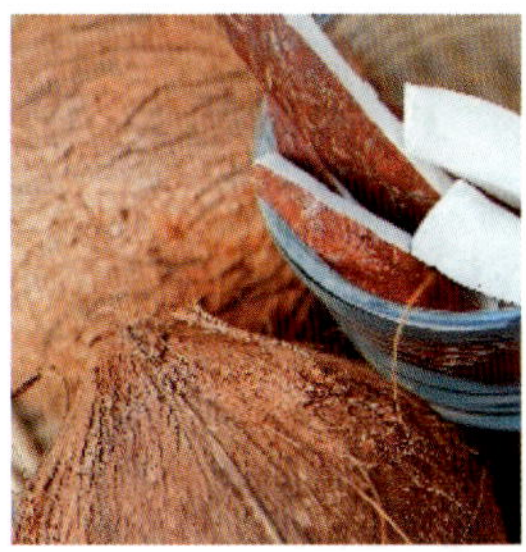

Kokosflocken wirken kräftigend und befeuchtend, Bananen wirken befeuchtend, sättigend und geben Energie, Vanille ist gut für die Seele.
Dieses Rezept tonisiert die Kraft und baut Körpersäfte auf.

Variationen

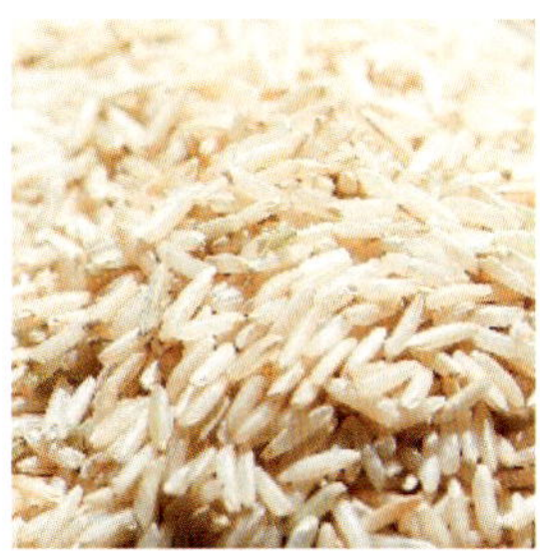

Eine rohe Banane ist gut für Menschen, die körperliche Anstrengungen haben. Sehr schwache Menschen sollten lieber eine sehr reife Banane verwenden.
Die Kokosflocken kann man einweichen oder vorher kurz mitkochen. Sie sind dann leichter verdaulich, aber auch nicht mehr so knusprig.
Die Zutaten lassen sich leicht variieren. Wer gerne frisches Obst dabei haben möchte, sollte mal eine Mango oder Kiwis versuchen. So bleibt man bei exotischen Träumen...

Herzhafte Congees

Auch hier sind die Möglichkeiten schier unbegrenzt. Grundsätzlich gibt es zwei Möglichkeiten:

Man kocht die Zutaten (zumindest teilweise) mit dem Reis

Der Vorteil ist, dass die Lebensmittel energetisch aufgeschlossen werden. Sie werden leichter verdaulich, wärmer in ihrer Energie und kräftigender. Allerdings verkochen die Lebensmittel meist vollkommen. Für die lange Kochzeit eignen sich zum Beispiel Zwiebeln, Lauch, Sellerie, Rettich, Weißkohl, Bohnen, Erbsen.

Man verarbeitet die Zutaten separat

Wer etwas Biss haben möchte und auch einige Vitamine dabei haben will, sollte einige Zutaten lieber nur kurz andünsten. Man gibt diese dann erst am Schluss zu dem Congee hinzu.
Hierfür eignen sich insbesondere leichter verdauliche Gemüsesorten wie Blumenkohl, Brokkoli, Tomaten, Pilze, Zucchini, Auberginen, Radieschen.
Nüsse kann man über Nacht einweichen und diese dann ebenfalls kurz vor dem Servieren mit aufkochen.

Congees laden zu Experimenten ein.
Mit wenigen „Griffen" kann sowohl den Geschmack als auch die Wirkung verändern. Scharfe Gewürze verstärken die wärmende Wirkung. Saftige Gemüsesorten unterstützen die Saftbildung. Nüsse und Ölsaaten bringen Substanz, sie bringen die Verdauung in Gang und schützen die Schleimhaut.

Herbst Congee mit Fenchel und Kartoffeln

Zutaten

1 Kartoffel, 1 Fenchelknolle, einige Cashewnüsse, 1 EL Sonnenblumenöl, etwas Salz und Pfeffer

Zubereitung

Die **Kartoffel** und den **Fenchel** in kleine Streifen oder Würfel schneiden, zusammen mit dem **Öl** und den **Cashewnüssen** ca. 10 Minuten auf kleiner Flamme in einer Pfanne anbraten, dabei mehrfach umrühren, mit Salz und **Pfeffer** abschmecken, auf das fertige, bzw. angewärmte Congee aufbringen. Bon Apetit!

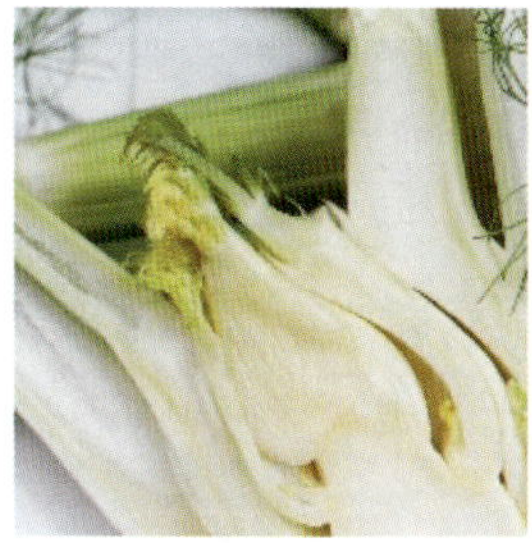

Wirkung

Fenchel wärmt von innen, stärkt das Immunsystem, regt die Verdauung an und reinigt die Atemwege. Kartoffeln geben Kraft und Ausdauer. Beide ziehen überschüssiges Wasser aus dem Körper. Cashewnüsse wirken nährend und befeuchtend und wirken mild abführend.

Die Fette bauen das Yin auf und pflegen die Haut und die Schleimhäute.

Dieses Rezept wirkt mild abführend, da es viele Ballaststoffe enthält.

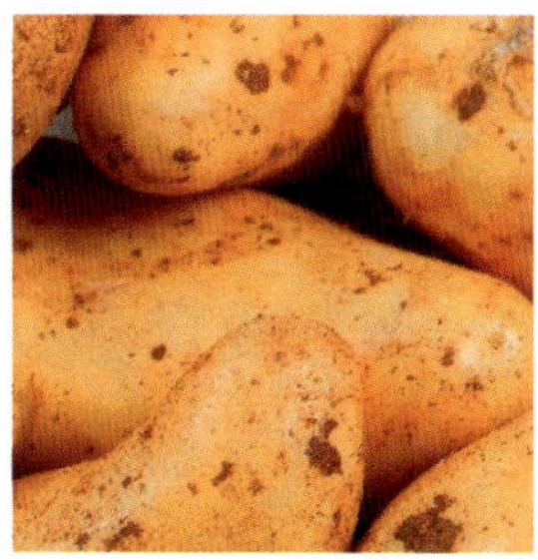

Variationen

Der Fenchel gibt den Takt vor, weswegen er nicht leicht zu ersetzen ist. Statt Kartoffeln kann man Süßkartoffeln, Möhren oder Rüben nehmen. Hier passen auch Erdnüsse oder Mandeln.

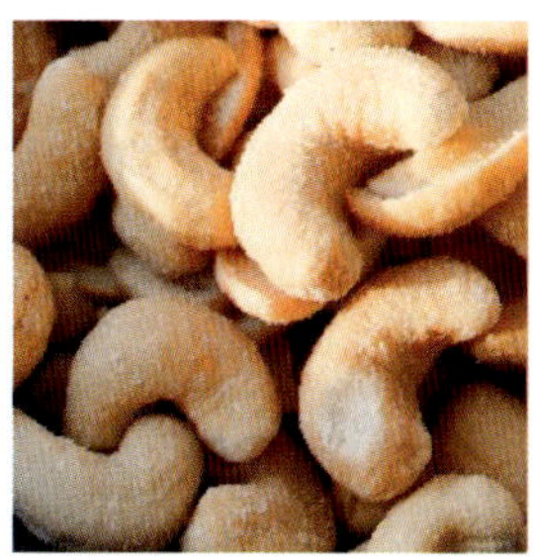

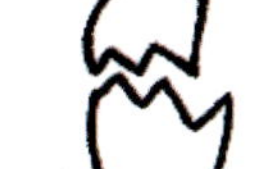

Congee für ein langes Leben

Zutaten für 2 Personen
50g Reis, 500ml Wasser, 1 große Zwiebel, 20g rote Bohnen, 1 Scheibe Sellerie, 1 scharfe Paprikaschote

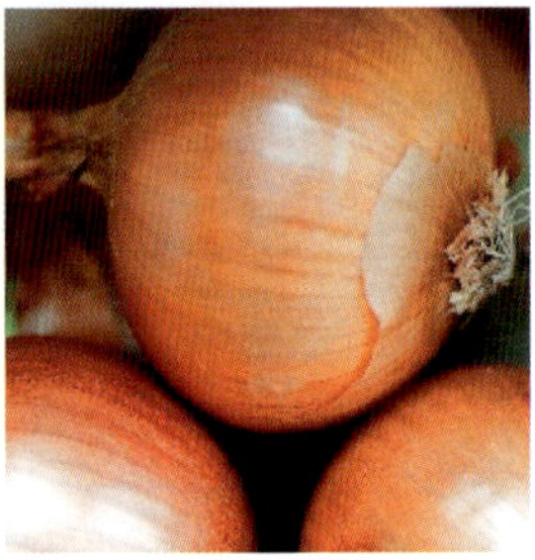

Zubereitung

Rote Bohnen über Nacht einweichen, Einweichwasser abkippen.
Bis auf das Salz **alle Zutaten** in einem Topf bei schwacher Hitze drei bis vier Stunden kochen lassen. Etwas nachsalzen oder mit Gemüsebrühe abschmecken.

Wirkung

Ein denkbar einfaches Rezept mit einer großen Wirkung. Das Loblied auf Congee haben wir bereits gesungen. Rote Bohnen stärken die Lebenskraft. In Kombination mit Reis erhält man einen höchstwertigen Eiweißcocktail. Zwiebeln stärken die Abwehrkraft, reinigen und befeuchten den Körper. Sellerie unterstützt diese Wirkung, regt die Verdauungsorgane an und unterstützt die Entgiftung. Die Peperoni wärmt von innen und regt den gesamten Stoffwechsel an.

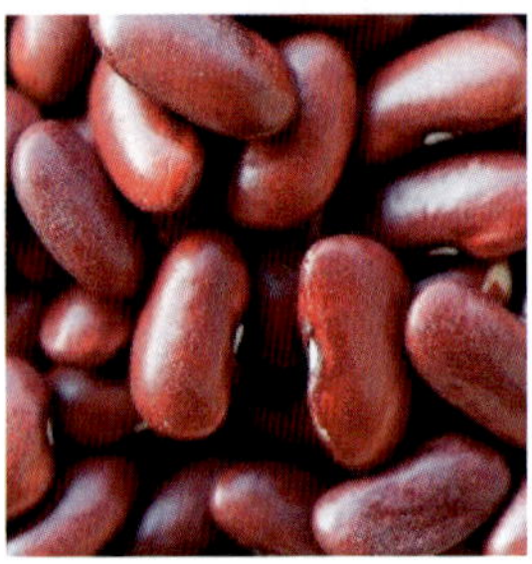

Variationen

Statt roter Bohnen kann man auch andere Bohnen, Kichererbsen oder grüne Erbsen verwenden. Man kann Gewürze wie Meerrettich oder Senf verwenden.
Natürlich kann man hier zuletzt noch andere Zutaten hinzufügen. Hochwertige Fette erhält man z.B. mit einer frischen, reifen Avocado. Dann schmeckt die Suppe auch deutlich cremiger. Frische Gewürze wie Petersilie oder Schnittlauch machen die Suppe frisch, dekorativ und schmackhaft.

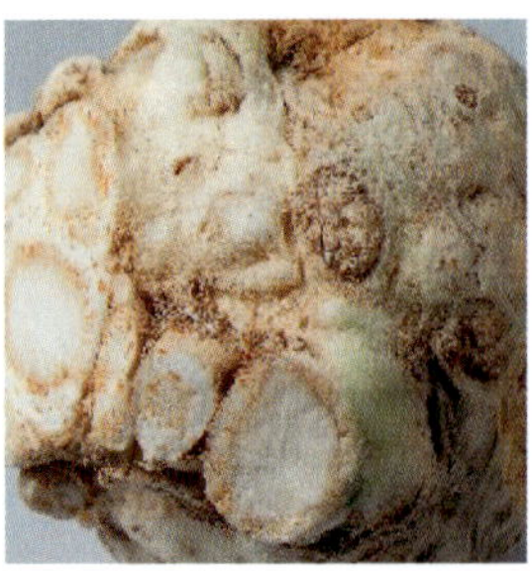

Indisches Curry Congee

Zutaten

Congee, Blumenkohl, Lauchzwiebel, Curry, Gemüsebrühe

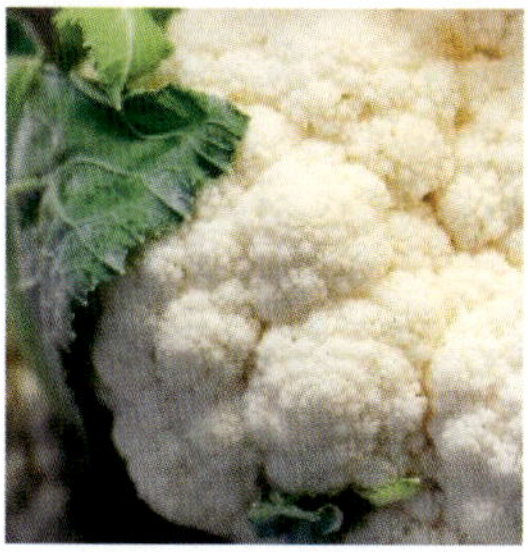

Zubereitung

Gemüsebrühe in etwas Wasser auflösen, darin den geschnittenen **Blumenkohl** und **Lauchzwiebel** mit **Curry** ca. 8 Minuten andünsten, über den vorbereiteten **Congee** geben.

Wirkung

Blumenkohl gibt Kraft und Saft, die Lauchzwiebel wärmt und reinigt die Lunge. Curry gibt den Stoffwechsel neuen Schwung.

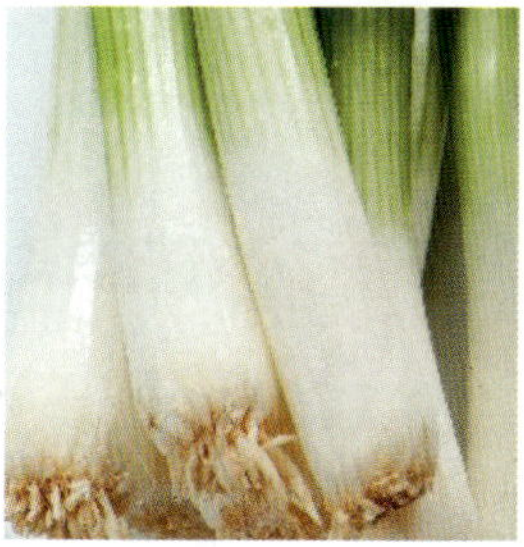

Variationen

Statt Blumenkohl eignet sich hier sehr gut Brokkoli. Man kann auch Zucchini nehmen, dann steht eher der Aufbau von Säften im Vordergrund.

Scharfes Karotten-Sesam Congee

Zutaten

Congee, Karotten, Radieschen, Tahin, Pfeffer, Gemüsebrühe

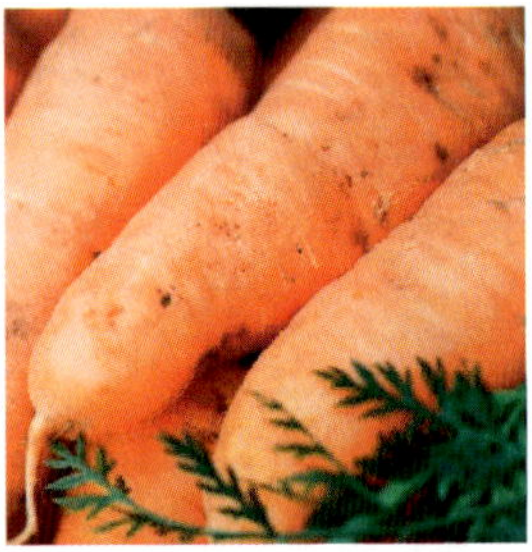

Zubereitung

Die **Karotten** und die **Radieschen** schnetzeln, mit dem **Tahin**, dem **Pfeffer** und der **Gemüsebrühe** ca. 3 Minuten kochen und am Schluss mit dem vorbereiteten **Congee** kurz aufkochen.

Wirkung

Dieses Congee baut Yin und Yang auf. Die Karotten befeuchten, nähren und kräftigen den Organismus. Radieschen sind süß und scharf, sie befeuchten und stärken das Immunsystem.
Tahin schützt und baut Haut und Schleimhäute auf. Pfeffer wärmt innen und außen und bringt den Stoffwechsel in Schwung.

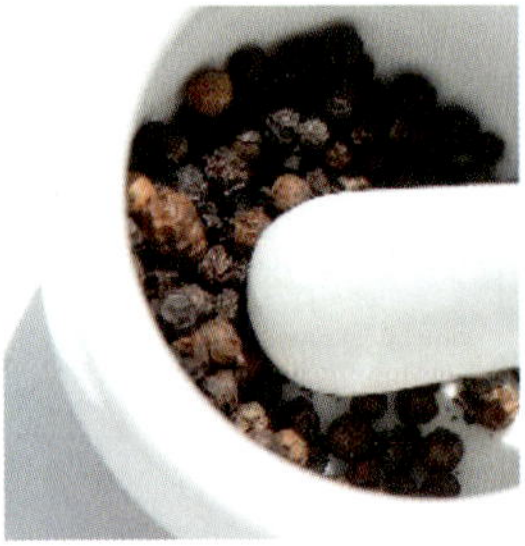

Variationen

Ein farbenfroher Versuch ist es, rote Beete statt Karotten auszuprobieren. Blutrot wird dadurch die Blut- und Saftbildung angeregt. Statt Tahin passen auch Cashewnüsse oder Sonnenblumenkerne.

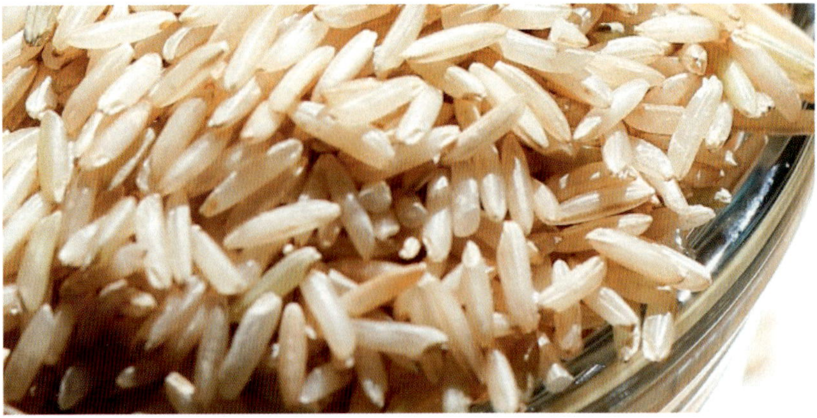

HAUPTGERICHTE

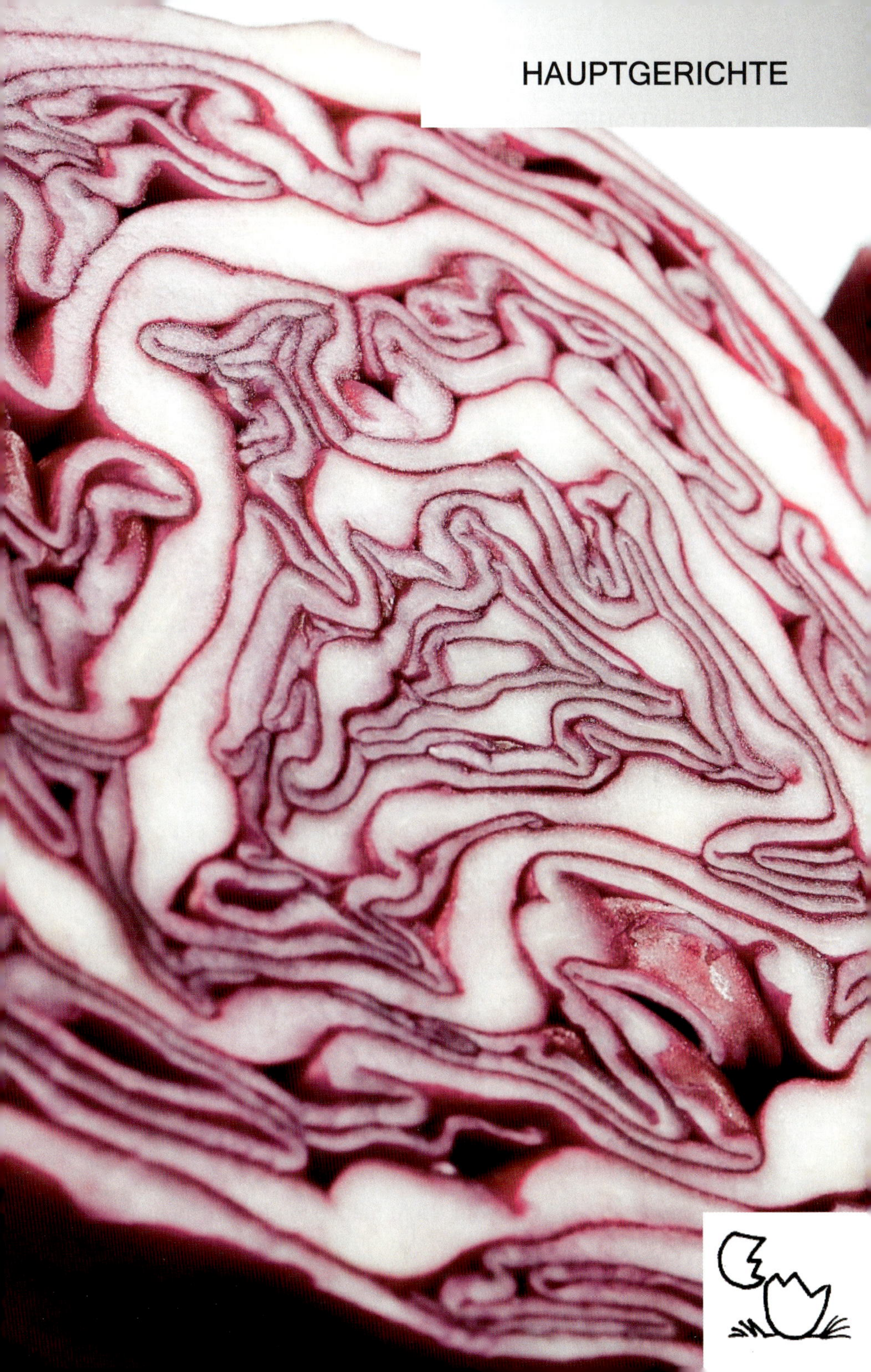

EINTÖPFE

Eintöpfe sind sozusagen zum Hauptgericht erweiterte Suppen. Sie sind meist recht einfach zuzubereiten und wenn die Zutaten passen, haben diese eine wunderbare Wirkung. Und natürlich schmecken sie sehr gut! Diese Eintöpfe tonisieren sowohl Yin als auch Yang. Je nach den Zutaten und Gewürzen kann man die Schwerpunkte verändern. Sie finden dazu Angaben bei den „Variationen".

Klassischer Kartoffel Eintopf mit Seitan und Grünkern

Zutaten für 2-3 Personen
300g Kartoffeln, 1 große Möhre, 1 kleine Stange Lauch,
50g Sellerie, 80g Seitan, 60g Grünkern, 1 EL Olivenöl,
etwas Petersilie, Sojasoße, Pfeffer, Salz, 400ml Wasser

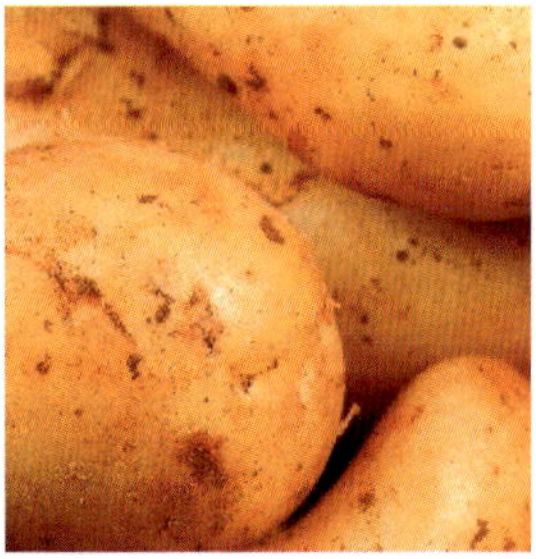

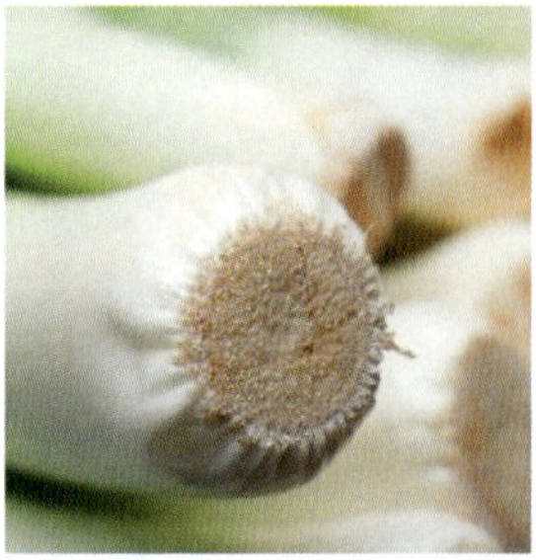

Zubereitung

Kartoffeln schälen, in grobe Würfel schneiden.

Karotten, **Lauch** und **Sellerie** säubern und schneiden, **Seitan** in Scheiben schneiden. (Sellerie sehr klein schneiden!) Olivenöl im Topf leicht erhitzen, den **Lauch** (ein wenig frischen Lauch zurückbehalten), **Grünkern, Sellerie** und **Seitan** in den Topf geben und kurz bei leichter Flamme anbraten, vorsichtig das **Wasser** hinzufügen (den Topf vom Ofen nehmen!).

Karotten und **Kartoffeln** hinzufügen, ca. 20-30 Minuten kochen lassen, mit **Sojasoße, Pfeffer** und **Salz** abschmecken.

Mit der leicht gehackten **Petersilie** und dem **restlichen Lauch** garnieren.

Wirkung

Dieser Eintopf enthält Lebensmittel, die sehr viel Energie speichern. Hierzu gehören Kartoffeln, Lauch, Möhren, Grünkern, Sellerie und auch Seitan. Wärmend wirken vor allem Lauch, Sellerie und Pfeffer.
Während Kartoffeln und Petersilie entwässernd wirken, bauen Möhren und Seitan Säfte auf. Bei diesem Rezept gibt es einen Ausgleich zwischen Yin aufbauenden und entwässernden Mitteln.

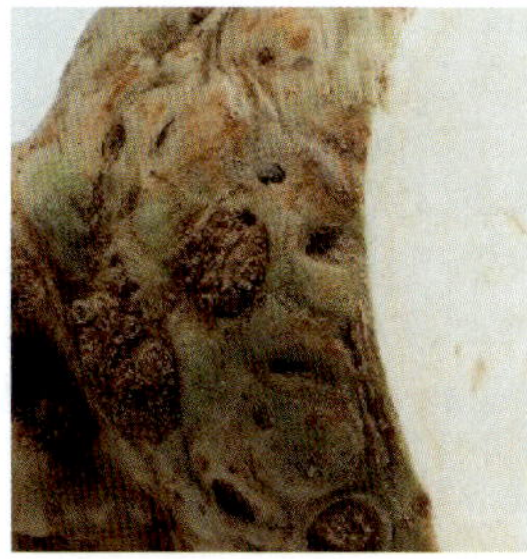

Variationen

Wenn Sie statt Kartoffeln Reis verwenden, verschwindet die trocknende Wirkung, denn Reis wirkt eher befeuchtend. Sie können bei diesem klassichen Eintopf alle möglichen Zutaten wählen. Pilze, Tomaten, Zucchini wirken Säfte aufbauend. Nüsse oder Sahne bringen mehr Substanz.

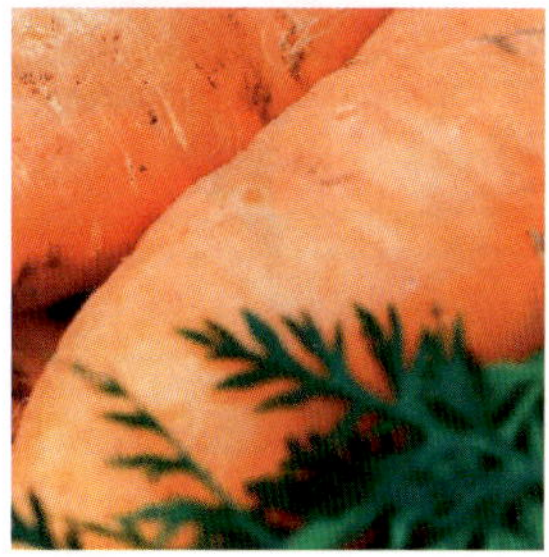

Experimentieren Sie auch mit den Gewürzen.

Mexikanischer Eintopf

Zutaten für 2-3 Personen
40g rote Bohnen, 3 Tomaten, 1 kleine grüne Paprika, 300g Kartoffel, etwas Chili, 1 Zwiebel, 1 Knoblauchzehe, 2 EL Sonnenblumenöl, 80g Sojaschnetzel, 1 EL Margarine, 1 EL Gemüsebrühe, 70g Cashewnüsse, rote Paprika.

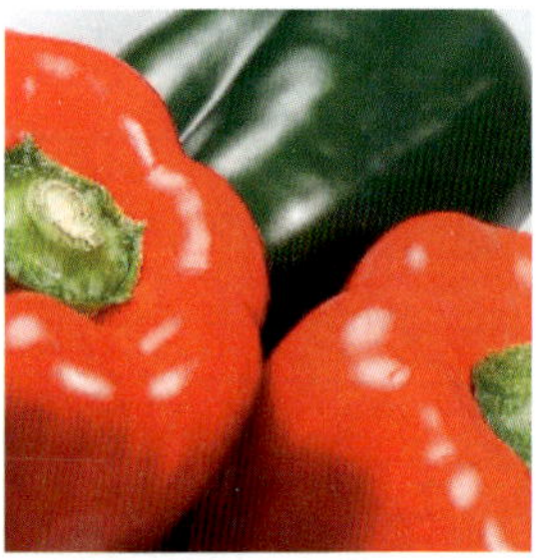

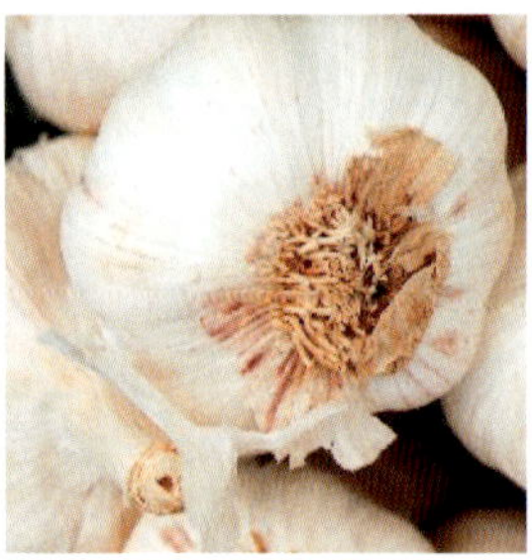

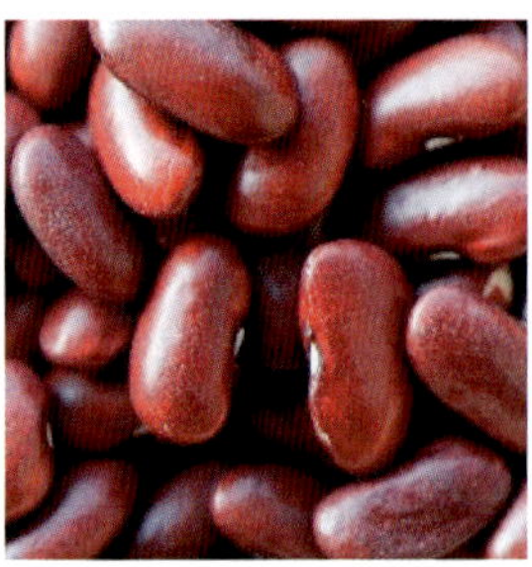

Zubereitung

Bohnen über Nacht einweichen (Einweichwasser wegkippen), in ca. 400ml Wasser ca. eineinhalb Stunden (ohne Salz) vorkochen.
Die **Tomaten** vorab häuten (kurz in kochendes Wasser legen, dann die Haut abziehen), grob schneiden.

Grüne Paprika, Kartoffeln, Zwiebel und **Knoblauch** kleinschneiden, in einem (großen) Topf das Sonnenblumenöl (oder anderes Fett) geben und diese Zutaten ca. 3 Minuten auf kleiner Flamme anbraten. Nun die fertigen **Bohnen** vorsichtig mit dem **Kochwasser** beigeben.

Die **Sojaschnetzel**, die geschälten **Tomaten** und die **Gemüsebrühe** beigeben, mit **Chili** nach persönlichen Geschmack würzen. Den Eintopf nochmals 15-20 Minuten köcheln lassen.
Den Eintopf in die Teller füllen. Den rohen, roten **Paprika** in Würfel schneiden und zusammen mit den **Cashewkernen** auf den fertigen Eintopf legen.

Fertig ist die Fiesta Mexicana.

Wirkung

Dieser Eintopf wirkt kräftigend, wärmend und leicht entwässernd. Die scharfe Paprika regt den Stoffwechsel an. Bohnen und Kartoffeln wirken kräftigend, entwässernd und auch entgiftend.

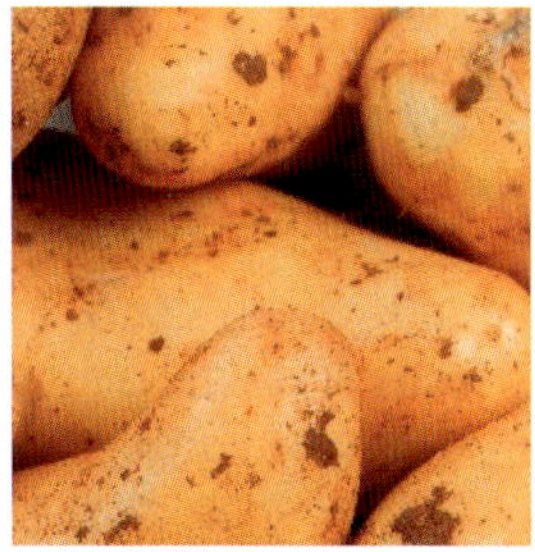

Die Tomaten, die Paprika, die Cashewnüsse und das Fett wirken befeuchtend. Da einige Bestandteile entwässernd, andere dagegen Säfte aufbauend wirken, entsteht eine starke Dynamik für die Aktivität des Stoffwechsels.

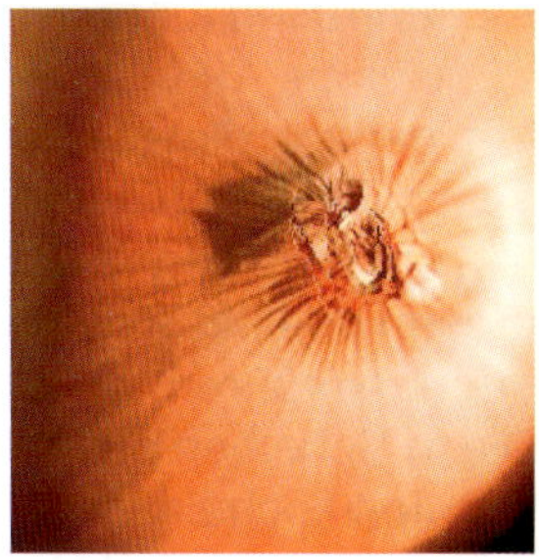

Variationen

Wenn Sie alle lebenswichtigen Eiweiße in diesem Gericht haben wollen, bietet sich hier Mais an. Er wird traditionell in Amerika in diesem Eintopf mitgekocht.

Man kann aber auch Getreide benutzen. Es passt hervorragend Reis oder Quinoa als Beilage. Südamerikanische Eintöpfe sind oft sehr fettig und salzig, da die Luft oft sehr trocken ist.

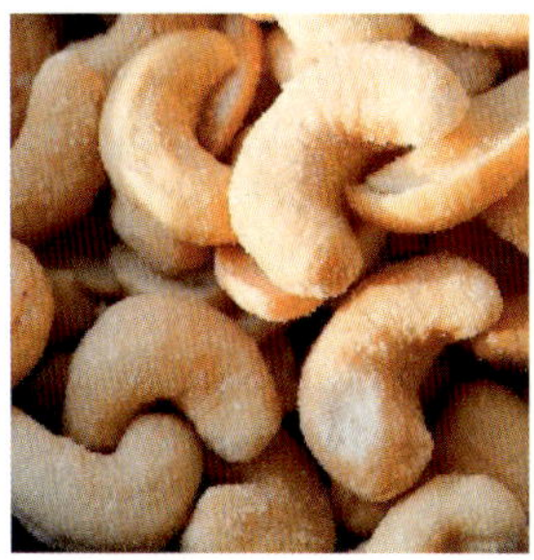

Hier kann man vegane Sahne oder Ölsaaten benutzen. Diese besitzen hochwertige Fette besitzen, die wiederum befeuchtend wirken.

Auch Seitan passt sehr gut zu diesem Eintopf.

Herzhaft -Süßer
Marokkanischer Kichererbseneintopf mit Polenta

Zutaten für 2 Personen

40g Kichererbsen, 1 EL Kokosfett, 1 Zwiebel, 2 Möhren, 6 Datteln, 100ml Reis Cuisine, 1 EL Gemüsebrühe, ca. 1Teelöffel Cumin, 1 kleine Zucchini, Petersilie, 250ml Wasser, etwas Petersilie. 80g Polenta, dafür ca.500ml Wasser

Zubereitung

Kichererbsen über Nacht einweichen. Die **Kichererbsen** in 250ml Wasser ca. 40 Minuten kochen lassen. In einem Topf etwas **Kokosfett** geben, die kleingeschnittenen **Zwiebeln** und die in Scheiben geschnittenen **Möhren** zugeben und ca. 3 Minuten leicht anbraten lassen, danach die in Stücke geschnittenen **Datteln** und die **Kichererbsen** und das **Kochwasser** beigeben. Die **Cuisine** und die **Gemüsebrühe** einrühren, mit **Cumin** würzen, ca. 15 Minuten köcheln lassen. Die in Scheiben geschnittene **Zucchini** beigeben und nochmals ca. 5 Minuten köcheln lassen. Die **Polenta** in heißes Wasser einrühren, 2-3 Minuten köcheln lassen, vom Ofen nehmen und 3 Minuten ziehen lassen. Mit **Petersilie** garnieren.

Wirkung

Dieser Eintopf gibt viel Kraft, wirkt nährend und wärmend und gleicht unseren Säftehaushalt aus. Kichererbsen, Möhren, Zwiebel und Datteln speichern sehr viel Energie. Einige Zutaten wirken eher entwässernd (Kichererbsen, Polenta). Dagegen befeuchten Dattel, Zucchini, Möhren und die Reiscuisine den Organismus. Die Gewürze aktivieren den Stoffwechsel und regen die Verdauung an. Ein starkes Gericht, das in ausgewogener Weise aufbaut, kräftigt und nicht belastet.

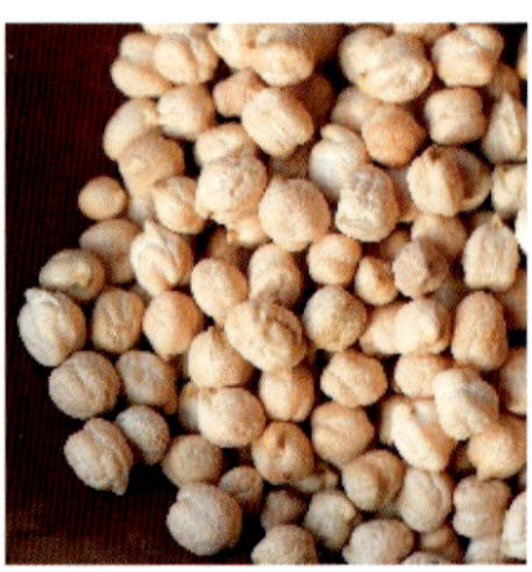

Variationen

Das Gericht mag zunächst ungewöhnlich süß schmecken. Hat man es mal versucht, fängt man an zu experimentieren. In den heißen, trockenen arabischen Ländern gibt man gerne die befeuchtenden, süßen Datteln, Feigen oder Rosinen in die Gerichte. Beim Gemüse ist man frei zu wählen.
Die Polenta kann man noch zusätzlich mit arabischen Gewürzen würzen.

Leckerer Tomaten Eintopf mit *(Weizen)* Nudeln

Zutaten für 2 Personen

4 Tomaten, 2 EL Olivenöl, 1 Frühlingszwiebel, 1 Knoblauchzehe, 40g Bulgur, 250ml Wasser, 100ml Soja Cuisine, 1 EL Gemüsebrühe, eine Prise Oregano, 2 kleine Zucchini, 3 EL Kürbiskerne, Salz und Pfeffer, Nudeln nach Wahl

Zubereitung

Die **Tomaten** kurz in heißes Wasser legen, die Haut abziehen und dann vierteln. **Zucchini, Frühlingszwiebel** und **Knoblauch** kleinschneiden. In einem Topf **Olivenöl** vorsichtig erhitzen, auf kleiner Flamme die **Frühlingszwiebel, Knoblauch** und den **Bulgur** 3 Minuten andünsten, dann die **Gemüsebrühe, Oregano, Wasser** und die **Soja Cuisine** eingeben, ca. 5 Minuten köcheln lassen, dann die **Tomaten** und die **Zucchini** dazugeben, nochmals 10 Minuten köcheln lassen. Mit **Salz** und **Pfeffer** abschmecken. Die **Nudeln** je nach Kochdauer in separatem Topf zubereiten. Die **Kürbiskerne** anrösten und über den im Teller servierten Eintopf streuen.

Wirkung

Dieser Eintopf nährt die Körpersäfte und kräftigt. Tomaten und Zucchini gehören zu den besten Mitteln, um Verdauungssäfte aufzubauen. Die Sahne, die Kürbiskerne und das Öl befeuchten und bauen gesunde Substanz auf. Die Gewürze und die Zwiebel bringen den Stoffwechsel in Gang. Die Nudeln nähren, je nach Getreide bauen sie Kraft und Säfte auf.

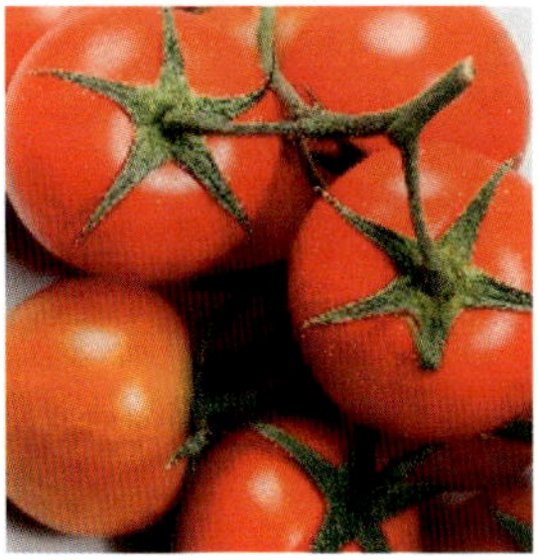

Variationen

Auf das Häuten der Tomaten kann man verzichten, wenn die Schalen derselben nicht stören.
Statt Weizennudeln kann man auch Reis-, Mais- oder Buchweizennudeln nehmen. Wenn man wenig Zeit hat, können es auch mal Tomaten aus der Dose sein. Wer es gerne sehr „tomatig“ mag, kann noch Tomatenmark hinzugeben. Ansonsten kann man mit anderen Gemüsesorten oder anderen Nüssen experimentieren.

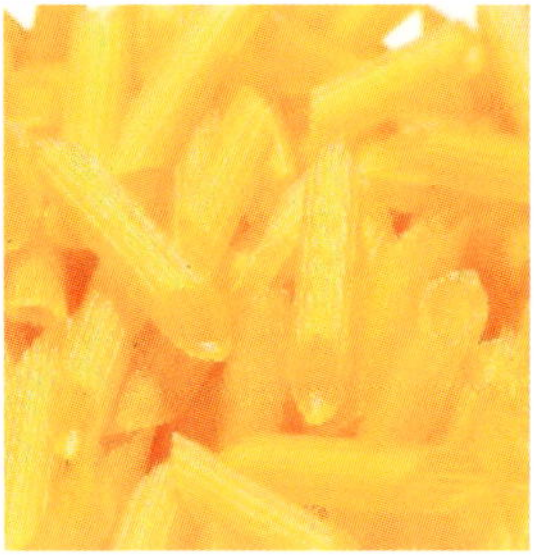

Die vorhergehenden Eintöpfe lassen sich leicht variieren. Je saftiger die Zutaten sind, desto befeuchtender werden sie wirken. Kreieren Sie ihre individuellen Eintöpfe!

AUFLÄUFE

Aufläufe sind eine leckere Variante zu Eintöpfen. Sie machen nicht sehr viel Aufwand und kommen heiß und frisch auf den Tisch. Je nach den ausgewählten Zutaten kann man Yin oder Yang aufbauen. Je schärfer Sie würzen, desto mehr Wärme geht von ihnen aus. Je mehr saftige, sahnige Soßen man nimmt, desto mehr Feuchtigkeit spenden diese Gerichte.

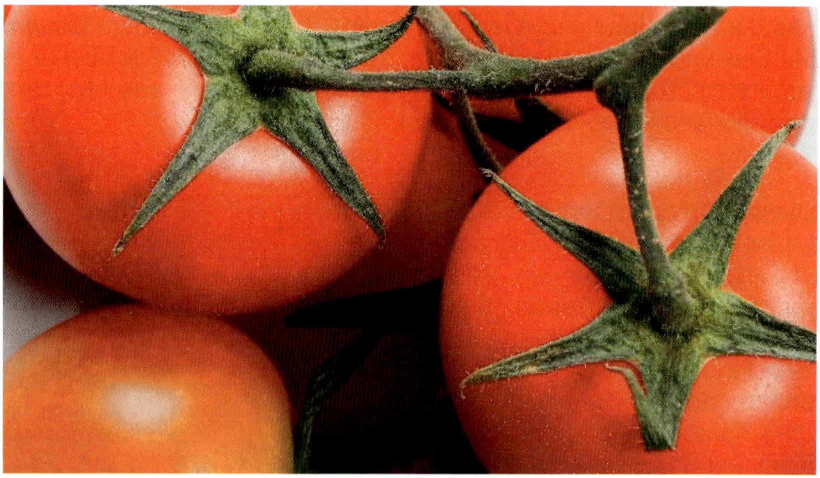

Scharfer Ajvar Nudelauflauf

Zutaten

200g Dinkelnudeln,
2 Lauchzwiebeln, 1 große rote Paprika, 100g Seitan,
100ml scharfer Ajvar, 250ml passierte Tomaten,
1-2 EL italienische Kräutermischung (z.B. mit Oregano, Basilikum, Majoran), 100ml Reiscuisine, 2 EL Olivenöl,
20 ganze Haselnüsse, 100g veganer Käse

Zubereitung

Lauchzwiebeln sehr fein schneiden, die eine Hälfte der **Paprika** fein würfeln, die andere Hälfte in Streifen schneiden, **Seitan** in kleine Würfel schneiden. **Nudeln** kochen, bis diese noch gut bissfest sind.

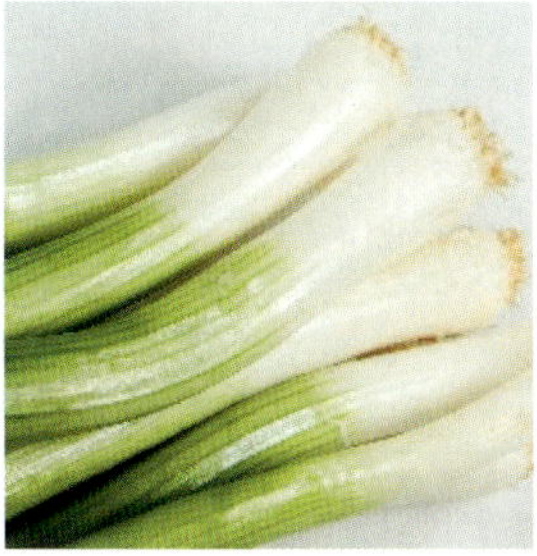

Soße

Ajvar, passierte **Tomaten, gewürfelte Paprika, Seitan, Kräuter, Olivenöl, Sahne** und **Lauchzwiebeln** gut vermengen.
Soße mit den **Nudeln** in die (eingefettete) Auflaufformgeben und gleichmäßig unterrühren. Die in Streifen geschnittenen **Paprika** und die **Haselnüsse** oben drauflegen und mit dem geriebenen **Käse** bestreuen.
Ca. 30 Minuten bei 180° im vorgeheizten Backofen backen.

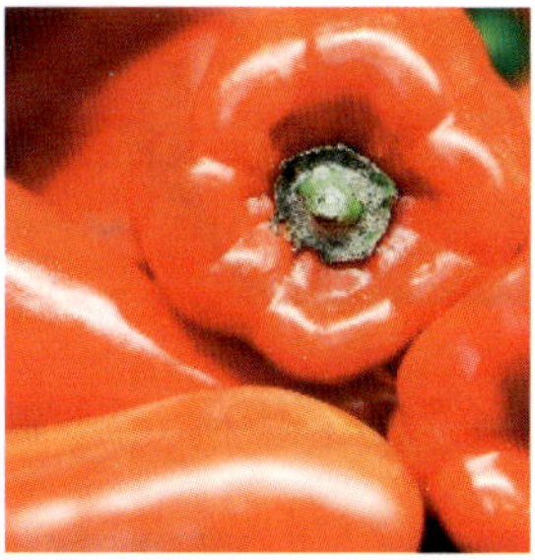

Hinweis

Ajvar (siehe bei der Beschreibung von Paprika) gibt es in verschiedenen Varianten. Es gibt süßen, scharfen und sehr scharfen Ajvar. Für dieses Gericht passt der scharfe Ajvar sehr gut. Probieren Sie vorsichtshalber vorher eine Messespitze davon. Dann können Sie ja entscheiden, wie groß die beigefügte Menge sein soll.

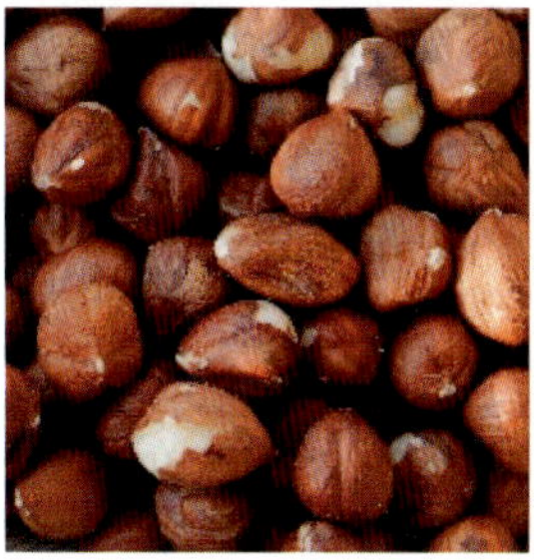

Wirkung/Variationen

In diesem Auflauf haben wir eine schöne Kombination von Yin und Yang aufbauenden Zutaten. Nudeln spenden Energie und Ausdauer, die scharfen Anteile wärmen, die Tomaten, die Sahne und die Paprika fördern die Saftproduktion. Haselnüsse runden das Gericht auch geschmacklich ab. Bei diesen Zutaten kann man nichts falsch machen!

Freches Spanisches
Chorizo Wok Gemüse mit Curry Reis

Zutaten für 3 Personen
200g Weißkohl, 200g Kartoffeln, 80g Sellerie, 1 große Möhre, Kokosfett, 100ml Reiscuisine, ca. 50ml Sojasoße, 100ml Wasser, 150g vegane Chorizo Wurst (z.B. Gran Chorizo von Wheaty)
150g Reis, Curry, evtl. Salz und Pfeffer

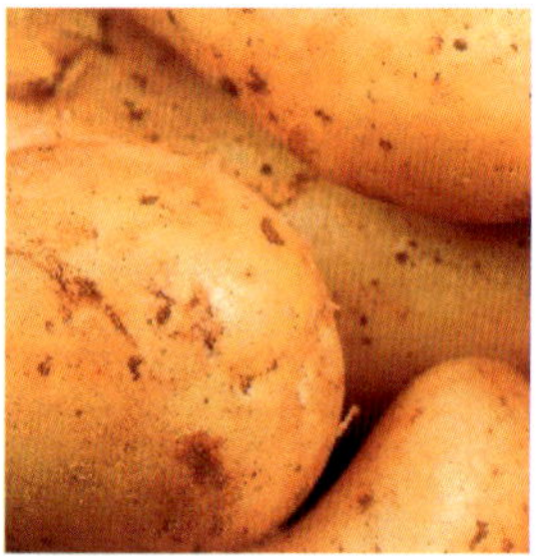

Zubereitung

Beliebigen **Reis** nach Vorschrift mit **Currypulver** kochen.
Weißkohl in sehr feine Streifen schneiden, **Kartoffeln** schälen, in ziemlich kleine Würfel schneiden, **Möhren** schneiden, **Sellerie** sehr fein schneiden.

In den Wok (oder in eine große Pfanne) etwas **Kokosfett** geben, bei hoher Hitze erst die **Kartoffeln** anbraten (ca. 3 Minuten), den **Kohl** und den **Sellerie** in den Wok hinzugeben.

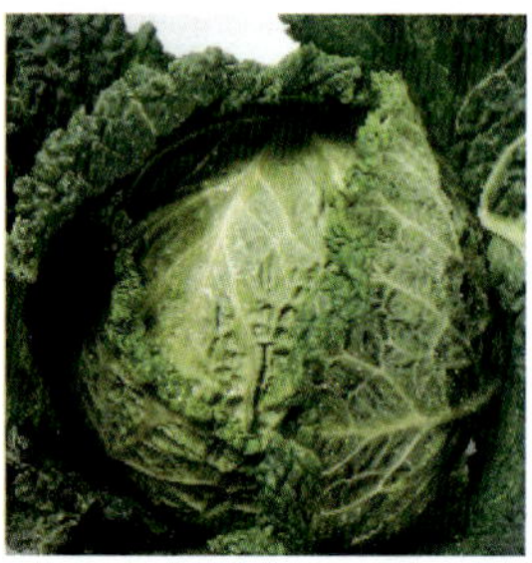

(Zutaten häufig umrühren, bzw. wenden)
Nach weiteren ca. 3 Minuten die **Möhren** beigeben nochmals ca. 3 Minuten erhitzen.
Die in feine Scheiben geschnittene **Wurst** beigeben.
Die **Cuisine** und das **Wasser** beigeben, und ca. 5- 10 Minuten im Wok köcheln lassen.
Mit **Sojasoße**, evtl. Salz und Pfeffer abschmecken. Mit dem Reis servieren.

Wirkung

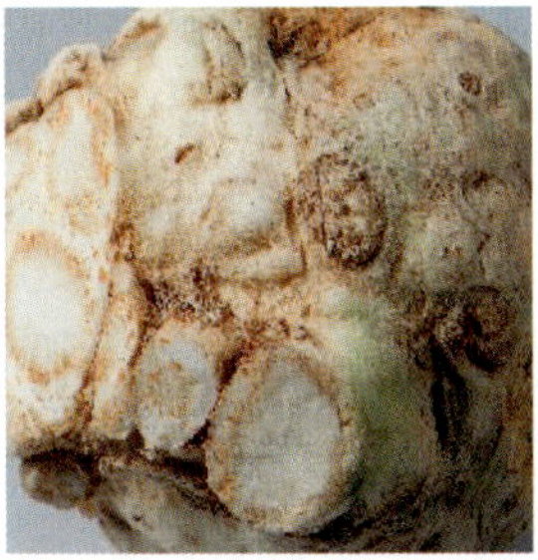

Dieses Gericht nährt die Säfte, wirkt befeuchtend, kräftigend und leicht entgiftend. Weißkohl kräftigt, nährt die Säfte und regt die Entgiftung an. Möhren nähren, befeuchten, geben Kraft. Sellerie ist wärmend und regt den Stoffwechsel an.
Gran Chorizo Wurst von Wheaty ist eine vegane Wurst auf Seitan- und Tofubasis. Sie ist sehr eiweißreich, nährt, kräftigt und sättigt. Sie ist recht scharf, was das ganze Gericht „yangisiert", also wärmender macht. Reis bildet die Grundlage, nährt, gibt Kraft und Ausdauer.

Variationen

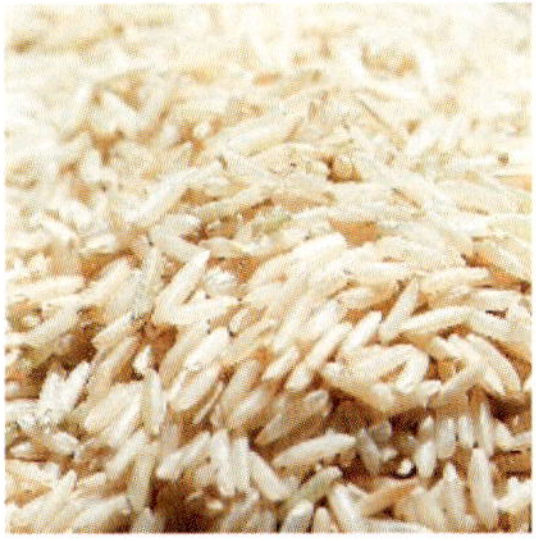

Wok oder Pfannengerichte werden meist bei recht großer Hitze zubereitet. Deshalb sollten man hier hitzestabile Fette verwenden. Je kürzer man die Zutaten erhitzt, desto mehr Biss haben diese. Verlängert man diese Zeitspanne, werden die Zutaten leichter verdaulich.
Die Wurst sollte nicht zu früh im Wok landen, damit sie noch Biss hat.
Für dieses Gericht kann man fast jedes Gemüse verwenden. Statt Weißkohl passt auch sehr gut Wirsing.

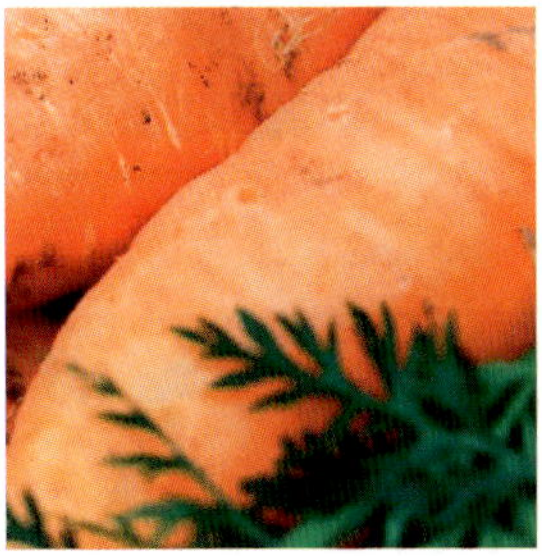

Wenn man mehr Wärme einbringen will, kann man mit Meerrettich, Ingwer, Chili oder Pfeffer „nachhelfen".
Wenn man die befeuchtende Wirkung verstärken will, kann man Tomaten, Tomatenmark, Kürbisse, oder Melonen versuchen. Geschmacklich kann man statt Curry milden oder scharfen Paprika einsetzen. Dies passt zur spanischen Wurst.

Seitan-Wirsing mit Senf und Kartoffeln

Zutaten für 3-4 Personen
1 halber Wirsing (ca. 350g), 1 Zwiebel, 1 EL (15g) Kokosfett, 200g Seitan, 1-2 EL scharfer Senf, 1 EL Gemüsebrühe, 100ml Sojamilch, 100ml Wasser, 3 EL Sonnenblumenkerne, 400g Kartoffeln

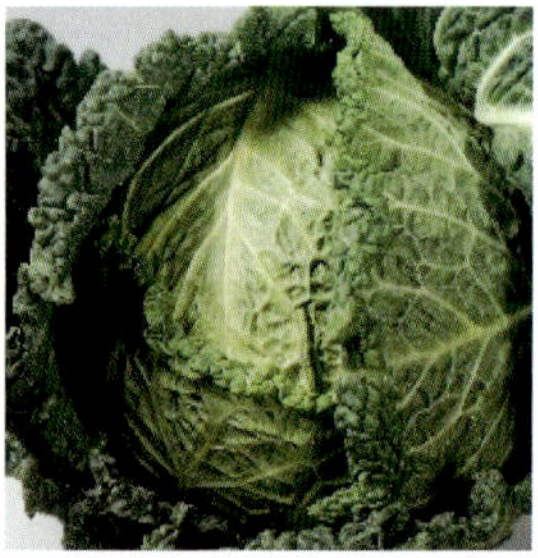

Zubereitung

Wirsing säubern, den Strunk entfernen, in Streifen schneiden, die **Zwiebel** klein schneiden, **Seitan** grob würfeln,
in einem großen Topf das **Kokosfett** erhitzen. **Wirsing, Zwiebel** und **Seitan** hineingeben und kurz anbraten, mit **Wasser, Sojamilch, Gemüsebrühe,** und **Senf** aufkochen, ca. 25 Minuten kochen lassen.
In dieser Zeit die **Kartoffeln** zubereiten (Salzkartoffeln oder Pellkartoffeln).
Den Eintopf servieren und mit gerösteten **Sonnenblumenkernen** bestreuen.

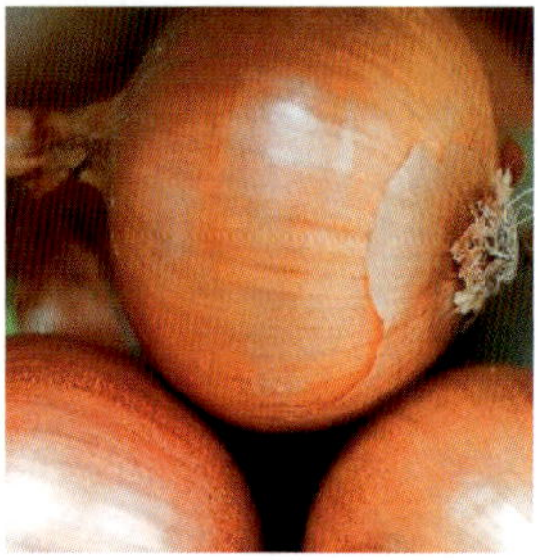

Wirkung

Dieser Eintopf wärmt und kräftigt, nährt die Säfte und wirkt leicht entgiftend.
Wirsing ist ein klassisches Wintergemüse. Senf ist scharf und bringt Wärme und Bewegung in den Organismus. Seitan enthält hochwertige Eiweiße, nährt und befeuchtet. Kartoffeln nähren, Wirsing und Kartoffeln wirken leicht entgiftend.

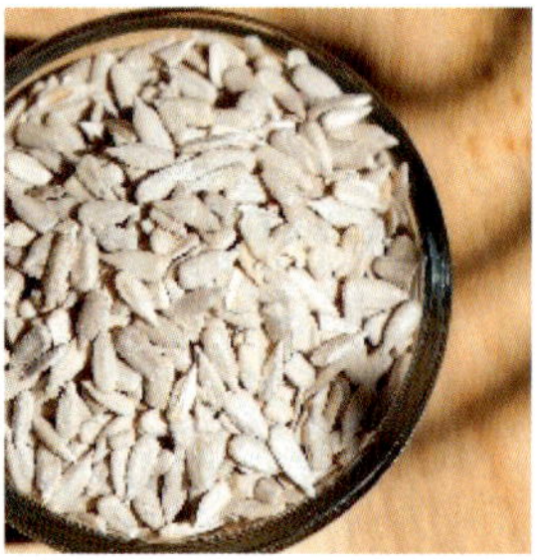

Variationen

Statt Wirsing passt Weißkohl hier sehr gut. Auch Möhren, Fenchel oder Zwiebeln würden dieses Gericht bereichern. Statt Seitan könnte man auch Tofu nehmen. Gewürze sind letztlich Geschmackssache. Meerrettich hat eine ganz ähnliche Wirkung wie Senf.

Rotkohl mit Bratkartoffeln und geräuchertem Tofu

Zutaten für 2 Personen
1 Zwiebel, 300g Rotkohl, 1EL Sonnenblumenöl, 200ml Wasser, 1 EL Gemüsebrühe, 1 Lorbeerblatt, 1 Apfel, 1 halbes Glas Weißwein, etwas frischer (oder getrockneter) Rosmarin, Salz, Pfeffer, 300g Kartoffeln, 2 Stück geräucherter Tofu

Zubereitung

Zwiebel und **Rotkohl** schneiden, mit Sonnenblumenöl in einem Topf leicht anbraten, mit **Wasser, Gemüsebrühe, Lorbeer, geschnittenem Apfel, Wein** und **Rosmarin**, aufkochen.
Ca. 45-60 Minuten kochen lassen.
Geschälte **Pellkartoffel** (am besten vom Vortag) schneiden, in der Pfanne in **Fett** erhitzen, dazu den **Tofu** geben und beide nach Laune anbraten.

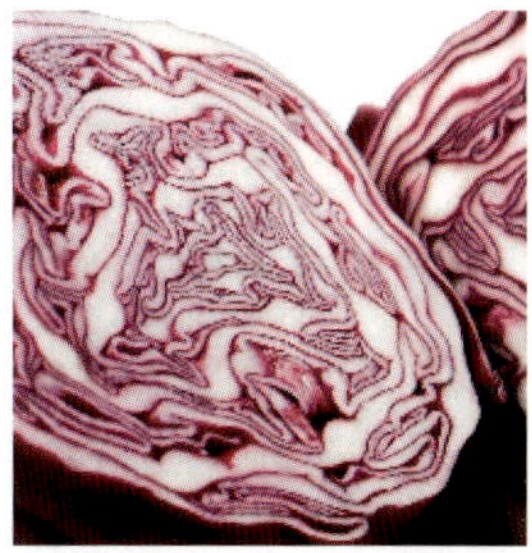

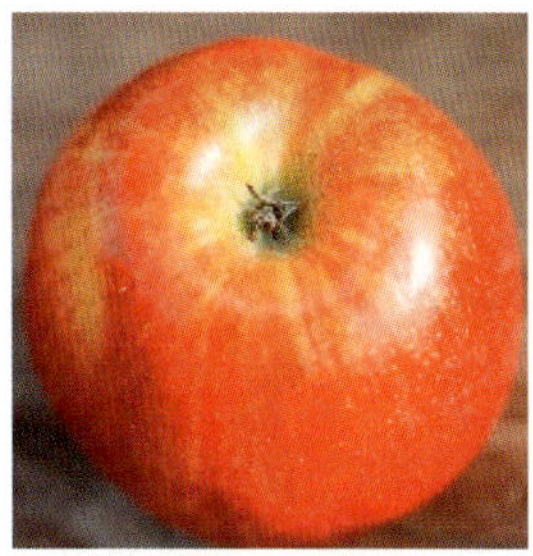

Wirkung

Ein wunderbares Wintergericht, das auch in jeder anderen Jahreszeit schmeckt. Rotkohl nährt (nicht nur das Blut), kräftigt und zusammen mit den Gewürzen wärmt er. Das Gericht wirkt leicht entwässernd, da Kohl, Kartoffeln und auch Tofu überschüssiges Wasser aus dem Körper leiten.

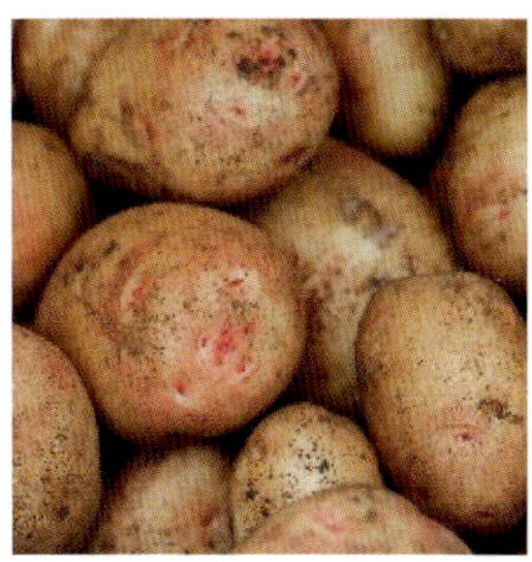

Variationen

Wenn man die trocknende Wirkung vermeiden möchte, kann man mit Ölsaaten, Hafer und Kokosmilch gegensteuern. Rotkohlgerichte sind variabler als man denkt. Statt Wein kann man auch eine kleine Menge Weinessig nehmen.

Dal
mit Gemüse, Reis und Cashewnüssen

Zutaten

60g Tellerlinsen, etwas frischer Ingwer, 1 Knoblauchzehe, 1 TL Kreuzkümmel, ca. 300ml Wasser, 1 EL Gemüsebrühe, evtl. Garam Massala, 150g Reis, 2 Möhren, 1 Zucchini, 100g Cashewnüsse

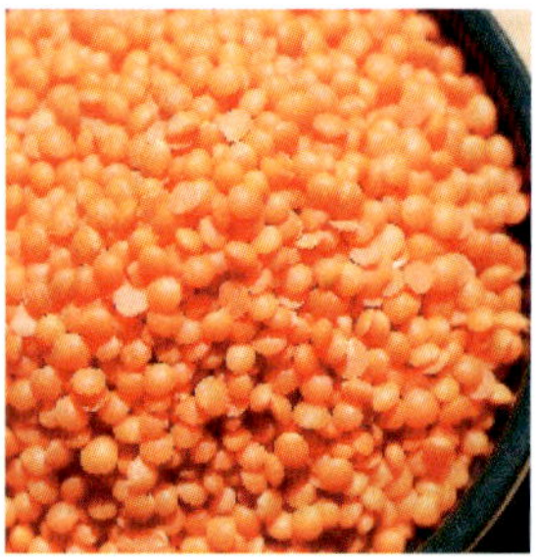

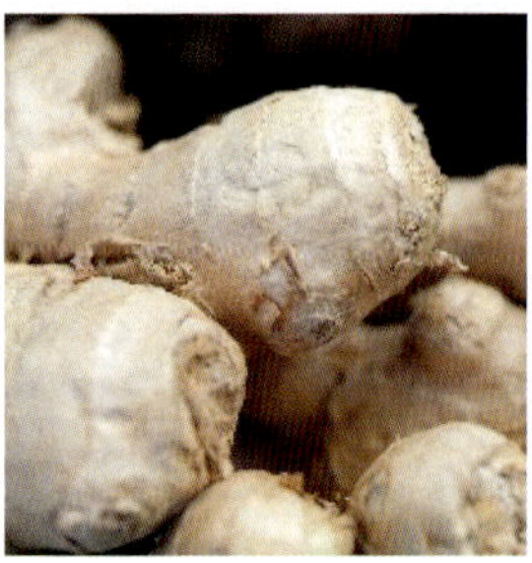

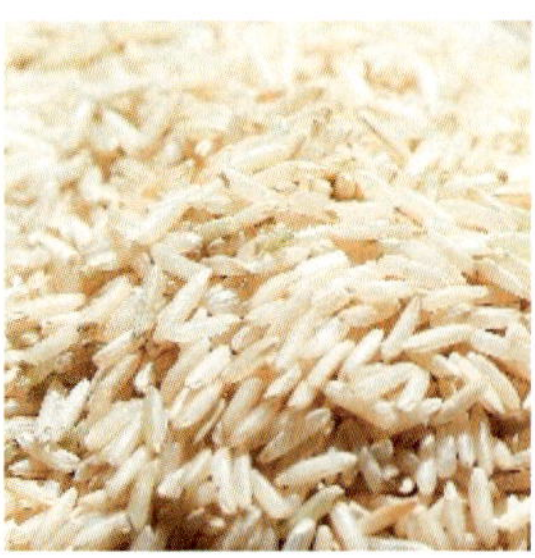

Zubereitung

Tellerlinsen über Nacht einweichen (wenn Sie rote oder gelbe Linsen verwenden, ist dies nicht nötig). **Knoblauch** sehr klein schneiden oder auspressen, mit den **Linsen**, dem **Kreuzkümmel** und evtl. etwas **Gemüsebrühe** im **Wasser** aufkochen.
Ingwer sehr klein schneiden und ebenfalls hinzufügen. Diese Zutaten solange kochen, bis sie völlig verkocht sind, je nach Linsenart 30 -60 Minuten, evtl. **Wasser** nachkippen. Währenddessen den **Reis** aufsetzen, die **Möhren** und **Zucchini** in Scheiben schneiden, andünsten, zusammen mit dem **Dal** servieren und mit **Cashewnüssen** bestreuen.

Wirkung

Dieses Gericht hat eine genauere Beschreibung verdient.
Dal ist ein indisches Nationalgericht, das sich in ähnlichen Zubereitungsformen über ganz Asien verbreitet hat. Es gibt verschiedenste Linsenarten, die auch unterschiedlich schmecken. Linsen werden oft durch Kichererbsen oder Erbsen ersetzt.
Zusammen mit dem Reis, dem Gemüse, den Nüssen und den Gewürzen ergibt sich eine sehr preiswerte, absolut hochwertige Hauptmahlzeit.

Reis und Hülsenfrüchte enthalten zusammen alle Proteine die wir benötigen. Außerdem sind beide hochwertige Energielieferanten. Sie bringen Kraft und Ausdauer.
Frisches gedünstetes Gemüse enthält Vitalstoffe und frische Vitamine. Hier liefern Möhren Kraft und zusammen mit den Zucchini auch viele befeuchtende Säfte. Die Cashewnüsse gelten in Asien als Brotersatz. Sie enthalten hochwertige Fettsäuren, Stärke und Eiweiße. Ihre Fette gleichen die entwässernde Wirkung der Hülsenfrüchte und der scharfen Gewürze aus. Die Gewürze wärmen und bringen den Stoffwechsel und die Verdauung in Gang.
So trägt ein so einfaches Gericht zur gesunden Versorgung von vielen Millionen von Menschen bei. Wohlstandskrankheiten werden von solchen Gerichten nicht ausgehen.

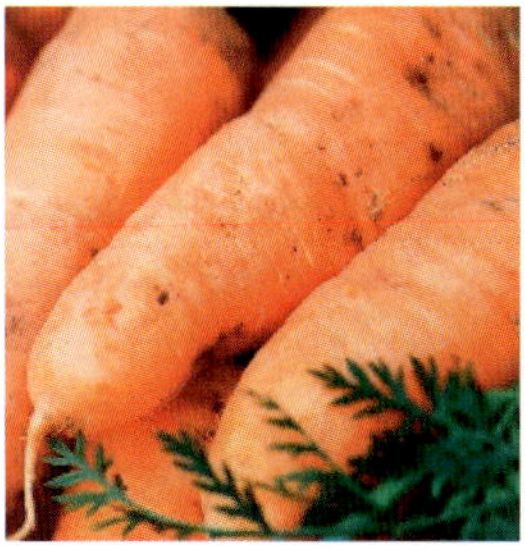

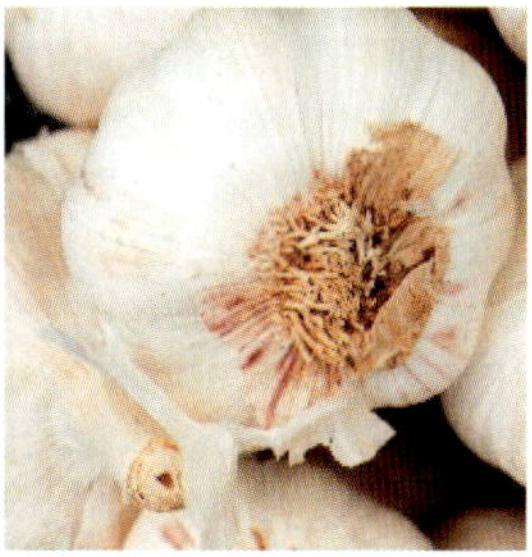

Variationen

Wie erwähnt kann man statt Linsen Kichererbsen oder Erbsen nehmen. Diese sollten auf jeden Fall eingeweicht und lange gekocht werden.
An Gemüse kann man nehmen, was der Kühlschrank so hergibt. Wenn man die befeuchtende Wirkung verstärken will, kann man Hafer oder Ölsaaten verwenden.

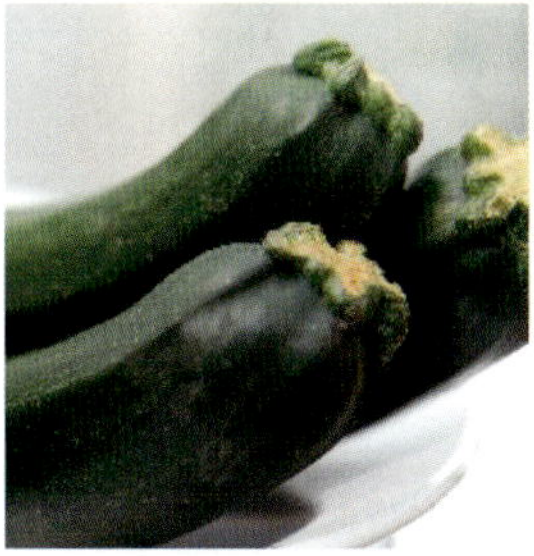

Grundrezepte wie diese sind stets sehr leicht zu variieren und laden zu Experimenten ein.

Jägerrahmschnitzel mit rotem Reis

Zutaten für 2 Personen
1 große Zwiebel, einige Scheiben grüne und rote Paprika, 2 Seitanschnitzel, 1 EL Kokosfett, 8 Champignons, 80ml Reiscuisine, braune Soße (Fertigsoße), Wasser, 80g Reis, etwas Petersilie

Zubereitung

Die **Zwiebel** und die **Paprika** in dünne Scheiben schneiden.
In einer großen Pfanne das Kokosfett erhitzen, die **Schnitzel,** die **Zwiebeln** und den **grünen Paprika** anbraten. Am Schluss die **rote Paprika** ebenfalls in der Pfanne leicht anbraten. Den **Reis** nach Vorschrift in **Salzwasser** vorkochen.
Für die **Soße** verwenden wir hier eine fertige, vegane dunkle Soße, die nach Vorschrift zubereitet wird. Die **Champignons** in Scheiben schneiden, zusammen mit der **Soße** und der **Reissahne** aufkochen und ca. 5 Minuten ziehen lassen. (Sollte die Soße zu flüssig werden, einige **Haferflocken** unterrühren.) Die **Champignonsoße** mit **Pfeffer** abschmecken. Nett mit Petersilie garniert freut sich der vegane Jäger über die leckere Mahlzeit!

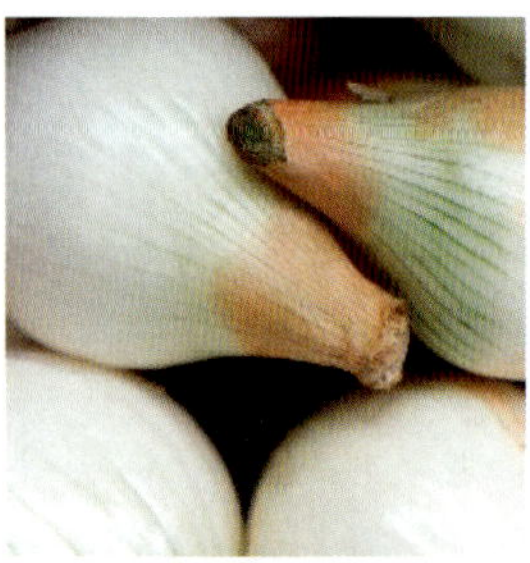

Wirkung

Seitan besteht überwiegend aus Weizeneiweiß, das stark die Säfte aufbaut und kräftigt. Champignons und rote Paprika sind saftig und stärken die Verdauungssäfte, das Öl und die Sahne schützen und befeuchten Haut und Schleimhäute. Auch der Reis wirkt befeuchtend und Yin tonisierend. So gibt diese Mahlzeit vor allem Saft aber auch Kraft.

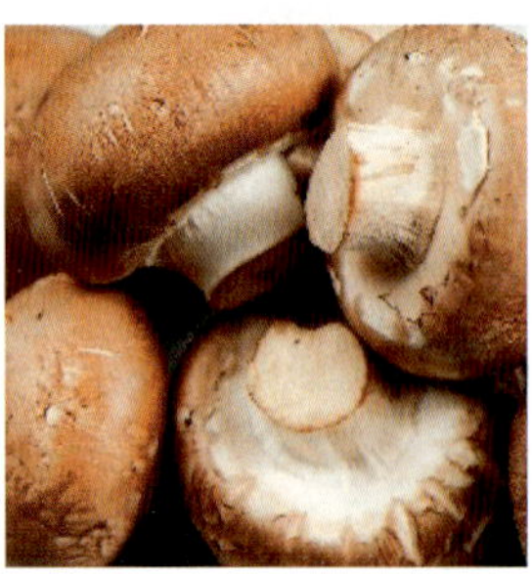

Variationen

Seitan kann man z.B. durch Gemüseburger ersetzen. Beim Gemüse sollte man „saftig“ bleiben. Andere Pilze, Zucchini, Tomaten passen hier auch. „Jägerschnitzel“ hat schon ein paar klassische Zutaten. Sollte man diese austauschen, passt vielleicht der Name nicht mehr.

Grundrezept für Risotto

Zutaten

2 EL Kokosfett, 1 Zwiebel, 150g (Risotto)reis, 1 Glas Weißwein, 250ml bis 350ml Gemüsefond (je nach Reissorte), veganer Käse.

Grundrezept für Risotto:

Risottos eignen sich hervorragend für die kreative und dennoch unkomplizierte vegane Küche. Hier zunächst das traditionelle italienische vegetarische Grundrezept, das sich leicht in eine vegane Mahlzeit „übersetzen" lässt. Risottos lassen sich leicht mit allen möglichen Zutaten kombinieren. Es passt als Hauptgericht und als Beilage.

Zubereitung

Fett in einem Topf erhitzen, die fein geschnittene **Zwiebel** glasig kochen, den (trockenen) **Reis** in den Topf geben, ca. 2-3 Minuten mitdünsten, den **Wein** eingeben, aufkochen, dann nach und nach den **Gemüsefond** hinzugeben, sehr häufig kräftig umrühren, kochen bis der Reis gerade noch Biss hat. Den fein geriebenen Käse unterrühren. Köstlich und fertig.

Hinweis:

Es gibt speziellen Risottoreis zu kaufen. Dies ist fast immer weißer Reis. Dieser ist einfacher und schneller zuzubereiten als Vollreis. Allerdings ist es ohne Probleme möglich, das Risotto mit Vollreis zuzubereiten. Zugegeben dauert es deutlich länger, bis der Reis fertig wird. Dafür haben Sie aber deutlich mehr Vitalstoffe und meines Erachtens schmeckt das Risotto viel intensiver.
Wenn man zum ersten Mal Risotto kocht, macht es Sinn, Risottoreis zu kaufen. Danach empfiehlt es sich, Experimente zu machen.
Klassischerweise nimmt man Parmesankäse zum Risotto. Man kann ihn sicher auch durch veganen Käse ersetzen. Es ist aber auch möglich, auf Käse zu verzichten und stattdessen leckere Öle zu verwenden. Im folgenden Rezept wird Kürbiskernöl verwandt. Geben Sie sehr empfindliche Öle erst nach dem Kochen über das fertige Risotto. So erhalten Sie die wertvollen Inhaltsstoffe und vermeiden die Bildung von ungesunden Transfetten.

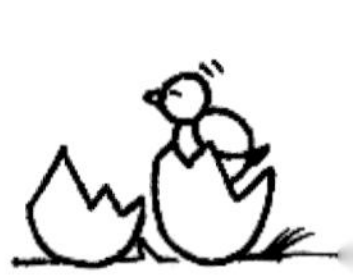

Pilzrisotto Steirische Art mit Frikadellen

Zutaten für 2 Personen
150g Reis, 1 Zwiebel, 2 EL Gemüsebrühe, 2 EL Palmfett, 150g Austernpilze, Salz, Pfeffer, 1 Glas Wein, Wasser, 2 EL Kürbiskernöl, 50g Kürbiskerne, vegane Frikadellen, 1 große rote Paprika

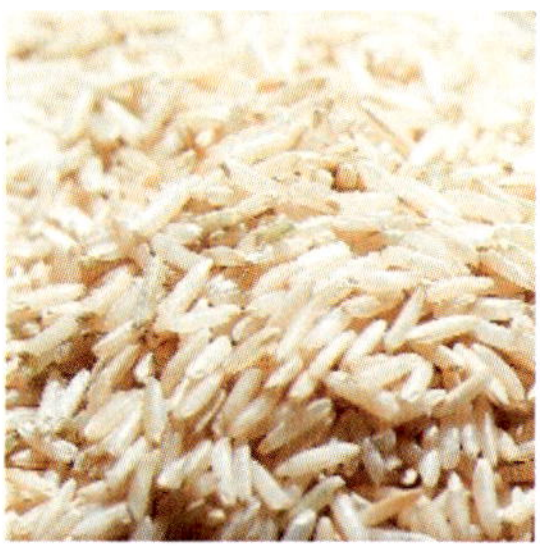

Zubereitung

Risotto wie Grundrezept zubereiten, **Pilze** schneiden, nach ca. 10 Minuten in das **Risotto** geben und mitkochen lassen, Risotto al dente kochen und servieren, mit **Kürbiskernöl** übergießen und mit **Kürbiskernen** bestreuen.
Die **Paprika** in Streifen schneiden, zusammen mit veganen **Frikadellen** in der Pfanne anbraten, mit dem **Risotto** servieren.

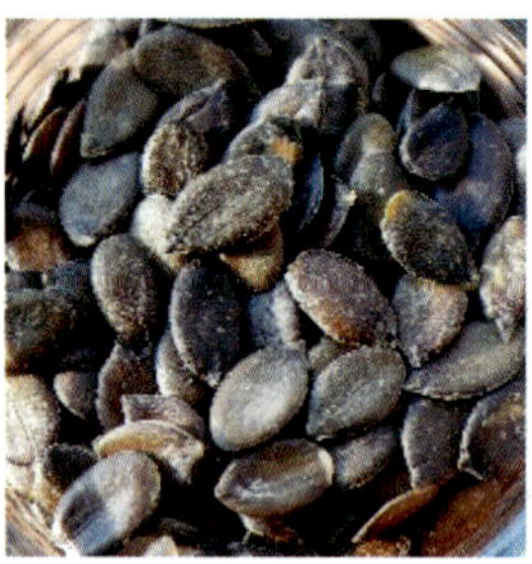

Wirkung

Reis unterstützt die Lebenskraft, gibt Ausdauer und bringt Feuchtigkeit in den Organismus. Die Pilze und die Paprika sind saftig und gekocht leicht verdaulich. Sie tonisieren zusammen mit den hochwertigen Fetten das Yin.
Die Frikadellen sind häufig aus einer Kombination von Getreide- und Sojaeiweißen, was eine enorme Eiweißkonzentration aufweist. So spendet dieses Gericht Kraft, gibt Ausdauer und tonisiert das Yin, spendet Säfte und stabilisiert die Haut und Schleimhäute.

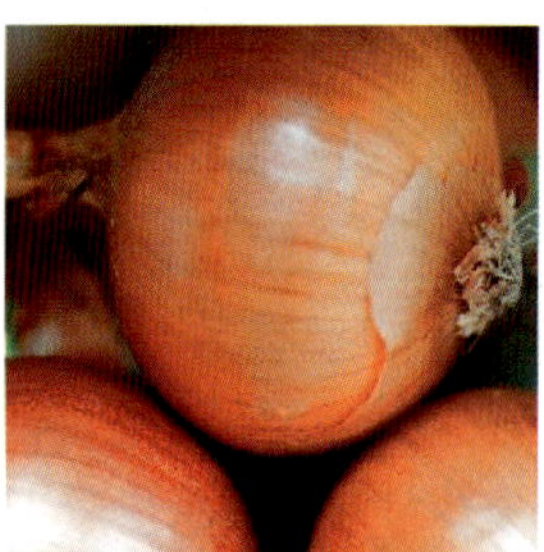

Variationen

Wie gesagt, sind Risottos äußerst vielseitig. Will man die Säfte stärker tonisieren, kann man auch mit süßen Zutaten wie Rosinen, Datteln oder Feigen arbeiten. Mit scharfen Gewürzen kann man Wärme und Bewegung in das Gericht bringen. Ansonsten gelten die bekannten Regeln.

Acht Schätze für Yin und Yang (Wok Gericht)

Zutaten

Kokosfett, 100g Sojasprossen, 1 Zwiebel, 1 Möhre, 80g schwarzer Rettich, 80g Shiitake Pilze, 8 Cherry Tomaten, 1 Zucchini, 1 rote Paprika, 25g frischer Ingwer, etwas Sojasoße, Sesammuss, 2EL Gemüsebrühe, 150ml Wasser, Salz und Pfeffer

Zubereitung

Das **Gemüse** nach Wunsch kleinschneiden, im Wok das Fett erhitzen, als erstes die **Sprossen, Zwiebel, Möhren** und **Rettich** anbraten, 5 Minuten köcheln, danach den sehr fein geschnittenen **Ingwer**, etwas **Sojasoße** und **Wasser** beigeben, dann die **Pilze, Zucchini, Paprika** und **Tomaten** einfügen, wiederholt umrühren, **Sojasoße** und **Sesammus** beigeben, nochmals 5-10 Minuten köcheln und umrühren, mit **Salz** und **Pfeffer** abschmecken.
Wenn Sie mehr Soße dabeihaben wollen, am Schluss noch etwas **Wasser** beigeben. Evtl. mit **Reis** servieren

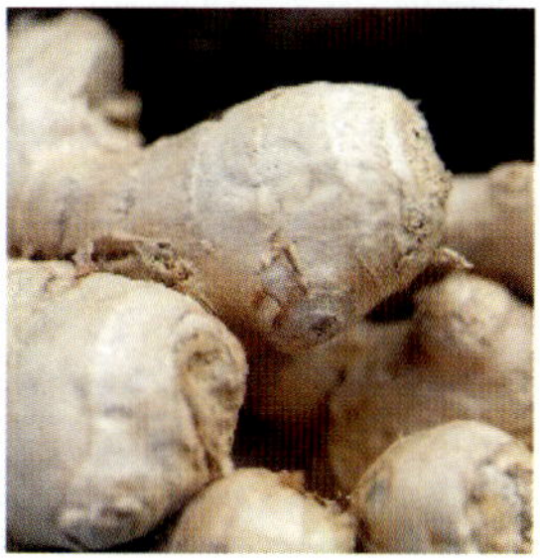

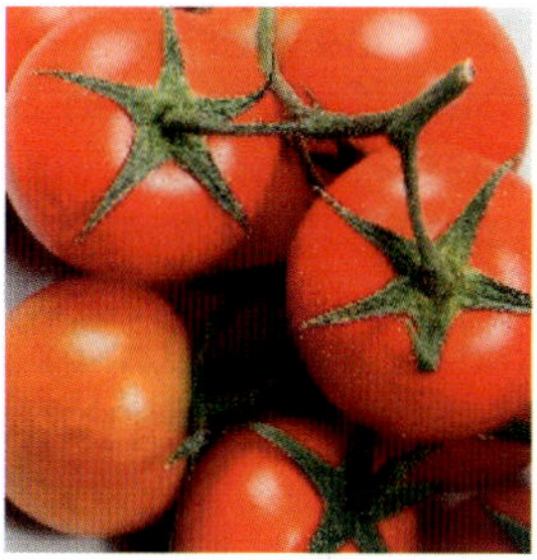

Wirkung/Variationen

Wokgerichte haben den Vorteil, dass man so ziemlich alles zusammenmischen kann. Wenn es schnell gehen soll, werden diese bei großer Flamme und bei ständigem Umrühren zubereitet. Durch das Andünsten bleiben Vitamine erhalten. Wer es leichter verdaulich haben möchte, sollte die Zutaten länger erhitzen.

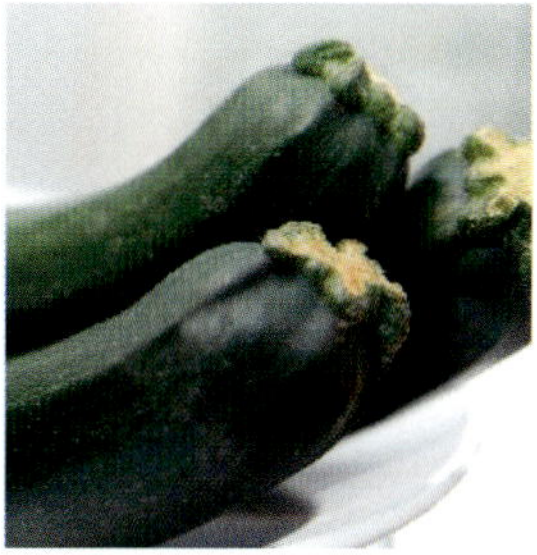

Dieses Gericht ist eine Zusammenfassung von Lebensmittel, die Yin und Yang aufbauen. Ingwer, Rettich, Zwiebel und die Möhre sind energetisch warm und geben Kraft. Tomaten, Zucchini, Pilze und Paprika liefern Säfte für den Organismus. Man kann die Zutaten wie gesagt beliebig erweitern oder austauschen.

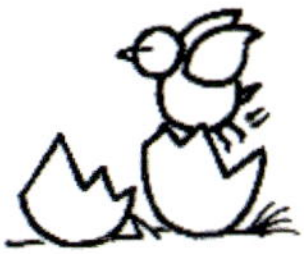

NUDELGERICHTE

Nudeln aus Vollkorn enthalten jede Menge Energie. Weizen-, Dinkel- und Reisnudeln wirken eher befeuchtend. Hirse- und Maisnudeln wirken entwässernd.
Die Anzahl der Nudelgerichte ist grenzenlos. Wir beschränken uns hier mal auf die Zutaten.
Wenn man vor allem das Yang aufbauen will, so kann man dies schon mit scharfen Gewürzen erreichen. Pfeffer, Chili, Tabasco, Senf und Meerrettich sind nur einige Gewürze, die ordentlich Wärme erzeugen. Die eigentliche Kraft bringt ja schon die Nudel mit.
Gibt man noch warme Gemüsesorten wie Zwiebeln, Lauch, Fenchel oder Rettich hinzu, verstärkt man die wärmende Wirkung. Den wärmenden Aspekt kann man durch die Zubereitung noch verstärken. Aufläufe, Suppen oder Eintöpfe kann man sehr gut mit Nudeln als Hauptbestandteil oder als Beigabe gestalten.

Wenn man mehr das Yin aufbauen will, die Säfte stärken will, so kann man mit saftigem Gemüse nachhelfen.
Der Klassiker sind ja Nudeln mit Tomatensoße. Nudeln liefern die Kraft, Tomaten den Saft, fertig ist die Powermahlzeit. Kein Wunder dass Kinder, die im Wachstum ja beides benötigen, am liebsten jeden Tag dieses Gericht essen würden.
Fügt man noch Sesam, Oliven, Cashewkerne oder andere Ölsaaten hinzu, verstärkt man die Yin tonisierende Wirkung. Auch Hafer oder Hafermilch wirken stark befeuchtend.

SCHNELLGERICHTE
(mit Getreide/Körnern als Basis)

Insbesondere für das Frühstück oder auch das Abendessen eignen sich Schnellgerichte. Die Zubereitungszeit sollte unter 10 Minuten liegen. Die Kochzeit kann dabei evtl. länger dauern. Auch hier sind die Grundregeln wichtig:

- **Die Wahl der Lebensmittel**
- **Die Zubereitung**
- **Die Gewürze**

Um das Yang aufzubauen,
eignen sich besonders folgende Körner:
Hafer, Dinkel, Hirse, Reis, Quinoa und Amarath.

Auch **Hülsenfrüchte** passen wunderbar. Rote Linsen benötigen eine nur kurze Kochzeit.

Hierzu passen wärmende **Gemüsesorten** wie
Zwiebel, Sellerie, Fenchel, Rettich, Lauch, Karotten.

Ergänzen kann man die Schnellgerichte mit **Nüssen** oder anderen **Ölsaaten.** Diese geben mehr Gehalt und machen lange satt.

Als **Gewürze** kommen in Frage:
Pfeffer, Chili, Meerrettich, Senf, Koriander, Schwarzkümmel, Kümmel, Fenchel, Anis, Kardamom, Zimt, Ingwer.

Um das Yin aufzubauen,
eignen sich besonders folgende Getreidesorten:
Hafer, Dinkel, Weizen, Reis, Buchweizen, Quinoa.

Hierzu passen saftige **Gemüsesorten** wie
Möhren, Tomaten, Kürbisse, Melonen, Rüben, Pilze, Blumenkohl, Auberginen, Zucchini. Auch **Obstsorten** bauen Säfte auf:
Kirschen, Pfirsiche, Birnen, Feigen, Datteln, Pflaumen, Heidelbeeren.

Ölsaaten und Fette bauen in hohem Maße
das Yin auf:
Sesam, Oliven, Kokosnuss, Cashewkerne,
Mandeln, Mohn, Erdnüsse.

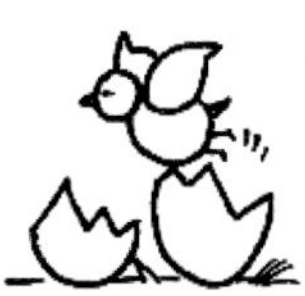

Herzhaftes Quinoa

Zutaten
Quinoa, Karotten, Kürbiskerne, Gemüsebrühe, Salz, Pfeffer, Wasser nach Vorschrift

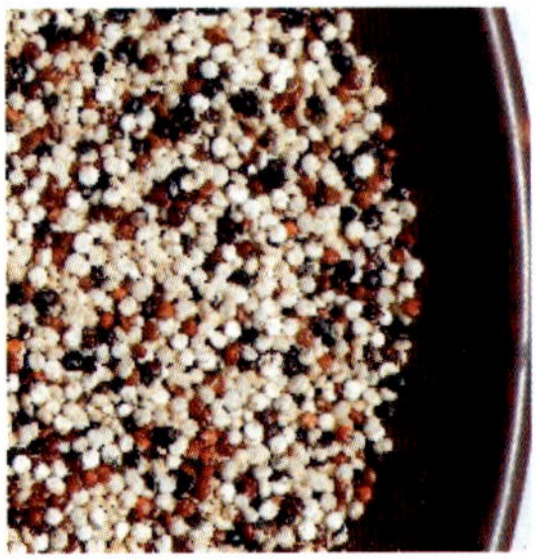

Zubereitung
Karotten schneiden, mit **Quinoa** und den **Gewürzen** 15-20 Minuten köcheln lassen.
Wirkung/Variationen
Quinoa war das Kraftmittel der südamerikanischen Indianer. Mit Möhren und Pfeffer erhalten Sie ein sehr kraftvolles Frühstück. Man kann Quinoa durch andere Getreide ersetzen. Man kann andere Gemüsesorten verwenden oder noch weitere hinzufügen.

Reis „Hot"

Zutaten
Reis, Zwiebel, Chili, Sellerie, Öl

Zubereitung
Alle Zutaten zusammen kochen. Je nach Reissorte benötigt man mehr Zeit und Flüssigkeit.

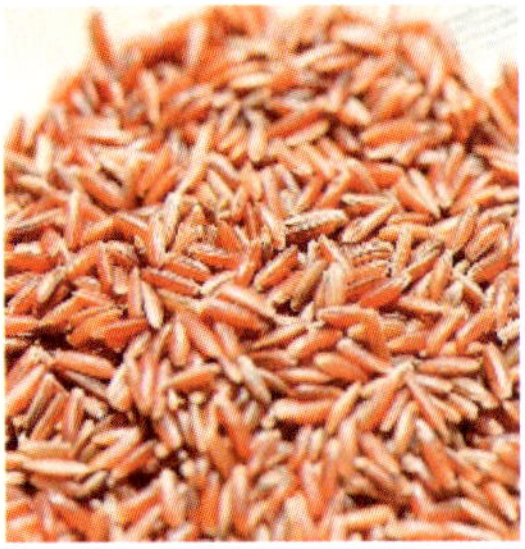

Wirkung/Variationen
Auch hier kann man lustig ergänzen und erweitern. Hierzu passt Sojasoße sehr gut. So leckere Öle wie Kürbiskernöl oder Sesamöl passen ebenfalls sehr gut. Die empfindlichen Öle sollte man nicht mitkochen, sondern erst am Schluss beigeben. Man kann es mit Seitan oder Tofu zum Eintopf erweitern.
Mit Sahne und Nüssen verstärkt man die Yin aufbauende Wirkung.

Süße Hirseverführung

Zutaten
Hirse, Rosinen, Zimt, Apfel, Mandeln

Zubereitung
Alle Zutaten gemeinsam kochen. Evtl. den gewürfelten Apfel ganz am Schluss beigeben.

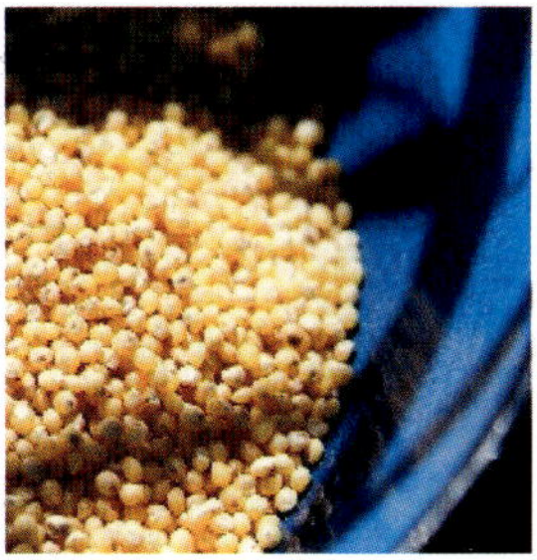

Wirkung/Variationen
Hirse ist leicht verdaulich und sie stärkt die Verdauungsorgane. Sie wirkt stopfend und entwässernd. Mit Rosinen, Mandeln und dem Apfel gleichen wir diese Wirkung aus. Zimt wärmt und regt den Stoffwechsel an.

Den sticht der Hafer

Zutaten
Nackthafer, Zwiebel, Walnüsse, Pilze, Sojasoße, Pfeffer

Zubereitung
Zwiebel und **Pilze** schneiden, zusammen mit allen **Zutaten** 25 Minuten köcheln lassen.

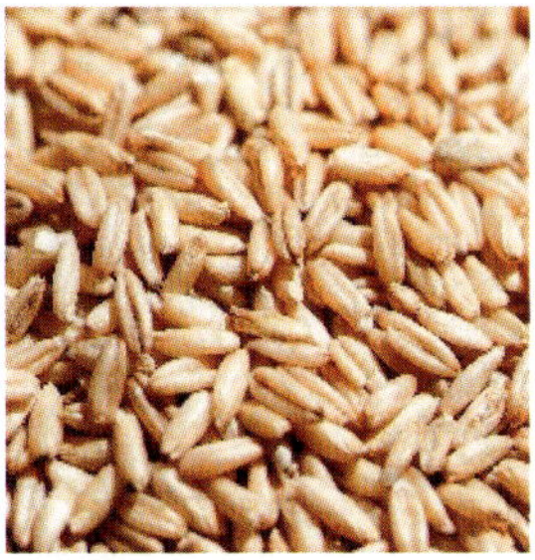

Wirkung/Variationen
Hafer als Getreide ist aus der Küche leider verschwunden. Man kocht ihn wie Reis, bis er weich ist. Hafer gibt Kraft für Stunden, macht satt und mit den anderen Zutaten wird einem warm und man ist voller Energie.

Reis mit Hafer und Möhren

Zutaten
Reis, Hafer, Möhren, Salz, Pfeffer

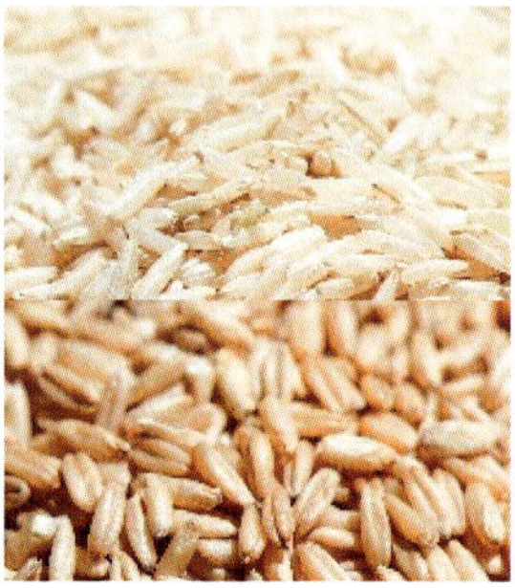

Zubereitung
Alle Zutaten gemeinsam kochen.

Wirkung/Variationen
Hafer, Reis und **Möhren** wirken alle Kraft aufbauend, aber auch Säfte spendend. Man braucht nicht mehr für einen gesunden Start in den Tag. Natürlich kann man auch hier mit anderen Gemüsesorten, Nüssen usw. „nachhelfen“ .

Leckeres Sahne-Quinoa mit Pilzen

Zutaten
Quinoa, Pilze, (Soja)Sahne, Salz und Pfeffer

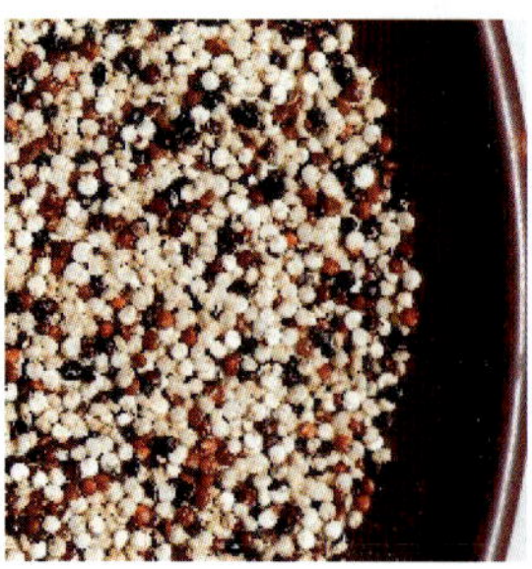

Zubereitung
Alle Zutaten gemeinsam kochen.

Wirkung/Variationen
Quinoa enthält sehr viele hochwertige Eiweiße. Es baut Yin und Yang auf. Mit der Sahne und den Pilzen stützt man das Yin.

Hafer mit Rosinen

Zutaten
Hafer, Rosinen, Mandeln, Salz und Ingwer

Zubereitung

Alle Zutaten gemeinsam ca. 25 Min kochen.

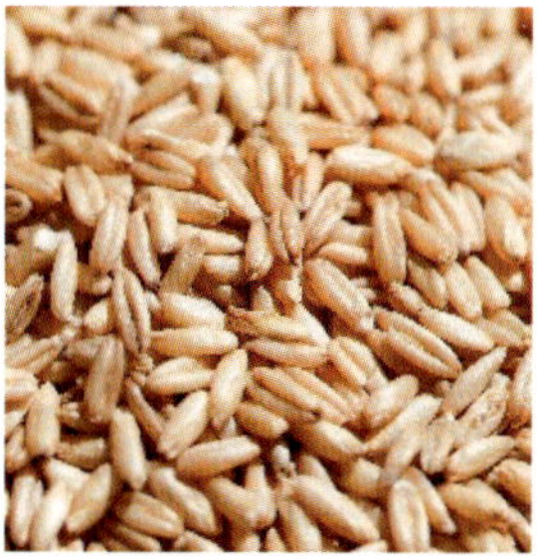

Wirkung/Variationen

Hafer ist das Tonikum schlechthin. Zusammen mit den Rosinen und den Mandeln kann man ihm nicht wiederstehen. Ingwer wärmt und wirkt der schleimenden Wirkung der anderen Mittel entgegen.

Es folgen noch zwei schnelle Süppchen für den Alltag

SCHNELLE (FRÜHSTÜCKS)SUPPEN

Auch hier hängt die Wirkung von den Zutaten ab.
Man kann diese Suppen ausbauen und natürlich auch mittags oder abends essen. Hier die Rezepte:

Schnelle Frühstückssuppe für die Lebenskraft

Zutaten
Sellerie, Zwiebeln, Möhren, Haferflocken, Meerrettich, Salz

Zubereitung

Alles kleinschneiden und ca. 20 Min kochen.

Wirkung/Variationen

Schnell und effektiv erhält man so eine warme Frühstückssuppe.
Sie können hier auch Hirseflocken beigeben. Ein paar Cashewnüsse bereichern das Gericht. Variieren Sie nach inzwischen altbekannten Regeln.

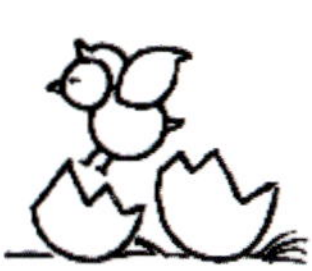

Leckere Buchstaben-Tomatensuppe für die ganze Familie

Zutaten
Tomaten, kleine Zwiebel, Champignons, Nudelbuchstaben, Oregano, Salz und Pfeffer, 1 EL Gemüsebrühe

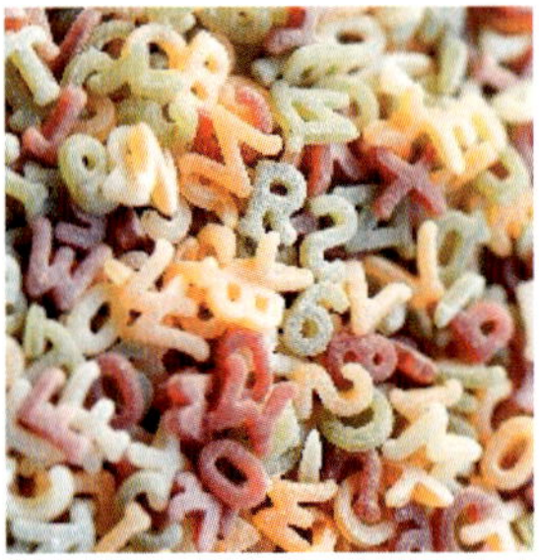

Zubereitung
Gemüse schneiden und 5 Minuten in Gemüsebrühe kochen, die Buchstaben beigeben und nochmal ca. 2-3 Minuten köcheln.

Wirkung/Variationen
Damit bekommen Sie sogar Ihre Kleinen an den Tisch. Dieses Süppchen ist sehr leicht verdaulich und spendet viel Saft und Feuchtigkeit. Wenn Sie mehr Gehalt haben wollen, geben Sie Haferflocken und ein Paar Walnüsse in die Suppe.

Abschnitt IV

Nun folgt die Beschreibung der einzelnen Lebensmittel.

Wir starten mit Getreide

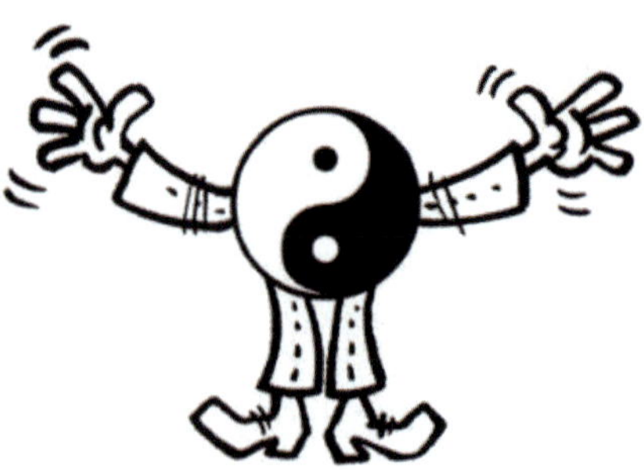

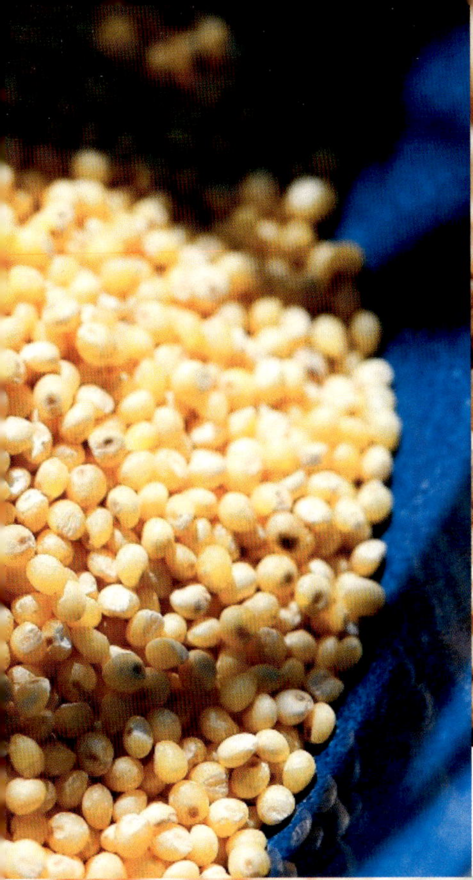

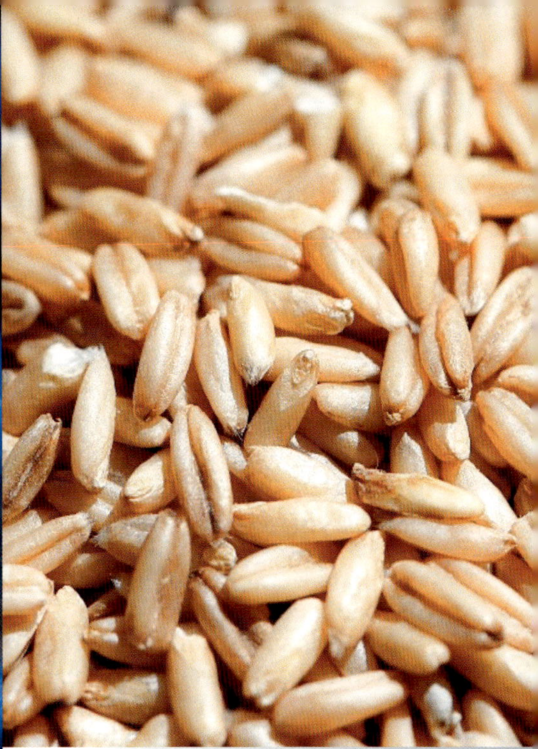

GETREIDE

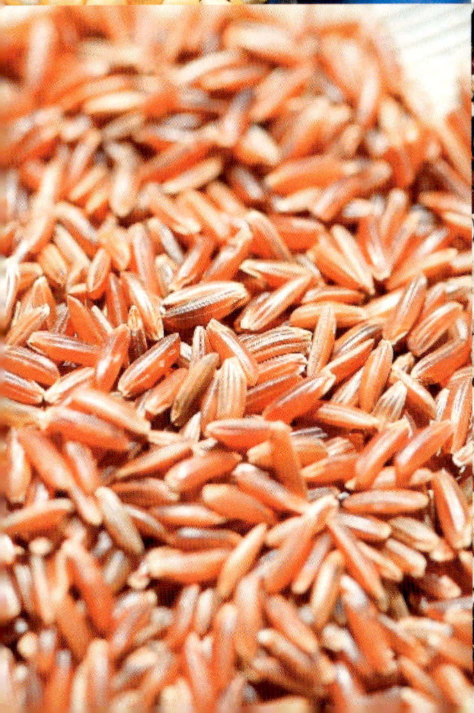

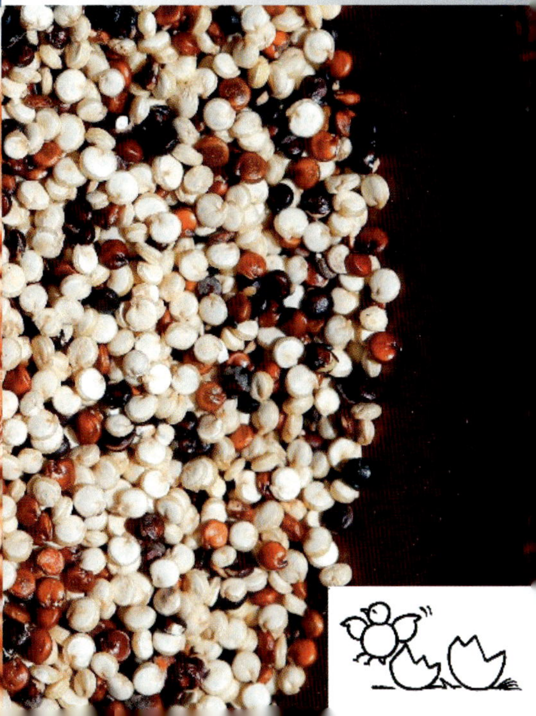

GETREIDE

In der TCM sagt man, dass ca. 60-70% der täglichen Nahrung aus Getreide, bzw. aus Reis bestehen sollte. Getreide ist also das Grundnahrungsmittel schlechthin.
Körner liefern die Grundlage unserer Lebenskraft.
Man spricht in der TCM von Essenz, einer Urkraft, die in jedem Korn steckt. Saaten enthalten alle Nährstoffe für den Start in das Pflanzenleben.
Volles Korn enthält sehr viel Stärke, also Mehrfachzucker, der langsam ins Blut gelangt. Dieser Zucker bringt Energie und Ausdauer. Darüber hinaus enthalten Körner hochwertige Eiweiße. Wenn man diese dann noch mit Hülsenfrüchten kombiniert, erhält man auch mit ausschließlich pflanzlicher Ernährung alle lebensnotwendigen Eiweiße. Jede Körnerfrucht hat dann noch spezielle Inhaltsstoffe, die sie besonders wertvoll machen. Einige wirken eher befeuchtend und Säfte aufbauend wie etwa Hafer, Dinkel oder Weizen. Dagegen wirken Hirse und Mais entwässernd.
Wichtig ist, das volle Korn zu benutzen, denn dann bekommt man alle Vitalstoffe für ein gesundes Leben.

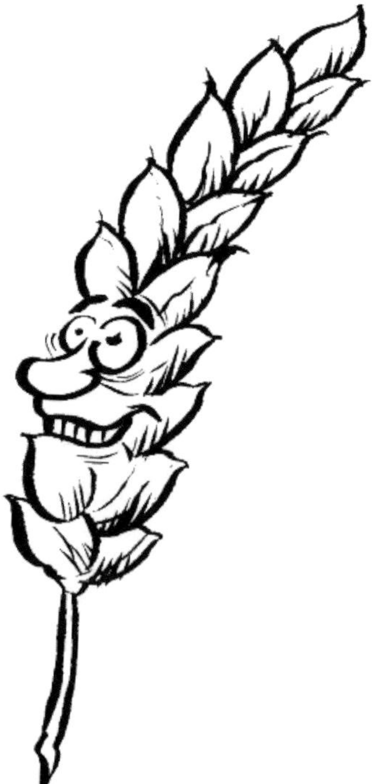

Amaranth und Quinoa

Die spanischen Eroberer waren beeindruckt von der körperlichen Leistungsfähigkeit der alten Inkas und Azteken. Sie verstanden bald, dass die Energie zu einem großen Teil aus den beiden genannten Körnern kam. Die Folge war, dass sie es den Ureinwohnern unter Androhung der Todesstrafe verboten haben, diese Saaten anzubauen. Fast vergessen, halten sie nun einen wahren Siegeszug in die weltweite Küche. Diese beiden Körner enthalten ähnlich viele Kohlenhydrate und Eiweiße. Quinoa besitzt etwas mehr Fette. Obwohl Amaranth und Quinoa aus verschiedenen Pflanzenfamilien stammen, haben sie eine recht ähnliche Wirkung. Und diese Wirkungen sind sehr erstaunlich. Es gibt „Hochrechnungen", nach denen ein Kilo Amaranth so viele Eiweiße enthält wie ca. 20 Eier. Soviel zum Thema, Veganer bekommen zu wenig Eiweiß aus ihrer Nahrung!

Sie enthalten auch hochwertige Bitterstoffe, die die Entgiftung unterstützen und überflüssiges Wasser ausscheiden.

Beide sind frei von Gluten.

Geschmack, Energie

- Süß, leicht bitter, neutral
- Leicht entwässernd

Wirkrichtung

- Stärkt die Lebenskraft
- Belebt den Stoffwechsel
- Gibt Kraft und Ausdauer
- Als Aufbaumittel und Schonkost
- Stärkt das Immunsystem
- Stärkt die Verdauungsorgane
- Bringt verlorenen Appetit und Durst zurück
- Stärkt das Nervensystem und die Konzentration
- Macht froh und wach
- Baut Substanz und Gewebe auf
- Für Haut, Haare, Knochen und Zähne
- Reinigt den Darm, unterstützt die Darmflora
- Bei Durchfall, leicht stopfend
- Unterstützen die Entgiftung
- Leicht diuretisch

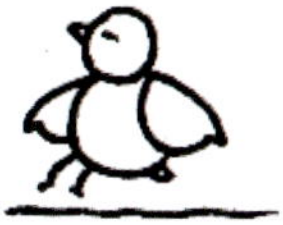

Zubereitung
Ähnlich wie Reis oder Hirse sind diese sehr kleinen Körner für nahezu alle Speisen geeignet. Sie haben einen schmackhaften, nussigen Geschmack, weshalb sie sich auch ohne Gewürze als Beilage eignen. Man kann sie zu Mehl verarbeiten und weiterverarbeiten. Da sie kein Gluten enthalten, eigenen sich nicht zum Backen.
Dafür kann man sie poppen, was sich hervorragend für Müslis eignet.

Vorsicht
Da sie leicht entwässernd wirken, sollten befeuchtende, fettende Lebensmittel ergänzt werden.

Der besondere Tipp
Es gibt einige Körnersorten, die sich besonders gut zum Aufbau von Lebenskraft und zur Rekonvaleszenz für geschwächte Menschen eignen. Hierzu gehören besonders Amaranth, Quinoa, Hafer und Hirse. Amaranth und Quinoa enthalten im Vergleich zu Hirse mehr Eiweiße. Hirse wirkt stärker entwässernd. Im Vergleich hierzu hat der Hafer eine schleimende, befeuchtende Wirkung. So gibt man den Hafer eher, wenn Menschen trocken sind. Hirse eignet sich viel besser für Menschen die Wasser einlagern. Quinoa und Amaranth liegen eher in der Mitte und sind nur leicht entwässernd.

Wichtige Inhaltsstoffe
Ca. 57% Kohlenhydrate, 14,% Eiweiße, 8% Fette,
B Vitamine, Kalium, Magnesium, Kupfer, Kalzium, Natrium, Zink.

Buchweizen

Buchweizen gehört zu der Pflanzenfamilie der Knöterichgewächse. Er ist sehr anspruchslos im Anbau. Interessanterweise mag er künstliche Düngung nicht. Dies geht soweit, dass er nach Ausbringung von Kunstdünger oft nur Blätter, aber keine Samen entwickelt. Er ist frei von Gluten, was ihn für Allergiker sehr interessant macht. Er liefert eine Menge Eiweiße, Kohlehydrate und viele Vitalstoffe wie Lezithin, was ihn zu einer wichtigen Pflanze für geschwächte und „genervte“ Menschen macht. Seine gesunden Schleimstoffe schützen die Schleimhäute und werden traditionell bei Darmerkrankungen angewandt. Seine hochwertigen Fette schützen vor Gefäßkrankheiten und anderen Zivilisationskrankheiten. Da er leicht bitter ist, wirkt er auch reinigend und entgiftend. Hinzu kommen eine Menge Ballaststoffe, die eine zusätzliche Bewegung in den Darm bringen. Buchweizen ist eines der besten Mittel bei Colitis.

Geschmack, Energie

- Süß, leicht bitter, neutral bis warm
- Leicht schleimend, dabei leicht entwässernd

Wirkrichtung

- Nahrhaft, sättigend
- Schützt entzündliche Schleimhäute
- Bei Darmerkrankungen, (besonders im Dickdarm)
- Bei Darmentzündungen
- Fördert die Verdauung
- Unterstützt die Leber
- Dabei Stuhl stabilisierend, bei Durchfall
- Stärkt Nerven und Gehirn, beruhigend
- Schützt die Gefäße

Zubereitung

In Asien sind Buchweizennudeln bis heute vielerorts ein Grundnahrungsmittel. Man bekommt diese heute auch in Bioläden. Diese kann man dann weiterverarbeiten als Beilage in Salaten, in der Pfanne mit Zwiebeln anbraten oder mit Soßen verfeinern. Buchweizen eignet sich für Pfannkuchen, Bratlinge oder als Beigabe für gebackene Gerichte. Da er kein Klebereiweiß enthält, ist er alleine nicht zum Backen geeignet. Buchweizen eignet sich sowohl für herzhafte als auch für süße Speisen.

Vorsicht

In den Randschichten des Buchweizens befinden sich Stoffe, die Lichtallergien auslösen können. Deshalb wird allgemein empfohlen, den Buchweizen vor dem Kochen kurz heiß abzuspülen oder das erste Kochwasser wegzukippen. Die Schleimstoffe können bei sehr großen Mengen Übelkeit oder Verdauungsbeschwerden verursachen.

Der besondere Tipp

In der russischen Küche gibt es ein Nationalgericht, das Kasha heißt. Hier wird Buchweizen angeröstet und später mit Haferflocken und hochwertigen Fetten gekocht. Wenn man dann noch Nüsse und einige wenige Gewürze hinzufügt, hat man eine nahrhafte Kraftnahrung schon zum Frühstück!

Wichtige Inhaltsstoffe

Ca. 70% Kohlenhydrate, 10% Eiweiße, 2% Fett,
4% Ballaststoffe, Vitamine B1, B2, B3, B6, Vitamin E,
Eisen, Kalium, Kalzium, Kieselsäure, Magnesium,
Phosphor, Lezithin, Glutenfrei!

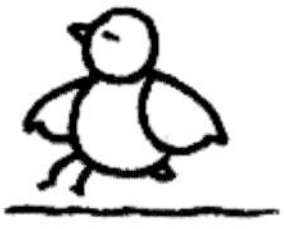

Chia Samen

Neben Quinoa und Amaranth sind die Chia Samen die dritte große Entdeckung der lateinamerikanischen Getreidekultur (Ursprungsland ist Mexico). Die Bezeichnung „Superfood“ trifft hier sogar vom historischen Namen her zu, denn „Chia“ bedeutet übersetzt „Kraft“ oder „Stärke“. Ein Esslöffel davon soll Kraft für einen ganzen Tag liefern. Neben den anderen Getreidearten wie Hafer, Dinkel oder Quinoa, finden wir auch hier sehr konzentrierte Inhaltsstoffe. Die Wissenschaft betont besonders den hohen Gehalt an Omega 3 Fettsäuren, die fast so hoch sind wie bei Leinsamen, wobei Chia Samen deutlich weniger Fett besitzen. Die Ballaststoffe sind „geschmeidig“, leicht schleimend und unterstützen die Verdauung, wobei sie die Schleimhaut schützen. Besonders populär sind sie geworden, da sie sich sehr gut zur Unterstützung einer Gewichtsreduktion eignen. Sie erzeugen ein gutes Sättigungsgefühl und wirken darüber hinaus leicht entgiftend. Sie verfügen über reichlich lebensnotwendige Mineralien, die unsere inneren Organe stabilisieren und kräftigen.

Geschmack, Energie

- Süß, leicht bitter, neutral
- Befeuchtend, leicht entgiftend

Wirkrichtung

- Gibt Lebenskraft und kräftigt allgemein die Organe
- Unterstützt die Fruchtbarkeit
- Stärkt die Gelenke
- Reguliert den Blutzuckerspiegel, bei Diabetes
- Verbessert die Darmflora, schützt die Schleimhaut
- Bei Reizdarm und Sodbrennen
- Leicht verdaulich, zur Rekonvaleszenz
- Stärkt die Nerven und das Denkvermögen
- Stärkt und beruhigt den Geist
- Befeuchtet trockene Haut und Schleimhäute
- Senkt den Cholesterinspiegel

Zubereitung

Chia Rezepte sind ein Renner in der veganen Küche. Vom Pudding über Smoothies wird so ziemlich jedes Gericht zum „Superfood“ erkoren.
Meist werden die Samen eingeweicht. Dann quellen diese auf und es entsteht eine geleeartige Masse, die man in Müsli, Joghurt, Pudding usw. weiter verarbeiten kann.
Man kann die Samen mahlen, sollte diese dann aber bald verwenden, da ansonsten das Öl ranzig werden kann.

Vorsicht

Ähnlich wie bei Leinsamen ist es sehr wichtig, Chia Samen gut einzuweichen, da diese ansonsten an der Schleimhaut kleben bleiben können.
Die alten Mayas kannten und schätzten die Heilkraft dieser wunderbaren Pflanze. Allerdings wurde sie nie einseitig, sondern stets in Kombination mit anderen Pflanzen eingesetzt. Die Chia Samen werden etwas zu sehr als Wundermittel dargestellt. Bedenklich ist es stets, wenn zu Diäten oder zum Abnehmen einseitig einige spezielle Lebensmittel eingesetzt werden, wie dies bei Chia Samen teilweise Mode ist.

Wichtige Inhaltsstoffe

Ca. 40% Kohlenhydrate, 22% Eiweiße, 35 % Fett,
Vitamine A, B1, B2, B3, E, Kalzium, Zink, Eisen, Magnesium, Kupfer, Omega 3 Fettsäuren.

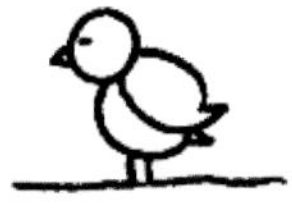

Dinkel

Das Lieblingskorn von Hildegard von Bingen erhält so langsam wieder seinen wohlverdienten Platz in der westlichen Küche. Früher war er sozusagen der „Reis des Westens“. Brot wurde überwiegend aus Dinkel hergestellt. Das anspruchslose Getreide wurde erst mit der künstlichen Düngung der Felder vom Weizen als Hauptgetreide abgelöst. Dinkel reagiert im Gegensatz zu Weizen auf künstliche Düngung nur wenig mit einer Ertragssteigerung. Dinkel ist nahrhaft und bringt eine Menge Energie. Es ist ein hervorragendes Grundnahrungsmittel. Da seine reichlich vorhandenen, hochwertigen Kohlehydrate nur langsam ins Blut gehen, bringt er eine gleichmäßige, andauernde Energieversorgung. Er eignet sich deshalb besonders für Diabetiker, aber auch für alle die viel Kraft brauchen. Auch die geistige Kraft liefert der Dinkel. Laut Hildegard macht Dinkel einen fröhlichen Sinn und gute Laune. Dinkel wirkt Blut und Substanz aufbauend. Er kräftigt das Herz und unterstützt die Verdauungskraft. Seine Ballaststoffe unterstützen die Darmtätigkeit.

Geschmack, Energie

- Süß, warm
- Befeuchtend, Substanz bildend

Wirkrichtung

- Gibt Lebenskraft, wärmt und kräftigt
- Stärkt die Muskelkraft und die Ausdauer
- Stärkt die Verdauungskraft
- Stärkt Herz und Kreislauf
- Stärkt die Nerven und den Geist
- Wirkt Blut und Säfte bildend
- Baut Substanz auf, kräftigt Haut und Haare
- Unterstützt die Verdauung, ballaststoffreich

Zubereitung

Dinkel eignet sich sehr gut zum Backen. Zwar enthält Weizen mehr „Triebmittel“, was das Brot schöner aussehen lässt. Dafür ist Dinkelbrot länger frisch und haltbarer. Als Grundnahrungsmittel gibt es unbegrenzte Einsatzmöglichkeiten. Er eignet sich zum Backen, für Nudeln, für Burger, als Füllung, für Süßspeisen, als Mehl für Soßen, als ganze Körner mit Gemüse für Suppen, Eintöpfe, Aufläufe.

Vorsicht

Dinkel enthält Gluten, weshalb man bei einer entsprechenden Allergie es leider nicht verwenden kann. Allerdings enthält es deutlich weniger Gluten als Weizen, und es scheint weniger allergisch zu wirken. Denn wenn die Allergie nicht angeboren ist, vertragen viele, die auf Weizen allergisch reagieren, den Dinkel sehr gut. Ansonsten gehört Dinkel zu den am besten verträglichen Lebensmitteln überhaupt.

Der besondere Tipp

Eine Fülle von Beschreibungen über die Wirkweise von Dinkel finden Sie in den vielen Vereinen und Ausbildungsstätten, die sich mit der Ernährung nach Hildegard von Bingen beschäftigen. Sie finden dort auch eine Vielzahl von Rezepten und praktische Ratschläge. Wir wollen nicht vorgreifen, das Internet ist hier eine große Hilfe.

Wichtige Inhaltsstoffe

Ca. 55% Kohlenhydrate, 12 % Eiweiße, 3% Fett, Gluten,
Vitamin B1, B2, B3, Vitamin E, Kalzium, Phosphor, Kieselsäure, Zink.

Grünkern

Unreif geernteter Dinkel, der anschließend gedarrt wird, heißt Grünkern. Er unterscheidet sich vom Dinkel recht deutlich im Geschmack. Er schmeckt aromatisch nussartig, auch ein klein wenig bitter und noch ein bisschen weniger säuerlich. Dies macht ihn zu einem wahren Leckerbissen unter den Getreidesorten. Er wirkt anregend auf die Verdauung und auf die Entgiftung. Insgesamt bringt er den Stoffwechsel in Schwung. Seine Auswirkungen auf die Gesundheit ähneln ansonsten denen des Dinkels.

Geschmack, Energie

- Süß, leicht säuerlich, leicht bitter, warm
- Leicht entwässernd

Zubereitung.

Grünkern eignet sich kaum zum Backen. Dafür ist er aber ein Klassiker für Bratlinge, vegane Würste, Klöße und Füllungen. Grünkern ist ein Star in der veganen Küche.

Vorsicht Siehe Dinkel

Der besondere Tipp

Versuchen Sie mal gekochten Grünkern als Beigabe zu Salaten. Das bringt Geschmack, Biss und das besondere etwas in die Rohkostküche.

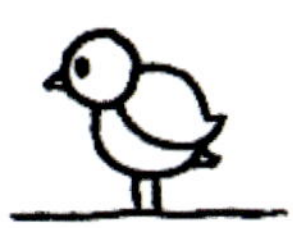

Gerste

Die Gerste gehört zu den ältesten Getreidesorten. Da sie nahezu überall wächst, gehört es zu den großen „Ernährern“ dieser Welt. Wegen ihres hohen Gehaltes an Malzzucker verarbeitet man sie gerne zu Gerstenmalz, Malzbonbons, Malzbier oder auch Malzkaffee. Diese Energie gibt sie an uns ab und wirkt kräftigend und belebend. Der „Gerstensaft“ Bier in seinen Variationen gehört wohl zu den am weitesten verbreiteten alkoholischen Getränken. Gerste gehört zu den wenigen Getreidesorten, die eine kühlende Energie haben. Deshalb rösten sie die Tibeter in ihrem kalten Bergklima, um ihre Temperatur zu erhöhen. Gerste besitzt viele Schleim- und Quellstoffe, was sie zusammen mit ihrer kühlen Energie heilsam für entzündliche Schleimhautentzündungen macht. Sie wirkt leicht entwässernd und regt die Aktivität der Nieren an.

Geschmack, Energie

- Süß, leicht sauer, leicht bitter, kühl
- Leicht entwässernd

Wirkrichtung

- Kräftigend und nährend
- Regt die Blutbildung an
- Produziert Körpersäfte
- Baut Strukturen auf, gut für Haut und Haare
- Stärkt die Herzkraft
- Regt die Verdauung an
- Kühlt überhitze Schleimhäute
- Wirkt leicht kühlend
- Leitet überschüssiges Wasser aus
- Leicht diuretisch
- Leicht entgiftend

Zubereitung

Gerste wird zu vielen Produkten weiterverarbeitet. Das Gerstenmalz gibt dem Bier seinen Geschmack und seinen Alkoholgehalt. Als Malzbier ist es leicht verdaulich und wirkt kräftigend.

Vorsicht

Gerste enthält relativ wenig Gluten. Trotzdem sollten Allergiker darauf achten. Da Gerste leicht kühlende Eigenschaften hat, passt dieses Getreide weniger für Menschen, die frieren.

Der besondere Tipp

Die 1926 geborene Queen Elisabeth II hat ein „geheimes“ Rezept für ihre Gesundheit: Barley Water.
Das „Gerstenwasser“ ist denkbar leicht zuzubereiten.
Man nimmt 100 Gramm Gerste, kocht diese in zwei Liter Wasser ca. 1,5 Stunden, seiht die Flüssigkeit ab, gibt frischen Zitronensaft hinzu und schmeckt das Ganze mit etwas Apfelsaft und Honig (vegan: z.B. Ahornsirup) ab. Barley Water gilt als hervorragendes Mittel, das vorbeugend gegen alle möglichen Magen Darm Beschwerden verwandt wird.

Wichtige Inhaltsstoffe

Ca. 56% Kohlenhydrate, 15% Eiweiße, 2 % Fett, Gluten,
8% Ballaststoffe, Gluten, Vitamine B1, B2, Niacin, B6, Vitamin E, Eisen, Kalium, Kalzium, Kieselsäure, Kupfer, Magnesium, Phosphor, Zink, Allantoin.

Hafer

„Den sticht der Hafer“. Wer Pferde hat, weiß wie Energie geladen, ja sogar wild und ausgelassen Pferde werden, wenn man sie mit Hafer füttert. Hafer ist seit jeher DAS Energiemittel der Wahl für geschwächte Personen. Für Pfarrer Kneipp war es unersetzlich für seine ausgemergelt ankommenden Landmägde und Knechte, um sie wieder auf die Beine zu stellen. Leider ist das Aufbaumittel ganzer Nationen und vieler Jahrhunderte seiner Anerkennung weitgehend beraubt worden. Da es gerade in der veganen Ernährung einen Spitzenplatz einnimmt, findet es vielleicht zu alter Bedeutung zurück. Hafer baut Kraft und Saft gleichermaßen auf. Wer geschwächt ist, leicht friert, wem es an Substanz und an Säften fehlt, der findet im Hafer einen wahren Freund. Er stärkt unsere Organe, von der Fruchtbarkeit bis hin zum Denkvermögen bringt der Hafer Energie in den Organismus. Er enthält sehr hochwertiges Eiweiß, eine Menge leicht verdaulicher Kohlehydrate sowie einen recht hohen Gehalt an ungesättigten Fettsäuren.

Geschmack, Energie

- Süß, warm
- Befeuchtend, leicht schleimend

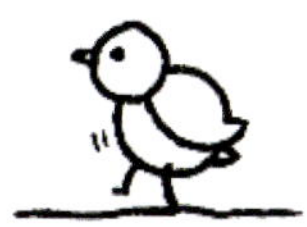

Wirkrichtung

- Gibt Lebenskraft
- Unterstützt die Fruchtbarkeit, stärkt die Libido
- Stärkt die Muskelkraft und den Muskelaufbau
- Stärkt die Abwehrkraft
- Leicht verdaulich, zur Rekonvaleszenz
- Ideal für Kleinkinder und Wachstum
- Stärkt die Nerven das Denkvermögen
- Macht lebensfroh und vital
- Beruhigt den Geist
- Befeuchtet trockene Haut und Schleimhäute
- Wirkt Blut bildend und Säfte aufbauend
- Wirkt bei Durchfall, leicht stopfend
- Senkt den Cholesterinspiegel

Zubereitung

Hafer kann man wie Reis kochen und diesen ebenso verwenden. Hafer ist sowohl für Süßspeisen geeignet wie auch für herzhafte Gerichte. Zum Backen fehlt ihm ein wenig Gluten, dafür gibt er seinen wunderbaren Geschmack dazu. Brote mit Haferanteil sind besonders leicht verdaulich. Besonders beliebt sind Haferflocken. Da das Fett von Hafer schnell verdirbt, wird es bei der industriellen Fertigung erhitzt und verliert einen Teil seiner Wirkung. Eine Flockenpresse ermöglicht hier stets frische Haferflocken. Insbesondere Süßspeisen werden durch Hafer nicht nur lecker sondern zu einem „Superfood“- Powergericht.

Vorsicht

Hafer enthält kaum Klebereiweiß, dennoch sollten Allergiker vorsichtig sein. Wer an innerer Hitze leidet sollte besser Weizen oder Gerste verwenden. Hafer ist hier zu warm. Wer sehr verschleimt ist, sollte Hafer in geringer Menge verwenden und schleimlösende Lebensmittel wie etwa viele Gemüse und Obstsorten dazu verwenden.

Der besondere Tipp

Pfarrer Kneipp empfiehlt zur Stärkung der Lebenskraft und zur Erzeugung gesunden Blutes folgendes einfaches Rezept:

Ein Liter Hafer wird erst gründlich mit frischem Wasser gewaschen. Dann gibt man den Hafer in zwei Liter Wasser und kocht das Ganze, bis es zur Hälfte eingesotten ist. Der abgeseihten Flüssigkeit fügt man nun zwei Esslöffel Agavensirup hinzu (Kneipp benutze Honig!) und lässt es nochmals einige Minuten ziehen.

Kneipp sagte zu diesem Getränk, das er seinen teils schwerkranken Patienten verordnete:
„Wie oft bedaure ich, dass man derlei armseligen Kreaturen, die doch vor allem neues, gesundes Blut brauchen, alle möglichen, nur nicht solche Getränke bereitet".

Wichtige Inhaltsstoffe
Ca. 60% Kohlenhydrate, 15-20% Eiweiße, 9% Fett, (wenig) Gluten, Vitamine B1, B2, Niacin, B6, Vitamin E, Biotin, Eisen, Kalium, Kalzium, Kieselsäure, Kupfer, Mangan, Magnesium, Phosphor, Zink.

Hirse

Auch die Hirse gehört zu den großen Grundnahrungsmitteln der Welt. Sie ist wie der Hafer bei uns von Weizen, Reis und Kartoffeln verdrängt worden. Heute ist sie besonders bekannt durch ihren sehr hohen Gehalt an Kieselerde. Diese ist essentiell für das Bindegewebe. Hirse gehört zu den besten Lebensmitteln für den Aufbau von Zellwänden, von Bindegewebe, von Haaren und Hautgewebe. Hirse zieht Schlackenstoffe aus dem Blut und dem Gewebe und scheidet es vor allem über den Urin aus. So zieht die Hirse ziemlich viel Wasser aus dem Körper, was hervorragend ist für Menschen, die zu Einlagerungen neigen. Kaum ein Mensch reagiert allergisch auf die Hirse. Deswegen eignet sie sich hervorragend für Menschen, die viele Unverträglichkeiten haben, gerade auch, weil sie kein Gluten enthält.

Geschmack, Energie
- Süß, neutral
- Entwässernd

Wirkrichtung
- Kräftigt sehr stark die Verdauungsorgane
- Belebt verlorenen Appetit und Durst
- Leicht verdaulich, als Aufbaukost
- Blutbildend
- Stärkt das Bindegewebe
- Bei Durchfall, wirkt stopfend
- Steigert die Abwehrkraft
- Hervorragendes Mittel bei Diabetes

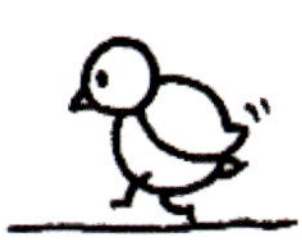

Zubereitung

Der Hirsebrei muss nicht langweilig sein. Die Hirse hat recht wenig Eigengeschmack, was aber den Vorteil hat, dass man sie mit allen möglichen Lebensmitteln kombinieren kann. Gerade zu Süßspeisen mit Hirse als Grundlage werden Kinder nicht nein sagen.
Der Hirseauflauf ist ein neuer Renner der „modernen“ Küche. Es gibt heute in jedem Kochbuch gute Rezepte zur Verwendung der Hirse. Man sollte beachten, dass Hirse beim Kochen recht viel Wasser zieht.

Vorsicht

Was gerne unterschätzt wird, ist die trocknende Wirkung der Hirse. Hirse ist ein Schlankheitsmittel, was dann gerne und viel verzehrt wird. Die Folge können schnell eine sehr trockene Haut und trockene Schleimhäute sein. Es ist für trockene Menschen daher enorm wichtig, genügend befeuchtende Lebensmittel wie etwa hochwertige Fette hinzuzufügen. Dies gilt auch für Kinder!
Hirse kann sehr schnell zu Verstopfung führen, weil es die Säfte über den Urin ausleitet.
Hinweis für Diabetiker:
Hirse kann unter Umständen die Insulinproduktion deutlich wiederbeleben. Dies kann dazu führen, dass Diabetiker in den Unterzucker fallen!

Der besondere Tipp

Hirse ist bei den Models zunehmend beliebt. Es gilt zurecht als „Schönheitsmittel“ für Haut und Haare.
Damit der Effekt nicht nach hinten los geht (wie erwähnt, trocknet Hirse), kann man die Hirse mit hochwertigen „Schönheitsfetten“ genießen. Hierzu gehört Kokosmilch oder Kokosfett, Leinöl, auch Olivenöl. Mit gehackten Nüssen und etwas gedünstetem Obst vermeidet man die trocknende Wirkung und wird sicher die Schönste im ganzen Lande...

Wichtige Inhaltsstoffe

Ca. Kohlenhydrate 70%, 10% Eiweiß, 3% Fett, Vitamine B1, B2, B5, B6, Kieselsäure, Fluor, Eisen, Kalzium, Magnesium, Phosphor.
Glutenfrei!

Mais

Mais kommt aus Amerika, wo er das wichtigste Grundnahrungsmittel war und teilweise immer noch ist. Interessanterweise kombinierten schon die Inkas Mais mit Bohnen (und Tomaten) und erhielten so den denkbar besten veganen Eiweißcocktail!
Mais enthält sehr viele Kohlehydrate, was ihn zu einer Kraftnahrung macht. Ähnlich wie Hirse, Quinoa oder Amaranth gehört der Mais zu den leicht entwässernden Körnern.
Er enthält kein Gluten.

Geschmack, Energie

- Süß, neutral
- Leicht entwässernd

Wirkrichtung

- Stärkt die Verdauungsorgane
- Stärkt Appetit und Durst
- Gibt Kraft und Ausdauer
- Bei Durchfall, wirkt leicht stopfend
- Wirkt schleimlösend und entwässernd
- Schützt und kräftigt die Nieren

Zubereitung

Mais ist ein Tausendsassa, der zu allen möglichen Gerichten verarbeitet wird. Das beliebteste ist vielleicht Popcorn. Cornflakes sind fast genauso beliebt, besonders als Frühstücksbeigabe. Er passt wunderbar zu Salaten. Aber auch in Suppen, Aufläufen und mexikanischen Bohneneintöpfen findet er sehr viele Liebhaber. Immer beliebter wir Polenta, wofür es eine riesige Menge an tollen Rezepten gibt. Auch Maismehl passt zu Soßen und Suppen und noch vielem mehr. Beim Backen entstehen allerdings keine Brötchen, sondern Fladen, da er kein Gluten enthält.

Vorsicht

Leider wird Mais heute nicht sehr gut behandelt. Genveränderungen, Unmengen von Zusatzstoffen, unvernünftige Verarbeitungsmethoden machen aus einem wunderbaren Lebensmittel oft genug ein wertloses Genussmittel. Achten sie daher beim Einkauf auf biologische Qualität.

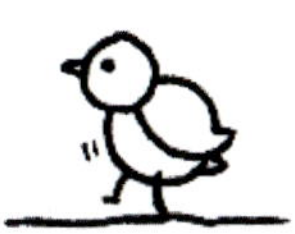

Der besondere Tipp

Maiskeime enthalten eine sehr große Menge an hochwertigen Fetten. Es enthält ungewöhnlich viel Vitamin E. Maiskeime und Maiskeimöle unterstützen unter anderem das Immunsystem, die Haut und die Haare, stärken das Blut und sind wichtige Antioxidantien.

Wichtige Inhaltsstoffe

Ca. 65% Kohlehydrate, 9% Eiweiße, 4% Fett, viele Ballaststoffe, Vitamine E, K, Kalium, Natrium, Selen, Kalzium, Phosphor, Eisen, Fluor, Magnesium, Kieselsäure, Glutenfrei!

Quinoa

Siehe Amaranth

Reis

Reis ist das wichtigste Grundnahrungsmittel der Welt. In Asien verwendet man sehr viele verschiedene Sorten, die allerdings viele gemeinsame Eigenschaften haben.
Leider wird Reis heute viel zu sehr geschält, was ihn seiner besten und in Asien oft lebensnotwendigen Eigenschaften beraubt. In China, wo fast nur noch weißer Reis gegessen wird, hat sich die Zahl der Diabeteskranken auf inzwischen über 30 Millionen Menschen erhöht. Jeder dritte Diabetiker der Welt lebt in China! Dabei gehört Reis eigentlich zu den gesündesten Lebensmitteln überhaupt. Er enthält alle acht essentiellen, also lebensnotwendigen Aminosäuren! Seine Kohlehydrate sind leicht verdaulich und gehen trotzdem langsam ins Blut. Hochwertige Fette finden sich vor Allem im Keim. Reis enthält kein Cholesterin. Die Randschichten enthalten wertvolle Ballaststoffe und eine Menge Vitalstoffe. Seine Schleimstoffe schützen und erneuern die Schleimhäute und nähren die Haut. Reis leitet nur überschüssiges Wasser aus dem Körper aus, nicht mehr als das. Das führt dazu dass Menschen mit Einlagerungen deutlich mehr Wasser lassen werden. Bei trockenen Menschen tritt dieser Effekt nicht auf. So schafft Reis das Wunder, den trockenen Menschen zu befeuchten und den Menschen mit Wassereinlagerungen zu „entwässern“.

Geschmack, Energie

- Süß, neutral bis warm
- Befeuchtend, leicht entwässernd

Wirkrichtung

- Nährt, sättigt, gibt Kraft und Ausdauer
- Stärkt die Lebenskraft
- Schonkost und Aufbaukost
- Kräftigt die Verdauungsorgane
- Kräftigt das Immunsystem
- Schützt und tonisiert die Schleimhäute
- Bei entzündlichen Schleimhäuten
- Reinigt und kräftigt die Haut
- Unterstützt die Blutbildung
- Leitet überschüssiges Wasser aus
- Senkt den Cholesterinwert
- Bei Durchfall, stabilisiert den Stuhl

Zubereitung

Als Grundnahrungsmittel gibt es kaum ein Gericht, wo Reis nicht passen würde. Ob als Beilage, als Teil von Suppen oder Eintöpfen, als Grundlage für Bratlinge, Pfannengerichte, Reis passt immer dazu. Selbstverständlich eignet er sich sehr für Süßspeisen. Hier bringt er den süßen Geschmack schon mit, so dass man sehr wenig Zucker braucht.

Vorsicht

Reis ist wohl das sicherste Lebensmittel überhaupt. Lediglich seine stopfende Wirkung sollten Menschen beachten, die schon Verstopfung haben. Wie gesagt ist geschälter, weißer Reis kein hochwertiges Lebensmittel mehr.

Der besondere Tipp

Reis enthält sehr viele Kohlehydrate. Durch die Kochzeit kann man die Verdaulichkeit von Reis sehr stark variieren. Für geschwächte Menschen empfiehlt es sich, den Reis lange zu kochen. Dadurch wird er sehr leicht verdaulich. Dagegen sollten Menschen mit hohem Stoffwechsel den Reis lieber „al dente“ genießen. So geht der Zucker sehr langsam ins Blut und die Blutzuckerkurfe stabilisiert sich.

Wichtige Inhaltsstoffe

Ca. 75 % Kohlenhydrate, 8% Eiweiße, 2% Fett, Ballaststoffe, Vitamine B1, B2, B3, A, K, E, Kalium, Kalzium, Phosphor, Eisen, Glutenfrei!

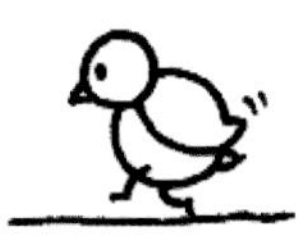

Roggen

Roggenbrot war früher das Brot der Holzfäller. Dies zeigt, welche Kraft in diesem Getreide steckt. Er enthält viele hochwertige Eiweiße und Kohlehydrate. Das Besondere am Roggenbrot ist, dass man es als Sauerteig herstellt. Dadurch entsteht ein Lebensmittel, das reine Medizin für den Darm ist. Die Verdauung wird angekurbelt und die Darmflora gesäubert und aufgebaut. Allerdings ist Roggenvollkornbrot nicht gerade leicht verdaulich. Für körperlich sehr aktive Menschen wie Holzfäller oder Sportler ist das genau das Richtige. Geschwächte Menschen sollten hier lieber andere Getreidesorten wählen. Sein leicht bitterer Geschmack zeigt, dass er energetisch eher kühl und leicht entgiftend wirkt.

Geschmack, Energie

- Süß, leicht bitter, kühl bis neutral
- Leicht entwässernd

Wirkrichtung

- Gibt kräftigen Menschen sehr viel Kraft
- Wirkt beruhigend und absenkend
- Leitet Schlackenstoffe aus
- Unterstützt die Blutbildung
- Kräftigt das Herz und schützt die Gefäße

Zubereitung

Er wird vor allem als Brot gegessen. Aber man kann ihn wie Reis kochen und ihn als Beilage oder in Salaten, als Grundlage für Bratlinge, Pfannengerichte oder in Eintöpfen verwenden. Er hat einen deutlichen Eigengeschmack, wodurch er den Gerichten seine besondere Note verleiht.

Vorsicht

Roggen gehört zu den nicht so leicht verdaulichen Getreidesorten. Besonders geschwächte Menschen sollten besser ein Haferbrot essen als ein Roggenvollkornbrot.

Der besondere Tipp

Pumpernickel besteht ursprünglich ausschließlich aus vollen Roggenkörnern und Roggenschrot. Dieses spezielle Brot wird mindestens 16 Stunden gebacken. Dabei karamellisiert die Stärke und verleiht dem Pumpernickel seinen typischen Geschmack.

Wichtige Inhaltsstoffe

Ca. 60% Kohlenhydrate, 10% Eiweiße, 2% Fett, Vitamine B1, B2, B3, B5, B6, Folsäure, Vitamin E, Kalium, Magnesium, Mangan, Zink, Eisen, Phosphor, Selen.

Weizen

Weizen benötigt fruchtbare Böden, weswegen er bis vor der Zeit der Industrialisierung des Ackerbaues nur in wenigen Regionen kultiviert wurde. Künstliche Düngemittel sowie neue Züchtungen haben die Weizenproduktion enorm gesteigert und andere Getreidesorten wie Hafer oder Dinkel verdrängt. Leider verliert der Weizen beim Ausmahlen der Randschichten seine wunderbaren Eigenschaften. Weißes Mehl enthält fast nur noch Stärke und Gluten. Die enorm gestiegenen Allergien gegen Gluten sind wahrscheinlich auf die massive Düngung sowie das zu starke Ausmahlen des Weizens zurückzuführen.

Weizen ist ein sehr hochwertiges Lebensmittel, wenn er in ökologischer Weise gezüchtet wird. Hildegard von Bingen beschrieb ihn als vollkommene Frucht, was reines Blut und gutes Fleisch erzeuge. Seine leicht kühle Energie und seine befeuchtende Wirkung bauen Säfte auf und senken übermäßige Hitze im Körper ab. Sein hoher Anteil an Klebereiweiß verleiht ihm seine hervorragenden Backeigenschaften.

Geschmack, Energie

- Süß, kühl
- Befeuchtend

Wirkrichtung

- Nährt und sättigt
- Baut Blut und Säfte auf
- Schützt und beruhigt die Schleimhäute
- Befeuchtet Haut und Schleimhäute
- Stärkt das Immunsystem
- Stärkt und beruhigt das Nervensystem
- Hat eine adstringierende Wirkung
- Regt den Darm an
- Leitet Giftstoffe aus dem Darm

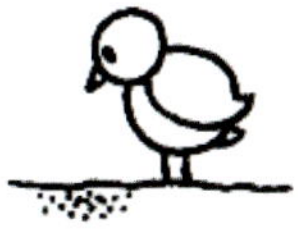

Zubereitung

Weizen ist das ideale Getreide zum Backen, da sein hoher Anteil an Klebereiweißen zum leichten Gelingen und zum schönen Aussehen entscheidend beiträgt. Neben Gebäck eignet er sich sehr für Nudeln. Beliebt ist hier vor allem Hartweizen. Bulgur ist ein vorgekochter Weizen, der sehr leicht, und schnell zuzubereiten ist. In der veganen Küche ist Seitan sehr beliebt geworden. Er wird aus Weizeneiweiß hergestellt und hat eine leckere, fleischähnliche Konsistenz.

Vorsicht

Das Gluten im Weizen ist für Allergiker unbedingt zu meiden. Auch Menschen mit empfindlicher Schleimhaut können auf Weizengluten stark reagieren. Weizen hat eine leicht absenke Energie. Für sehr geschwächte Menschen ist Hafer sicher besser geeignet.

Der besondere Tipp

Weizenkeime gelten nicht nur in Asien als Mittel zur Steigerung der Fruchtbarkeit und der Potenz. „Lebenskraft" bezeichnet man in der TCM als „Essenz". Ein Samenkorn birgt eine Menge dieser Essenz. Und der Keim des Samens ist dann sozusagen die Essenz der Essenz.

Wichtige Inhaltsstoffe

Ca. 65% Kohlenhydrate, 12% Eiweiße, 2% Fett, Gluten, Lezithin, Vitamine B1, B2, B3, Vitamin E, Biotin, Folsäure, Kalzium, Phosphor, Magnesium, Eisen.

Seitan

Seitan wird aus Weizenmehl hergestellt. Dieses wird gemahlen und mit Wasser zu einem Brei verarbeitet. Nach Ruhezeiten wird dieser Teig mehrfach ausgewaschen, wodurch diese Masse seine Stärke nach und nach verliert. Es bleibt eine glutenreiche, zähe Substanz. Seitan hat einen sehr hohen Eiweißgehalt. Er ist sehr nahrhaft und bringt die Vorteile der Getreideeiweiße in geballter Form. Er wird zunehmend beliebter, da er sich gerade als Fleischersatz sehr gut eignet.

Geschmack, Energie

- Süß, neutral
- Befeuchtend

Wirkrichtung

- Nährt und befeuchtet
- Gibt Kraft und sättigt
- Eignet sich für Sportler

Zubereitung.

Man kann Seitan wie Tofu zubereiten. Er eignet sich für Pfannengerichte, gehackt, geschnetzelt, auf Pizzas, in Suppen oder Aufläufen.

Vorsicht

Seitan ist sehr Gluten haltig! Wer auf Gluten allergisch reagiert, kann keinen Seitan essen!

Der besondere Tipp

Die Kombination von Seitan und Tofu ergibt eine unschlagbar eiweißreiche Mahlzeit. Die Sportler, die sich vegan ernähren schätzen diese Kombination!

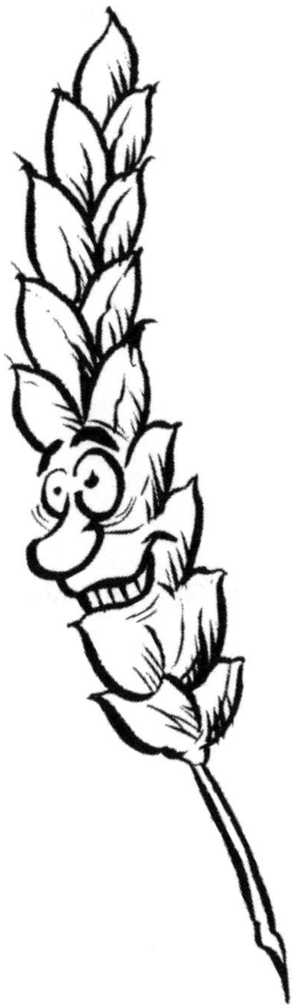

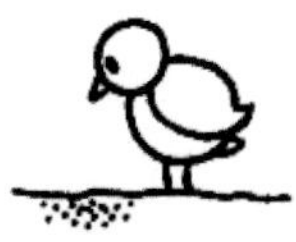

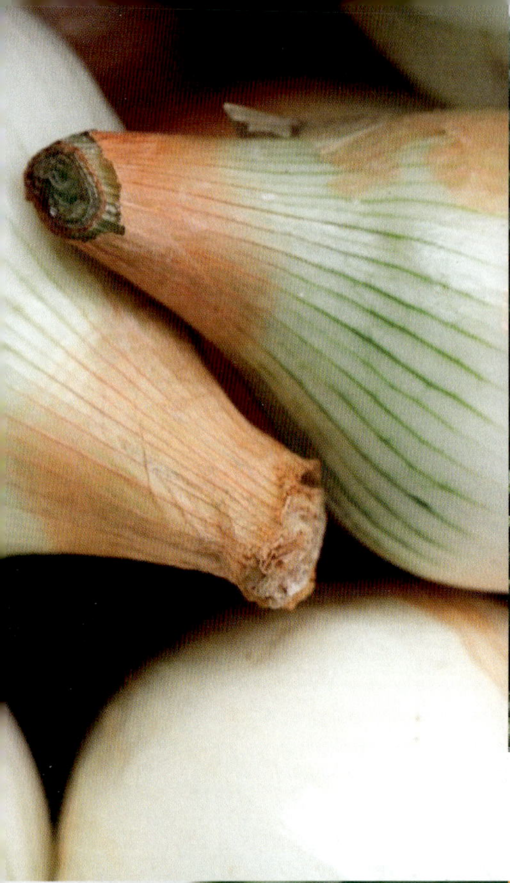

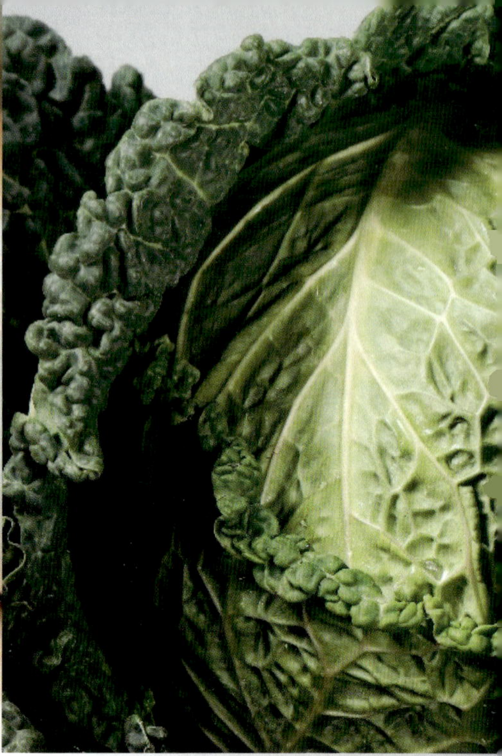

GEMÜSE

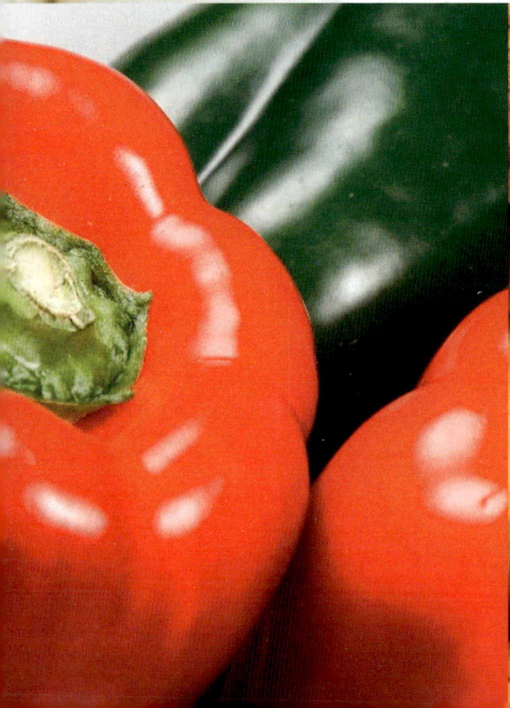

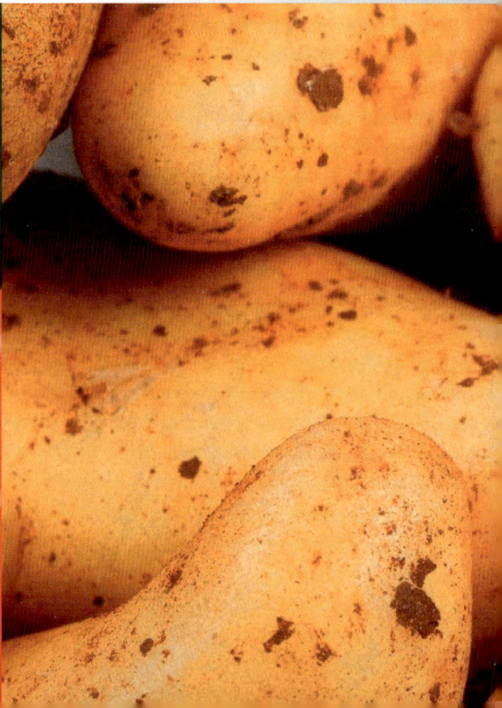

Gemüse

„Gemüse ist gesund!" Dies ist ein beliebter Aussagesatz. Wenn man nun auch noch versteht, welches Gemüse für wen gesund ist, stimmt dieser Satz sogar.

Gemüsesorten, die den Winter überstehen, speichern ganz natürlich konzentrierte Energie. Unter der Erde überwintern Knollen und Wurzelgemüse. Hierzu gehören Kartoffeln, Möhren oder Rüben. Über der Erde sind es Zwiebeln, Fenchel und vor allem Kohlarten, die große Kraft speichern. Wenn man diese dann kocht, geben sie ihre Energie ganz natürlich an uns Menschen ab.

Der Geschmack gibt eine Richtung der Wirkweise an. Die wenigen scharfen Gemüsesorten wie Fenchel, Zwiebeln oder Lauch haben eine energetisch wärmende Wirkung. Süßes Gemüse wie Möhren, rote Beete, Kartoffeln oder Kürbisse geben Kraft, Ausdauer und bauen Säfte auf. Dagegen sind bittere Sorten wie Salate, Chiccoree oder Rhabarber kühlend und absenkend. Sie haben hervorragende Eigenschaften, nur haben sie keine wärmenden Wirkungen.

Auch an der Farbe von Gemüse (und Obst) lassen sich Eigenschaften erkennen. Grünes Gemüse (grüner Paprika, Salat, nicht gekochter Kohl) ist eher schwer verdaulich und wirkt im Körper absenkend und kühlend. Dagegen ist rotes oder gelbes Gemüse leichter verdaulich (gelbe oder rote Paprika, Möhren, Tomaten). Je länger Gemüse gelagert oder gekocht wird, desto leichter wird es verdaulich.

Wichtig ist auch die Wirkung von Gemüse auf unseren Säftehaushalt. Je mehr Wasser ein Gemüse „einlagert", desto mehr gibt es an unseren Körper ab. Davon profitieren Menschen, die zu Trockenheit neigen. Da sehr viele pflanzliche Lebensmittel entwässernd wirken, sollte man bei einer veganen Ernährungsweise darauf achten, genügend „befeuchtende" Lebensmittel zu genießen.

Die saftigen Gemüse sind meist keine winterharten Sorten. Tomaten, Paprika, Gurken, Pilze, Zucchini speichern also sehr viel Saft, aber nicht besonders viel Kraft. Wenn man Kraft und Saft haben will, sollte man die entsprechenden Lebensmittel kombinieren.

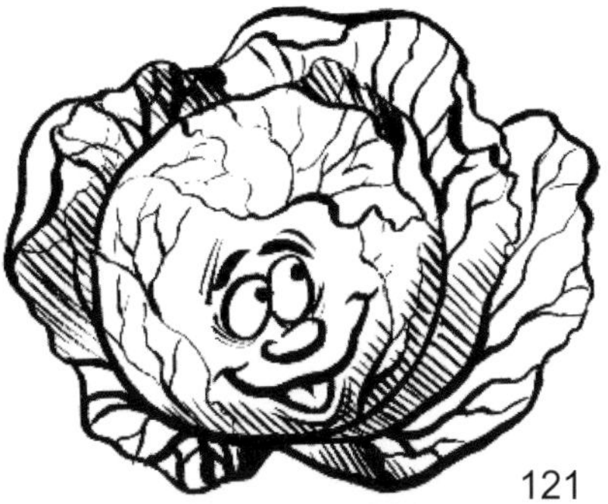

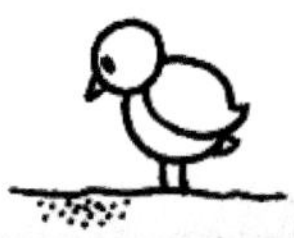

Algen

Salzwasseralgen haben in der asiatischen Küche eine lange Tradition. Gerade durch die vegane Küche erleben Algen auch im Westen einen ordentlichen Bekanntheitsschub. Im „Rohzustand" schmecken diese eher neutral, salzig, leicht fischig. Landen sie aber im Kochtopf, so schmecken sie erstaunlich lecker. Sie enthalten fast keine Kalorien, dafür eine Menge Mineralien, unter Anderem sehr viel Jod. Sie bringen sozusagen die Meeresfrische mit, befeuchten und kühlen den Organismus. Die Rotalgensorte Nori wird beim Einrollen von Sushigerichten gerne benutzt. Es gibt sehr viele Arten von Algen. Es sprengt den Rahmen, hier sehr ausführlich zu berichten.

Geschmack, Energie

- Salzig, süß, kühl bis kalt
- Befeuchtend

Wirkrichtung

- Kühlen, bei innerer Hitze
- Wirken nährend und befeuchtend
- Weichen zähen Schleim auf
- Senken den Cholesterinspiegel
- Als diätetisches Lebensmittel bei Übergewicht

Zubereitung

Die Zubereitungsformen sind sehr vielseitig. In Japan kocht man Algen gerne in einer Misosuppe (hier ohne Fisch, mit Tofu) als Frühstückssuppe. Algen passen auch zu Salaten, mit Zwiebeln, Olivenöl, Salz und Pfeffer schmecken sie erstaunlich geschmackvoll.
Ob in der Suppe, in der Pfanne oder in Aufläufen: Algen geben Gerichten eine besondere Note.
Wer gerne einen Geschmack von Fisch oder Meeresfrüchten in veganen Gerichten haben will, sollte einen Anteil Meeresalgen mitkochen.

Vorsicht

Algen haben eine kühlende Wirkung. Insbesondere Salate sollten nicht im Übermaß von frierenden Menschen gegessen werden.
Wer Schilddrüsenkrankheiten hat, sollte bei der Menge vorsichtig sein. Allerdings sollte auch erwähnt werden, dass gerade in Ländern, in denen Algen zum allgemeinen Speiseplan gehören, weniger Schilddrüsenkrankheiten auftreten.

Der besondere Tipp

Versuchen Sie doch mal eine Misosuppe mit Algen.
Miso ist eine Paste. Sie wird meist aus Sojabohnen, Reis und Gerste mit einem Schimmelpilz vergoren.
Sie finden heute eine Reihe sehr schmackhafter Rezepte im Internet.

Wichtige Inhaltsstoffe

Ca. 2% Kohlenhydrate, 6% Eiweiße, 0,5% Fett, Chlorophyll, sehr viele Vitamine und Mineralien, je nach Art sehr unterschiedlich, Jod, Kalzium, Magnesium.

Artischocken

Richtig bekannt ist die Artischocke insbesondere wegen ihrer positiven Wirkungen auf die Leberfunktionen. Der Wirkstoff Cynarin ist nach dem lateinischen Namen der Artischocke benannt. Dies entspricht in der Naturheilkunde vor allem den Bitterstoffen, die die Entgiftung anregen und die Produktion von Galle erleichtern. Artischocken stärken den gesamten Stoffwechsel. Es gehört zu den wenigen Lebensmitteln, bei denen man Bitterstoffe nicht gezielt „herausgezüchtet“ hat. Ihre Ballaststoffe regen die Verdauung an.

Geschmack, Energie

- Süß, bitter, kühl
- Leicht entwässernd

Wirkrichtung

- Aktivieren die Leber und den Gallefluss
- Kühlen bei Hitze durch Giftbelastung
- Entschlacken das Gewebe
- Regen die Nieren und Harnorgane an
- Kühlen Hitze und „Feuchte Hitze“
- Regen den Darm an
- Bei entzündlichen Magen- Darmerkrankungen
- Regen die Fettverbrennung an, bei Übergewicht

Zubereitung

Inzwischen gibt es einen richtigen „Artischockenkult“. Neben den Klassikern findet man sie in Sushis, in Soßen und Suppen, in Aufläufen, zu Nudeln und zu Reisgerichten.
Wirklich lecker sind Dips, die man leicht selbst herstellen kann.

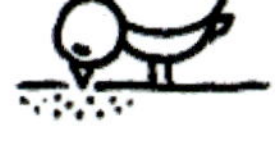

Vorsicht

Artischocken sind etwas kühl in ihrem energetischen Verhalten. Wenn man sie gut kocht oder dünstet, sind sie nicht wirklich schwer verdaulich. Eine echte Kontraindikation gibt es nicht. Allerdings sollte man gekochte Artischocken innerhalb von zwei Tagen verzehren, da sie leicht schlecht werden und sogar Gifte entwickeln können.

Der besondere Tipp

Artischocken fördern den Fettumsatz. Dadurch lösen sie Cholesterin und helfen bei Arteriosklerose. Auch bei Übergewicht sind sie hilfreich!

Wichtige Inhaltsstoffe

Ca. 2,5% Kohlenhydrate, 2,5% Eiweiße, 0,1% Fett, Carotin, Folsäure, Vitamin B1, Vitamin C, E, Eisen, Kalzium, Magnesium, Inulin, Cynarin, Gerbstoffe.

Auberginen

Auberginen enthalten sehr viel Wasser und Mineralsalze. Sie eignen sich hervorragend zum befeuchten trockener Schleimhäute. Sie erzeugen Verdauungssäfte und reinigen die Schleimhaut von zähem Schleim. Sie wirken leicht kühlend und helfen bei leicht entzündlichen Schleimhäuten. Ihre Bitterstoffe reinigen die Gefäße, helfen der Leber und den Nieren. Sie eigenen sich hervorragend für Diabetiker und Stoffwechselerkrankungen wie etwa Gicht. Darüber hinaus wirken sie krampflösend und entspannend.

Geschmack, Energie

- Süß, leicht bitter, kühl
- Befeuchtend, leicht entwässernd

Wirkrichtung

- Befeuchten die Schleimhäute, lösen zähen Schleim
- Wirken stoffwechselanregend
- Wirken kühlend bei leichteren Entzündungen
- Kühlen innerer Hitze
- Wirken durchblutungsfördernd
- Wirken krampflösend und entspannend
- Regen die Verdauungsorgane an

Zubereitung

Auberginen eignen sich hervorragend für Pfannengerichte. In Scheiben geschnitten, evtl. paniert oder gefüllt, bereichern sie jede herzhafte Mahlzeit. Man kann sie überbacken, für Aufläufe oder als Teil von Eintöpfen verwenden. Auch als Antipasti sind sie sehr beliebt.

Vorsicht

In erhitztem Zustand gibt es keine wirklichen „Warnhinweise" für Auberginen. Roh haben sie allerdings eine recht kalte Energie. Da sie sich auch gut für Salate eignen, sollte man dies bedenken.

Der besondere Tipp

Die Kombination mit hochwertigem Olivenöl macht Auberginen besonders wertvoll für unsere Entgiftungsorgane. Ungesättigte Fettsäuren mit Bitterstoffen und schleimlösenden Eigenschaften macht diese Kombination sehr wertvoll. Sie ist ein Klassiker der Mittelmeerküche!

Wichtige Inhaltsstoffe

Ca. 2,5% Kohlenhydrate 1,5% Eiweiße, 0,2% Fett,
Carotin, Vitamine B1, B2, B3, Vitamin C,
Phosphor, Kalzium, Eisen, Kupfer, Magnesium.

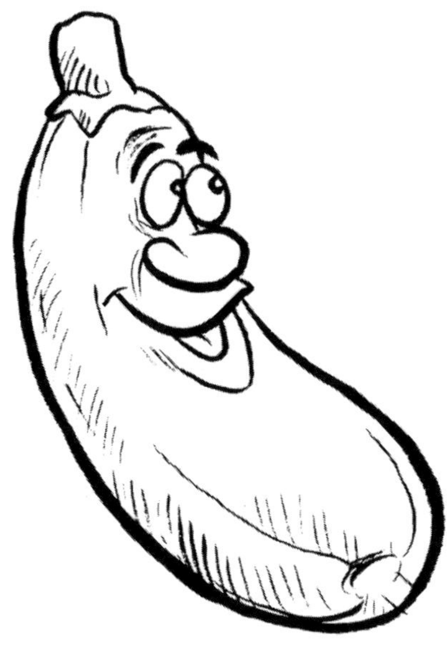

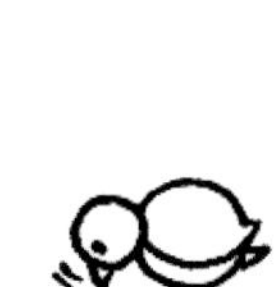

Avocados

(Avocados sind botanisch gesehen eine Obstsorte)
Schon ihr Beiname „Butterfrucht" zeigt auf Ihren hohen Anteil an wertvollen Fetten. Sie eignet sich als veganer „Ersatz" für tierische Fette. Avocados besitzen bis zu 30% Fettanteil, dabei null Cholesterin! Den Hauptanteil bilden doppelt ungesättigte Fettsäuren. Ihre Inhaltsstoffe sind so vielfältig, dass daran noch immer geforscht wird. Eiweiße, Vitamine, Mineralien und Vitalstoffe für Nerven, Blut, Knochen, Muskeln und nicht zuletzt für die Verdauungsorgane machen aus diesem „Obst" ein ganz außergewöhnlich gesundes Lebensmittel.

Geschmack, Energie

- Süß, leicht bitter, kühl bis neutral
- Befeuchtend, stärkend

Wirkrichtung

- Befeuchtet und nährt die Haut, die Schleimhäute, Haare und Nägel, Atemweg
- Bei allgemeiner Trockenheit
- Tonisiert und reinigt das Blut
- Macht Herz und Gefäße (wieder) elastisch
- Kräftigt die Muskulatur
- Steigert die Leistungsfähigkeit
- Beruhigt die Nerven, bei unruhigem Schlaf
- Steigert die Potenz
- Befeuchtet Magen und Darm
- Antientzündlich
- Wirkt vorbeugend gegen Geschwüre
- Stärkt die Immunabwehr, auch bei chronischen Infekten

Zubereitung

Avocados sind extrem vielfältig. Frisch, z. B. als Brotaufstrich, entfaltet sich das natürliche Aroma. Salaten geben sie eine ganz besondere Note. Man verfeinert mit ihr Suppen, Soßen oder Dips.
Wenn man sie mit Zitronensaft beträufelt, bleibt sie länger frisch und behält ihre Farbe.

Vorsicht

Die Frucht sollte reif sein. Zu harte Avocados entfalten nicht ihre heilende Wirkung. Allerdings kippt der reife Zustand dann auch schnell ins „ranzige", da die Fette verderben. Am besten kann die Avocado im Gemüsefach aufbewahrt werden.

Der besondere Tipp

Avocados wirken auch krampflösend und können vorbeugend gegen Menstruationsbeschwerden eingesetzt werden.
Avocados werden zunehmend auch äußerlich als Schönheitsmittel verwandt. Hierzu finden Sie viele Anregungen im Internet.

Wichtige Inhaltsstoffe

Ca. 0,5% Kohlenhydrate, 2% Eiweiße, 28% Fett (kein Cholesterin!), Vitamine A, C, E, Folsäure, B Vitamine, Kalium, Kalzium, Eisen.

Blumenkohl (siehe „Kohl“)

Brokkoli (siehe „Kohl“)

Chinakohl (siehe „Kohl“)

Chicorée

Chicorée gehört zu den letzten wirklich bitteren Gemüsesorten. So erklärt sich auch seine starke Wirkung auf die Entgiftungsorgane, besonders auf die Leber. Auch der Magen und die Verdauungsorgane profitieren von den stimulierenden Bitterstoffen. Da Chicorée auch sehr viele Ballaststoffe enthält, gehört er zu den besten entschlackenden Lebensmitteln. Roh verzehrt hat er eine sehr kühlende Wirkung.

Geschmack, Energie

- Bitter, süß, kühl bis kalt
- Entwässernd

Wirkrichtung

- Hat eine absenkend, Hitze ausleitende Wirkung
- Starke entschlackende, entgiftende Wirkung
- Wirkt Blut reinigend und durchblutungsfördernd
- Gegen „Wohlstandskrankheiten“ wie Arteriosklerose, Gicht
- Senkt den Cholesterinspiegel
- Steigert die Tätigkeit der Verdauungsdrüsen
- Hilft den Magen und der Leber

Zubereitung

Seine Blätter sind äußerst vielfältig verwendbar. Er gibt dem Salat, auch fein geschnitten, eine leicht bittere, unverwechselbare Note. Als „Schiffchen“ sind sie unschlagbar und stabil belegbar. Er eignet sich hervorragend als Wok Gemüse, z.B. mit Tofu und Nüssen. Aber auch in Suppen, Eintöpfen ist er als Hauptbestandteil oder als Begleiter eine Besonderheit.

Vorsicht

Seine recht kalte Thermik führt bei Menschen, die frieren leicht zu Verdauungsbeschwerden, wenn sie davon zu viel roh verzehren. Es ist inzwischen bekannt, dass man ihn dunkel lagern sollte.

Der besondere Tipp

Es gibt eine Reihe Möglichkeiten, den bitteren Geschmack zu reduzieren. Allerdings geht dabei ein Teil der wunderbaren Wirkung verloren. Leider haben wir uns so sehr daran gewöhnt, dass Speisen in erster Linie süß schmecken, dass wir Bitterstoffe als unangenehm empfinden. Wer den ersten Bissen mal „aushält“, wird sich wundern, wie lecker der „Nachgeschmack“ dann ausfällt.

Wichtige Inhaltsstoffe

Ca. 2,5% Kohlenhydrate, 1,2% Eiweiße, 0,2% Fett, Vitamine A, C, B Vitamine, Kalzium, Eisen, Kalium, Phosphor, Magnesium.

Grünkohl (siehe „Kohl“)

Gurke

Diese subtropische Pflanze wird erst seit einigen Jahrhunderten bei uns kultiviert. Sie gehört zu den Nahrungsmitteln mit dem größten Wasseranteil. Diese gespeicherten Säfte gibt sie gerne wieder ab, weswegen besonders „trockene“ Menschen davon profitieren. Ihre recht kalte Energie macht sie zu einem beliebten Sommergemüse. Da sie fast keine Kalorien besitzen, eignet sie sich als diätetisches Lebensmittel. Auch als Schönheitsmittel steht sie hoch im Kurs (nicht nur äußerlich!).

Geschmack, Energie

- Süß, leicht bitter, kühl bis kalt
- Säfte aufbauend, entwässernd

Wirkrichtung

- Kühlt „Sommerhitze", senkt Fieber
- Hilfreich bei entzündlichen Krankheiten
- Nährt das Yin, baut Säfte auf
- Wirkt bei Hitze beruhigend
- Bei trockenen Schleimhäuten, trockener Haut
- Wirkt leicht abführend
- Regt die Harnorgane an, leitet überschüssiges Wasser aus
- Wirkt entgiftend, regt die Leber an

Zubereitung

Gurken werden meist roh verzehrt. Gurkensalate gibt es in vielen Varianten. Mit Salz, Essig und Öl erhält man eine schmackhafte sommerliche Vorspeise.
Auch eingelegt als Essiggurken usw. sind sie sehr beliebt. Im Spreewald haben Gerichte mit Gurken eine lange Tradition. Schauen sie mal im Internet unter Spreewaldgurken/Zubereitung. Sie werden über die Vielfalt staunen!

Vorsicht

Gurken haben eine ziemlich kalte Energetik! Diese wird leicht unterschätzt. Menschen die frieren, bekommen von rohen Gurken leicht Bauchschmerzen oder fangen noch mehr an zu frieren. Schwerverdaulich sind insbesondere die Schalen. Wenn man Gurken schält, werden sie leichter verdaulich.

Der besondere Tipp

Versuchen sie mal, Gurken zu kochen. Mit Dill und Knoblauch verändern Sie die Temperatur der an sonst kalten Gurken.

Wichtige Inhaltsstoffe

Ca. 2% Kohlenhydrate, 0,6% Eiweiße, 0,2% Fett,
Vitamin C, Folsäure, Beta Carotin, Kalium, Kalzium, Magnesium.

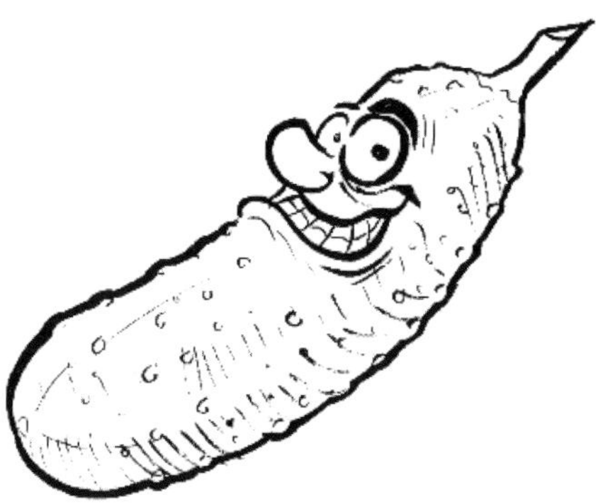

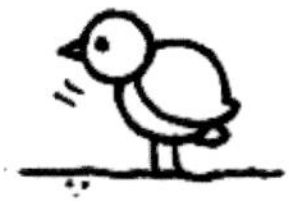

Kartoffeln

Das „Indianergemüse“ hat schon zu Seefahrerzeiten alle anderen Gemüsesorten bei den Verbrauchsmengen überholt. Seine Bedeutung als Grundnahrungsmittel ist weltweit enorm. Kartoffeln enthalten sehr viel Stärke, also Mehrfachzucker, der nur langsam verdaut wird. Seine so vielfältigen Möglichkeiten der Zubereitung ergeben unbegrenzte Einsatzmöglichkeiten. Neben Stärke enthalten Kartoffeln viel Eiweiß und andere Vitalstoffe.

Geschmack, Energie

- Süß, warm (in gekochtem Zustand!)
- Entwässernd

Wirkrichtung

- Geben Kraft und Ausdauer
- Sättigen und reduzieren Hunger
- Leiten überschüssiges Wasser aus, entwässernd
- Kalorienarmes Diätmittel
- Geeignet als Aufbaukost
- Wirkt erleichternd bei rheumatischen Beschwerden
- Bei Übersäuerung des Organismus
- Das robuste Vitamin C stärkt das Immunsystem
- Unterstützt die Verdauung, bei Durchfall
- Wirkt antientzündlich, hilft bei Geschwüren
- Hilft bei Gefäßkrankheiten wie Arteriosklerose

Zubereitung

Der rohe Saft eignet sich bei einer realen Übersäuerung des Magens. Ansonsten gibt es kaum ein Lebensmittel, das vielfältiger und einfacher in der Zubereitung ist. Pellkartoffeln, Salzkartoffel, Kartoffelpüree, Bratkartoffeln, Kartoffelsalat und natürlich Pommes sind einige bekannte Beispiele. Kartoffeln eigen sich aber auch für Genussmittel wie Chips.

Vorsicht

Wer wenige Verdauungssäfte besitzt, sollte bei der Menge Pellkartoffeln vorsichtig sein (siehe unten). Rohe Kartoffeln sind sehr kalt und eignen sich nicht für frierende Menschen, auch nicht zur Entsäuerung!

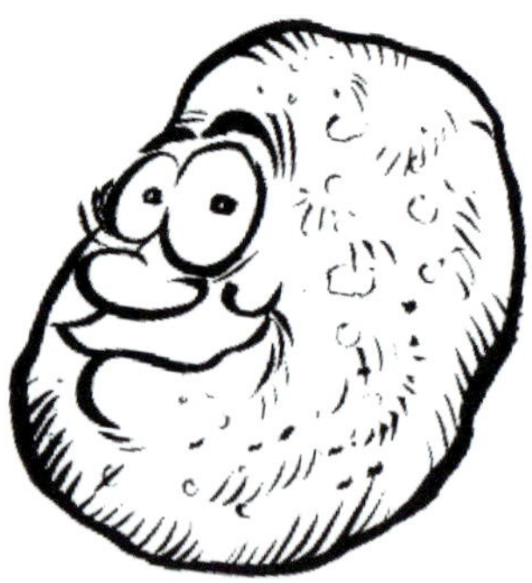

Der besondere Tipp

Im berühmten Apothekerbuch aus dem 17. Jahrhundert, dem „Tabernaemontanus“ steht:
„Kartoffeln stärken bei ehelichen Werken und nähret den Samen des Mannes“. Wer hätte es gedacht...

Wichtige Inhaltsstoffe

Ca. 15% Kohlenhydrate, 2% Eiweiße, 0,1% Fett,
Vitamin C, B Vitamine, Kalium, Phosphor, Fluor, Kupfer, Zink, Kobalt.

Hinweis

Am Beispiel der Kartoffel kann man gut erklären, dass neben den Inhaltsstoffen auch die Zubereitung sowie die Veranlagung eines Menschen die Wirkwiese von Lebensmitteln bestimmt.
Betrachtet man die Inhaltsstoffe der Kartoffel, so wird gerne darauf hingewiesen, dass diese sehr alkalisch wirken, weil diese einen großen Überschuss an Basen enthalten. Daran besteht kein Zweifel. Daraus wird dann abgeleitet, dass bei einer Übersäuerung der Körpers Kartoffeln helfen. Auch bei einer Übersäuerung des Magens sollen Kartoffeln helfen, also z.B. bei Sodbrennen. Nun beschreiben aber immer wieder Menschen, dass sie gerade von Pellkartoffeln Sodbrennen bekommen. Wie kann es sein, dass ein so basisches Lebensmittel wie die Kartoffel zu Sodbrennen führt? Wir werden ein wenig ausholen:
Will man aus Pellkartoffeln Kartoffelpüree herstellen, benötigt man dafür eine Menge Flüssigkeit. Isst man nun Pellkartoffeln, so muss der Körper diese Flüssigkeit selbst aufbringen. Das Püree muss der Körper sozusagen selbst machen. Dies kann für Menschen, die sehr wenige Säfte besitzen, schnell recht problematisch werden. Die Kartoffeln bleiben im Magen lange liegen. Der Magen produziert nun Säfte, damit die Kartoffeln verdaut werden können. Magensaft bedeutet aber immer auch Magensäure. Es kann dann schnell zu Sodbrennen kommen, weil die Kartoffeln viel zu lange im Magen liegen bleiben.
Und dies, obwohl die Stärke der Kartoffel eigentlich leicht verdaulich ist.
Daraus lässt sich folgendes schließen:
Menschen, die eher einlagern, werden Pellkartoffeln gut vertragen und von ihnen profitieren, weil sie überschüssiges Wasser ausleiten.
Bei sehr trockenen Menschen dagegen können Pellkartoffeln leicht wie Steine im Magen liegen bleiben, wenn der Körper sich schwer tut die nötigen Flüssigkeiten aufzubringen. Für „trockene“ Menschen eignet sich viel eher Kartoffelpüree. Hier bekommt der Körper die nötigen Flüssigkeiten schon mitgeliefert. Zumindest sollte man zu Pellkartoffeln ausreichend trinken.

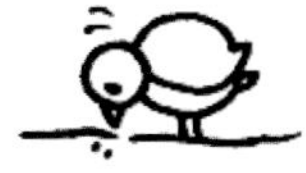

Knollenfenchel

Dieses südländische Gemüse wird bei uns immer beliebter. Es zählt zu den (nicht so häufigen) wirklich wärmenden Gemüsesorten. Dies bedeutet, dass insbesondere Menschen, die frieren oder geschwächt sind, vom Fenchel profitieren. Leute, mit hohem Stoffwechsel mögen den Geschmack oftmals nicht so gerne!
Hildegard von Bingen schätzte Fenchel (auch als Samen) besonders. Sie sagte, Fenchel mache fröhlich und warm, stärkt und wärmt die Verdauungsorgane und hilft besonders gut bei Erkältungskrankheiten. Die vielen ätherischen Öle wirken schnell und direkt auf die Schleimhäute. Da er auch viele Nährstoffe besitzt, eignet sich der Fenchel hervorragend als Aufbaumittel für geschwächte Menschen.

Geschmack, Energie

- Süß, scharf, warm
- Entwässernd

Wirkrichtung

- Macht warm, wärmt von innen
- Stärkt und wärmt die Verdauungsorgane
- Hilft bei Durchfall
- Bringt Appetit und Durst zurück
- Wirkt schweißtreibend
- Bei Erkältungskrankheiten, Abwehrschwäche
- Reinigt und stärkt die Lunge
- Wirkt krampflösend, beruhigend
- Leitet überschüssiges Wasser aus
- Hilft bei rheumatuschen Beschwerden (bei Kälte!)
- Unterstützt die Sehkraft

Zubereitung

Fenchel kann auch als Rohkost verwendet werden. Dann sollte er in sehr dünne Scheiben geschnitten oder geraspelt werden. Mit etwas Zitronensaft verliert er seinen leicht aufdringlichen Geschmack.
In der Pfanne in Pfannenkuchenteig zubereitet wird er zu einem besonderen Hauptgericht. Ansonsten kann man Fenchel überall einsetzen, wo er nicht durch seinen dominanten Geschmack stören würde.

Vorsicht

Eigentlich gibt es keine direkte Kontraindikation. Nur scheiden sich an seinem Geschmack ein wenig die Geister. Er hat eine recht warme Wirkung, weswegen ihn Menschen, die schon schwitzen, nicht so gut vertragen und ihn meist auch nicht mögen.

Der besondere Tipp

Fenchel ist ein hervorragendes Mittel bei Erkältungskrankheiten und bei einer chronischen Immunschwäche. Es löst klebrigen Schleim, hilft bei der tiefen Atmung und stärkt das Immunsystem.
Ein bis zwei leicht angedünstete Fenchelknollen pro Tag über eine Woche bringen wieder Leben in die geschwächte Natur.

Wichtige Inhaltsstoffe

Ca. 3% Kohlenhydrate, 2,5% Eiweiße, 0,3% Fett, Vitamin B2, C, Niacin, Phosphor, Kalzium, Eisen.

Kohl

Es gibt eine riesige Auswahl an Kohlgemüse. Sie stammen alle vom Wildkohl ab und haben deswegen durchaus ähnliche Eigenschaften. Kohl gehört zu den gesündesten Lebensmitteln, insbesondere in unserer Wohlstandsgesellschaft. Er hat nur wenige Kalorien und macht trotzdem satt. Schon deswegen ist er für Menschen interessant, die mit Gewichtsproblemen zu kämpfen haben. Der darin enthaltene Zucker wird nur langsam abgebaut, weswegen er von Diabetikern sehr geschätzt wird. Kohl hat viele Ballaststoffe, was der Verdauung zu Gute kommt.
Leider hat man in den letzten Jahren vermehrt Bitterstoffe aus vielen Sorten „herausgezüchtet“. Soweit vorhanden, unterstützen diese aktiv die Entgiftungsorgane, insbesondere die Leber.

Geschmack, Energie

- Süß, etwas scharf, etwas bitter, gekocht: warm, roh: kalt
- Säfte aufbauend, entwässernd

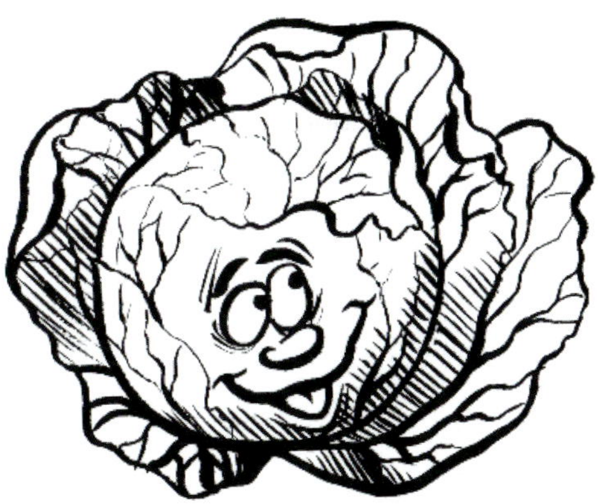

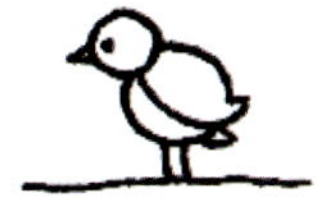

Wirkrichtung

- Geben Kraft und Saft
- Regen die Verdauungsorgane an
- Eigen sich für Diäten und bei Diabetes
- Leiten überschüssiges Wasser aus
- Lösen Verschleimungen
- Stärken das Immunsystem, wirkt antientzündlich
- Kräftigt die Atmungsorgane
- Hilft bei Wohlstandsleiden“ wie Gicht, Arteriosklerose
- Verschlackung, Übersäuerung

Zubereitung

Rohes Kohlgemüse

Je nach Sorte ist roher Kohl kühlend und nicht gerade leicht verdaulich. Seine Hauptwirkung entfaltet er im Verdauungstrakt, insbesondere dem Darm, wo der die Verdauung anregt, den Darm „säubert“. Vor allem eher hitzige Menschen mit Heißhunger und hohem Stoffwechsel profitieren von dieser Rohkost. In geringeren Mengen verträgt aber jeder dieses wunderbare Gemüse und profitiert von den heilenden Eigenschaften.

Gekochtes Kohlgemüse

Gerade Weißkohl oder Rotkohl wird ein wahres „Kraftpaket“, wenn man ihn lange kocht. Früher hatten die Bauerhöfe oft einen Topf mit Kohl auf dem Holzofen, der dann stundenlang kochte.
In Zeiten des Vitaminwahnes vergisst man leicht, wieviel Energie unser Organismus jeden Tag benötigt. Diese bekommt man, wenn man Lebensmittel wie den Kohl zu „Kraftnahrung“ macht.
Andere leichtere Kohlsorten wie Blumenkohl oder Brokkoli schmecken sehr gut, wenn man diese dünstet oder kurz anbrät.

Blumenkohl

Beim Blumenkohl nutzt man den Blütenstand, der leicht verdaulich und sehr bekömmlich ist. Er enthält alle den Kohlarten eigenen Vorteile. Insbesondere seine blutreinigende und harntreibende Wirkung ist hervorzuheben.

Geschmack, Energie

- Süß, kühl, befeuchtend
- Säfte aufbauend, entwässernd

Zubereitung

Da Blumenkohl leicht verdaulich ist, muss man ihn nicht lange kochen. Kurz angedünstet bleiben die Vitamine erhalten. So erfrischt und belebt er, sättigt ohne zu belasten. In der Zubereitung ist er sehr vielfältig. Ob als paniertes Schnitzel, als Suppenbeilage, als Teil von Salaten oder in Aufläufen: Blumenkohl enttäuscht niemals.

Vorsicht

Roh verzehrt ist er recht kühl und kann empfindlichen, kälteempfindlichen Menschen Bauchschmerzen verursachen.

Der besondere Tipp

Blumenkohl gilt als bewährtes Mittel bei Nierensteinen. Allerdings sollte man vorher mit seinem Therapeuten sprechen, damit nicht die Gefahr unerwünschter Steinabgänge besteht.

Wichtige Inhaltsstoffe

Ca. 2,5% Kohlenhydrate, 2,5% Eiweiße, 0,3% Fett, Vitamin A, C, Folsäure, Beta C, Carotin, Kalzium, Eisen, Natrium, Kalium, Kupfer, Nikotin, Senföl, Zink.

Brokkoli

Viele Eigenschaften von Blumenkohl und Brokkoli sind sehr ähnlich. Beide sind gedünstet leicht verdaulich, belebend und in der der Küche ähnlich zuzubereiten. Im Unterschied zu Blumenkohl ist der Brokkoli etwas bitter. Dies erklärt seine Wirkung auf die Entgiftungsorgane, besonders die Leber.

Der besondere Tipp

Versuchen sie mal Brokkoli in Kokosmilch zu dünsten. Das schmeckt super und ist ein gutes Mittel gegen unreine, aber trockene Haut.

Wichtige Inhaltsstoffe

Ca. 2,5 Kohlenhydrate, 3,5% Eiweisse, 0,2 % Fett,Carotin, Vitamin C, B Vitamine, Folsäure, Kalzium, Eisen, Kalium, Chlorophyll.

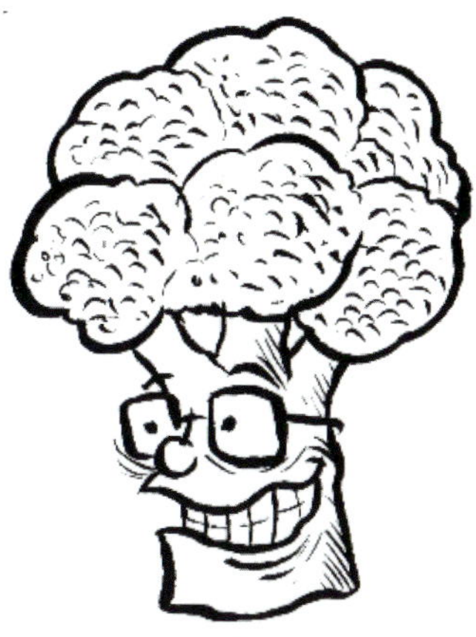

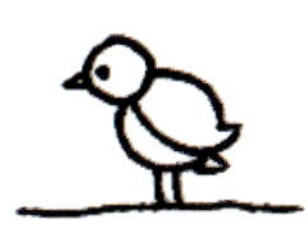

Chinakohl

Der Chinakohl gehört in Asien zu vielen Gerichten und Beilagen. Sein Vorteil ist, dass er nicht so sehr „nach Kohl riecht“ und kaum Blähungen verursacht. So können ihn auch empfindliche Menschen genießen.

Grünkohl

In vielen Gegenden wie etwa Westfalen ist dem Grünkohl eine ganze Jahreszeit gewidmet. In den kalten Wintermonaten kocht er dann stundenlang auf dem Ofen und spendet Kraft, Wärme und Ausdauer. Die sonst obligatorische Mettwurst kann man ja vegan ersetzen. Es macht aber Sinn, etwas Öle oder Fette mit zu kochen, dies schließt die Inhaltsstoffe besser auf. Grünkohl hat einige besondere heilende Eigenschaften. Der enthaltene Schwefel reinigt die Lunge und die Gefäße. Er enthält Unmengen an Kalzium. Natürlich reinigt er auch den Darm und hilft den Verdauungsorganen.

Wichtige Inhaltsstoffe

Ca. 3% Kohlenhydrate, 4% Eiweiße, 0,8% Fett, Beta Carotin, B Vitamine, Vitamin C, Schwefel, Kalium, Kalzium, Eisen, Phosphor.

Kohlrabi

Kohlrabi gehört zu den beliebtesten Frischgemüsesorten. Zurecht, denn roh verzehrter Kohlrabi ist relativ leicht verdaulich. Er bringt die Verdauungsorgane in Gang. Der Speichel beginnt zu fließen, Magen und Darm bereiten sich auf ihre Arbeit vor. Einige Sorten enthalten noch einige Bitterstoffe, die dann die Leber anregen. Auch gekocht ist Kohlrabi sehr wertvoll. Bei Gedeihstörungen der Kinder gab es früher häufig Kohlrabimus.

Zubereitung

Kohlrabischeiben, leicht paniert eignen sich hervorragend als Schnitzel. Mit einer Pilzsoße dazu werden sie sogar ihre Kinder begeistern.

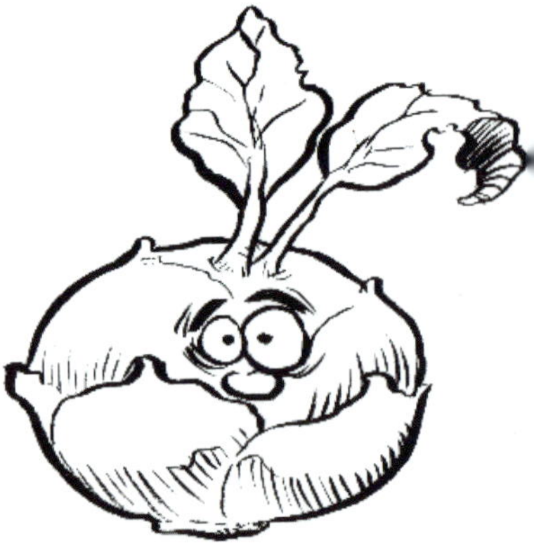

Wichtige Inhaltsstoffe

Ca. 4% Kohlenhydrate, 2% Eiweiße, 0,2% Fett,
Vitamin C, B Vitamine, Beta Carotin, Eisen, Kalzium, Magnesium, Selen.

Rosenkohl

Daran scheiden sich geschmacklich häufig die Geister. Die einen schwören auf ihn, die anderen mögen noch nicht mal seinen Geruch. Schuld daran könnte sein Schwefelgehalt sein. Dieser ist jedenfalls sehr gesund. Er gilt als präventiv gegen Krebs, reinigt und entgiftet den ganzen Organismus.

Wichtige Inhaltsstoffe

Ca. 3,5% Kohlehydrate, 4,5% Eiweiße, 0,3% Fett,
Vitamin C, A, und B Vitamine, Kalium, Zink, Phosphor, Schwefel, Eisen.

Rotkohl

„Blaukraut" ist in Süddeutschland noch immer eines der beliebtesten Wintergemüse. Er enthält für Kohl recht viele Eiweiße. Seine Blut- und Säfte aufbauende Wirkung wird seit Jahrhunderten beschrieben. Mit etwas Öl gekocht, ist er nahrhaft und ein Powermittel. Besonders lecker wird das Gemüse, wenn man einen Schuss Wein mit kocht.

Wichtige Inhaltsstoffe

Ca. 3,5% Kohlenhydrate, 1,5% Eiweiße, 0,2 Fett, Vitamin C, A, Folsäure, B Vitamine, Kalzium, Magnesium, Eisen, Kalium, Kupfer.

Weißkohl

Der absolute Klassiker ist sehr nah dran am „Urkohl". Er ist ein ursprüngliches Grundnahrungsmittel erster Güte. Heute gilt er als eines der besten Vorbeugelebensmittel gegen die Entartung von Zellen, was ja die Ursache von Krebs ist. Innerlich wie äußerlich wirkt er gegen Geschwüre, Ausschläge, schlecht heilende Wunden. Er reinigt, säubert, entwässert und baut dabei wieder gesundes Gewebe auf. Wer die ganze Kraft des Weißkohles ausbeuten will, sollte ihn lange kochen.

Wichtige Inhaltsstoffe

Ca. 4% Kohlenhydrate, 1,5% Eiweiße, 0,2% Fett, Vitamin C, Folsäure, Beta Carotin, B Vitamine, Eisen, Kalzium, Kalium, Silizium.

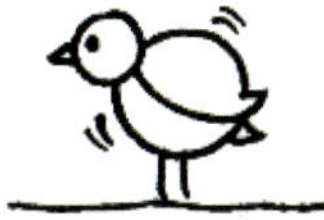

Sauerkraut

Durch Milchsäuregärung entsteht aus Weißkohl Sauerkraut. Roh genossen räumt es im Darm auf mit Pilzen, Fäulnisbakterien, Viren und sonstigem schädlichen Bewohnern. Gerade in der Zeit, wo viel zu viel Zucker gegessen wird, wo Antibiotika die Darmflora zerstören und unser sonstigen schlechten Ernährungsgewohnheiten unserem Darm zusetzen, ist eine tägliche, kleine Portion rohes Sauerkraut als Kur sehr empfehlenswert. Auch gekocht galt Sauerkraut als heilendes Mittel für die Gesundheit. Wenigstens einmal die Woche gab es früher einen Eintopf, wo als Beilage oder Hauptanteil Sauerkraut enthalten war.

Wirsing

Wirsing gehört zu den leichter verdaulichen Kohlsorten, obwohl man hier ja die Blätter verwendet. Er hat im Vergleich zu Weißkohl deutlich mehr Eiweiße und Fette. Dabei enthält er auch Bitterstoffe und Schwefel, was seine entgiftende Funktion erklärt. Ansonsten vereint er alle heilenden Eigenschaften der Kohlfamilie in sich. Mit Wirsingblättern kann alle möglichen Speisen hervorragend einwickeln und dann dünsten, braten, kochen usw. Allerdings sollte man bei den großen äußeren Blättern den Strunk herausschneiden, da dieser doch recht schwer verdaulich sein kann.

Wichtige Inhaltsstoffe

Ca. 3% Kohlenhydrate, 3% Eiweiße, 0,3% Fett,Vitamine A, B Vitamine, Vitamin C, Vitamin K, Schwefelöle, Chlorophyll, Eisen, Phosphor.

Knoblauch (siehe Gewürze)

Kürbis

Kürbisse gehören wie Möhren zu den „Startergemüsesorten“ für Kleinkinder. Obwohl sie sehr nahrhaft sind, verschlacken sie den Organismus nicht. Sie sind sehr saftig und „fleischig“. Dadurch bringen sie bei trockenen Menschen eine gesunde Feuchtigkeit und Spannkraft zurück.

Geschmack, Energie

- Süß, leicht kühl bis neutral
- Säfte aufbauend, befeuchtend

Wirkrichtung

- Stark befeuchtend
- Leicht verdaulich
- Schonkost, für empfindliche, geschwächte Menschen
- Wunderbares Mittel für trockene Haut
- Als Diätmittel bei Schwächezuständen
- Scheidet überschüssiges Wasser wieder aus
- Mildes Abführmittel

Zubereitung

Sehr beliebt sind inzwischen (wieder) die Kürbissuppen. Insbesondere die Hokkaido Kürbisse erfreuen sich zunehmender Beliebtheit. Man kann solche Suppen mit verschiedensten Gewürzen in verschiedenste Richtung würzen. Mit Zimt und Ingwer erhält man Süßspeisen. Mit Chili, Sellerie und Kräutersalz erhält man eine wärmende Wintersuppe.
Ähnlich wie Möhren kann man sie roh in Salaten oder ähnlichem verarbeiten. Sie eignen sich für den Backofen, für Eintöpfe oder Wokgerichte. Natürlich sind sie auch für Süßspeisen eine Bereicherung.

Vorsicht

Da Kürbisse eine stark befeuchtende Eigenschaft haben, können sie bei Menschen mit Einlagerungen zu Stauungszuständen, ja sogar Völlegefühl und Übelkeit führen.

Der besondere Tipp

Wer unter starker Trockenheit leidet, profitiert von einer Kürbissuppe mit Kürbiskernen. Die Kerne enthalten hochwertige Öle, die das geschwächte Yin aufbauen und Kraft und Säfte zurückbringen.

Wichtige Inhaltsstoffe

Ca. 4,5% Kohlehydrate, 1% Eiweiße, 0,1 Fette
Beta Carotin, Vitamine E, B Vitamine.

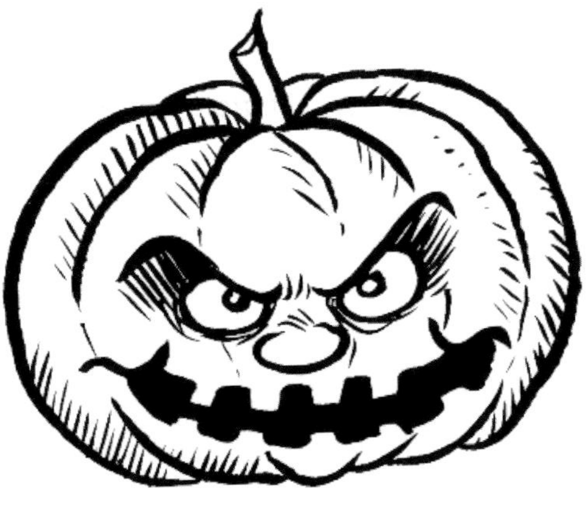

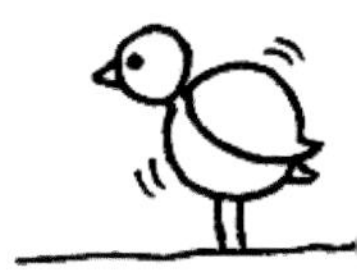

Mangold / Spinat

Mangold und Spinat haben nicht nur einen ähnlichen Geschmack, auch ihre Wirkung ist ganz ähnlich. Allerdings enthält Mangold deutlich mehr Wasser als Spinat. Beide sind sehr kalorienarm. Sie reinigen das Blut einerseits, bauen andererseits wieder gesundes Blut auf. Sie unterstützen die Ausscheidung von Giftstoffen über Stuhl und Urin. Interessant ist der hohe Anteil an Vitamin K, das für den Knochenaufbau und für die Unterstützung der Blutgerinnung nötig ist.

Geschmack, Energie

- Süß, leicht bitter, kühl
- Leicht entwässernd

Wirkrichtung

- Wirkt kühlend und leicht absenkend
- Baut Blut und Säfte auf
- Unterstützt die Ausscheidung von Schlackenstoffen
- Die Ballaststoffe reinigen den Dickdarm
- Unterstützt die Sehfähigkeit

Zubereitung

Am besten schmeckt Mangold wohl, wenn er kurz gedünstet wird. Spinat sollte man dagegen kochen. Mangold schmeckt sehr lecker als Suppe mit gehackten Nüssen, Sonnenblumenöl, etwas Pfeffer und Muskat. Hervorragend eignet er sich für Quiches, Pasteten und Aufläufe.

Vorsicht

Es gibt den Hinweis, dass der hohe Gehalt an Vitamin K Medikamente stört, der die Blutgerinnung hemmen. Allerdings weist die Gesellschaft für Ernährung darauf hin, dass dies nur beim Verzehr von großen Mengen von Mangold der Fall ist. Mangold ist nicht lange haltbar. Da er recht viel Nitrat enthält, sollte er nicht zu lange gelagert werden, denn dann entstehen Nitrite, bzw. Nitrosamine, die als krebsfördernd gelten.

Der besondere Tipp

Mangold eignet sich sehr gut zum Einrollen von anderen Lebensmitteln, ähnlich wie Weißkohl oder Wirsing. Versuchen Sie auch mal einen herzhaften Kuchen mit Mangold zu backen.

Wichtige Inhaltsstoffe

Ca. 1% Kohlenhydrate, 2% Eiweiße, 0,3 Fette,
Beta Carotin, Vitamine A, B1, C, E, K, Folsäure, Magnesium, Eisen, Chlorophyll, Kalium, Natrium, Kupfer, Schwefel.

Möhren

Möhren oder Karotten gehören zu den weltweit beliebtesten Gemüsesorten. Das hat natürlich mit ihrem herzhaften Geschmack zu tun. Genauso wichtig ist ihre Wirkung für unsere Gesundheit. Sie sind sehr nahrhaft, enthalten jede Menge leicht verdaulicher Kohlehydrate. Sie bringen geschwächten Menschen die Lebenskraft und Freude zurück. Selbst für Kleinkinder sind sie hervorragend geeignet. Feste Babynahrung beginnt mit Karottenbrei. Ihre heilende Wirkung ist so vielfältig, dass sie als Lebensmittel in vielen Heilpflanzenbüchern auftaucht. Selbst Allergiker vertragen sie fast immer sehr gut.

Geschmack, Energie

- Roh: Süß, etwas kühl
- Gekocht: süß, warm
- Befeuchtend, nährend

Wirkrichtung

- Geben Kraft, zur Wiedergewinnung der Lebenskraft
- Stärken die Verdauungsorgane
- Bei Schwäche, bei Verlust von Appetit und Durst
- Befeuchten und baut Säfte auf
- Bringen Spannkraft für Haut und Haare
- Befeuchten und kräftigen die Augen
- Ihre Ballaststoffe unterstützen die Verdauung, binden Gifte
- Helfen auch bei Durchfall, stabilisieren den Stuhl
- Wirken Blut aufbauend
- Kräftigen und befeuchten die Lunge
- Schützen die Schleimhäute, bei entzündlichen Krankheiten
- Beruhigen die Nerven, schlaffördernd
- Rohe Karotten bringen die Verdauungssäfte stark zum Fließen
- Helfen bei Übersäuerung

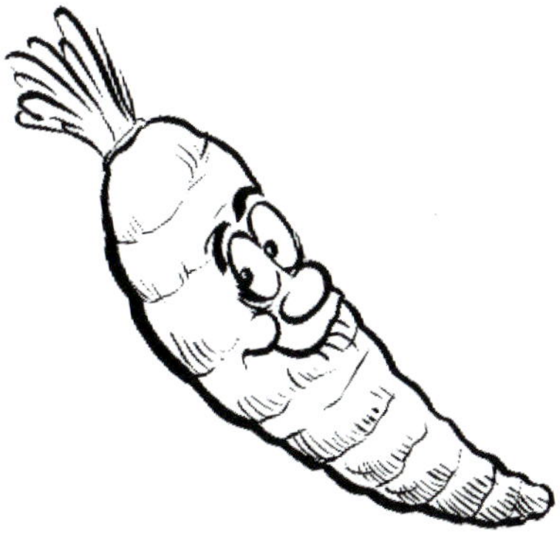

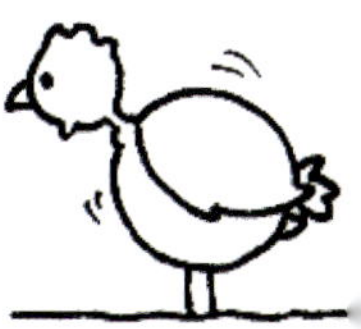

Zubereitung

Rohe Möhren schmecken lecker in jeder Form. In Salaten bringen sie schöne Farben und frische, knackige Geschmäcker.
Gekocht passen sie in alles, was man kochen kann. Sie sind fester Bestandteil von Kraftsuppen. Man kann sie backen, braten, grillen.
Selbst zu Süßspeisen passen sie, wie etwa die sehr beliebten Möhrenkuchen.

Vorsicht

Das wunderbare an Möhren ist, dass es bei all ihren förderlichen Eigenschaften keine ernsthaften Vorsichtsmaßnahmen gibt.

Der besondere Tipp

Milchsauer vergorene Möhren oder Karottensaft verstärken die ohnehin starke Wirkung auf unsere Verdauungsorgane. Unsere Darmflora ist durch viele Genussmittel bedroht. Dieses Lebensmittel bringt Ordnung und Gesundheit zurück.

Wichtige Inhaltsstoffe

Ca. 5% Kohlenhydrate, 1% Eiweiße, 0,2 % Fette,
Vitamine C, B1, B2, B6, Folsäure, Vitamine D, E, K,
Eisen, Mangan, Kalzium, Phosphor, Karotin, Zink, Jod.

Paprika/Gemüsepaprika

Es gibt sehr viele verschiedene Paprikasorten. Die im reifen Zustand rote Gemüsepaprika wird auch grün, bzw. unreif verzehrt. Dann schmeckt sie etwas bitter und ist kühlender in ihrer Wirkung. Dagegen gehören die Chilischoten zu den schärfsten und heißesten Lebensmitteln, bzw. Gewürzen, die es gibt.

Roter Paprika

Wir beginnen mit der reifen, roten Gemüsepaprika, die nicht scharf, sondern ziemlich süß schmeckt. In Lateinamerika war sie schon immer ein Grundnahrungsmittel. Der enorm hohe Vitamin C Gehalt unterstützt den Organismus in vielen Funktionen.
Ihre positiven Auswirkungen auf die Verdauungsorgane sind längst anerkannt. Sie ist sehr saftig, was die Bildung von Körpersäften unterstützt.

Geschmack, Energie

- Süß, leicht kühl
- Befeuchtend, leicht entwässernd

Wirkrichtung

- Bildet Körpersäfte
- Regt Appetit und Durst an
- Fördert die Verdauungssekretion
- Scheidet übermäßiges Wasser aus
- Unterstützen die Sehkraft
- Stärken die Abwehrkraft

Zubereitung

Herrlich schmecken diese roh, frisch geschnitten oder in Salaten. Sie passen ansonsten irgendwie überall gut dazu. Auf Pizzas, in Eintöpfen, Ratatouille, oder gebacken, sie ergeben immer gute Resultate. Besonders eignen sie sich zum Befüllen. Gefüllte Paprikaschoten überzeugen jeden Gemüsemuffel.

Vorsicht

Die reifen, süßen Paprika sind sehr gut verträglich, so dass es kaum eine wirkliche Kontraindikation gibt.

Der besondere Tipp

Noch immer viel zu wenig bekannt ist Ajvar. Hier werden rote Paprika so lange in Olivenöl geröstet, enthäutet und mit etwas Salz und Pfeffer gewürzt, bis eine homogene Masse entsteht. Ajvar gibt es auch noch mit anderen Zutaten. Man kann ihn in Gläsern kaufen. Er ist vielfältig verwendbar und kann ähnlich wie Tomatenmark eingesetzt werden.

Wichtige Inhaltsstoffe

Ca. 3% Kohlenhydrate, 1% Eiweiße, 0,2% Fett, Vitamin C, Beta Carotin, Kalium, Magnesium, Phosphor, Kalzium, Eisen.

Grüner Paprika

Die unreife grüne Paprika ist bitter und deutlich kühler als reifer roter Paprika. Deshalb ist sie auch in rohem Zustand recht schwer verdaulich. Gekocht bleiben seine Bitterstoffe aktiv. Diese regen die Leber und die Verdauungsorgane an, wirken entgiftend. Geschwächte Menschen sollten sie besser nicht roh verzehren.

Scharfer roter Paprika

Siehe Gewürze

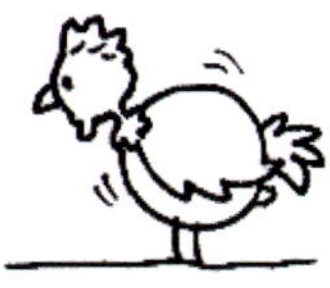

Petersilienwurzel

Die Petersilie gehört zu den wärmenden Gemüsesorten. Bekannter als die Wurzel sind die Blätter, die sehr gerne als frisches Gewürz verwandt werden. Die Wirkung der beiden ist sehr ähnlich, wobei die Blätter eine wesentlich stärkere Intensität besitzen. Die Petersilienwurzel ist eine wirklich sehr umfangreich wirkende Heilpflanze, die als solche (noch) viel zu wenig geschätzt wird.

Geschmack, Energie

- Süß, scharf, leicht bitter, warm
- Leicht entwässernd

Wirkrichtung

- Wärmt die „Eingeweide“, stärkt die Verdauungsorgane
- Kräftigt und belebt Körper und Geist
- Stärkt Potenz und Fruchtbarkeit
- Unterstützt die Nierenkraft, fördert den Urin
- Scheidet Schlackenstoffe aus
- Wirkt krampflösend, fördert die Durchblutung
- Reinigt die Atemwege, bei Verschleimung
- Bei Unreinheiten der Haut

Zubereitung

Am bekanntesten ist sie als Zugabe bei vielen Suppen und als wichtiger Bestandteil von Kraftsuppen. Sie besitzt, ähnlich wie Sellerie, einen recht dominanten Geschmack. Deswegen sollte man bei der Dosis ein wenig vorsichtig sein, wenn man für eine ganze Gesellschaft kocht. Ansonsten ist es ein sehr vielseitiges Gemüse, das wie andere Knollen und Wurzeln verarbeitet und eingesetzt werden kann.

Vorsicht

Vor allem die Früchte haben eine starke Wirkung auf die Gebärmutter, wo sie krampflösend, aber auch abtreibend wirken können. Sie sollten besser nicht in der Schwangerschaft verwendet werden.

Der besondere Tipp

Die krampflösende Wirkung ist bei Schmerzen der Menstruation durchaus spürbar. Allerdings sollte man dann nicht nur die Wurzel, sondern auch die Blätter verwenden.

Wichtige Inhaltsstoffe

Ca. 6% Kohlenhydrate, 3% Eiweiße, 0,5% Fette,
Vitamin C, Vitamin B1, B6, Kalzium, Kalium, Natrium, Eisen, Kupfer.

Pilze

Pilze gehören seit jeher zum menschlichen Speiseplan. Da nicht alle essbar sind und auch einigen Arten „magische Kräfte" nachgesagt werden, umgibt Pilze eine gewisse Mystik. Der Pilz gehört schon immer zu den abendländischen Glückssymbolen (Glückspilz).
Pilze haben einen extrem hohen Wasseranteil. Da sie Ihre Nährwerte aus dem Boden ziehen und kein Chlorophyll aufbauen, gehören sie streng genommen nicht wirklich zum Gemüse.
Ihre Schale besteht überwiegend aus unverdaulichem Chitin, was zu Verdauungsbeschwerden führen kann, insbesondere wenn man zu viele davon roh verzehrt. Allerdings sind es genau diese Ballaststoffe, die die die Verdauungsorgane ankurbeln und den trägen Darm zur Arbeit bringen.
Sie enthalten kaum Nährstoffe, weswegen sie zur Entschlackung bestens geeignet sind. Dagegen besitzen sie, je nach Sorte sehr viele Mineralien und Vitalstoffe, was ihre heilenden Eigenschaften erklärt. Interessant ist etwa der recht hohe Gehalt am Sonnenvitamin D, das allgemein kaum in Nahrungsmitteln vorkommt.
Die meisten Pilze wirken kühlend und befeuchtend. Da sie eine fleischige Konsistenz besitzen, eignen sie sich besonders als „Fleischersatz".

Geschmack, Energie

- Süß, leicht bitter, kühl
- Säfte aufbauend, entwässernd

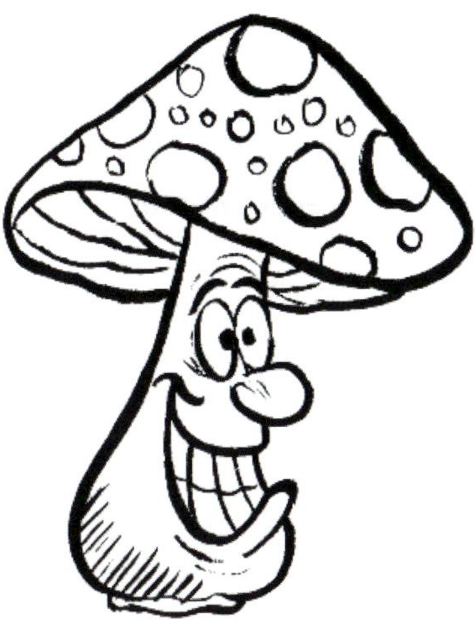

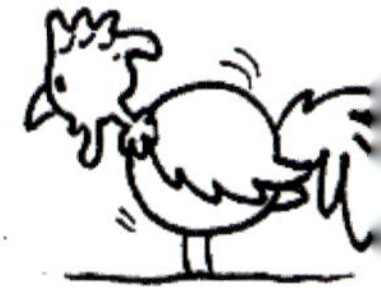

Champignons

Der im Westen beliebteste Speisepilz enthält recht viel Eiweiß, aber fast keine Kalorien. Da er vergleichsweise preiswert ist, spielt er im Speiseplan eine wichtige Rolle. Er ist sehr vielseitig und kann für nahezu alle Speisen verwandt werden.

Geschmack, Energie

- Süß, kühl
- Säfte aufbauend, entwässernd

Wirkrichtung

- Befeuchtet die Organe, die Schleimhäute
- Befeuchtet trockene Atemwege, bei Reizhusten
- Kühlt und leitet Hitze aus dem Körper
- Als Diätmittel zur Gewichtsreduktion
- Regt die Verdauung an (viele Ballaststoffe)
- Bei erhöhten Blutfetten

Zubereitung

Riesenchampignons eignen sich hervorragend als Pfannengemüseschnitzel. Damit bekommt man auch Gemüsemuffel an den Tisch. Genießen sie ihn auch in Eintöpfen und Suppen, bereiten sie ihn in Pfannengerichten und Aufläufen usw.

Vorsicht

Da die Randschichten kaum verdaut werden, sollte man Pilze generell nicht zu viel im rohen Zustand verzehren. Dies kann, besonders bei geschwächten Menschen zu enormen Beschwerden bei den Verdauungsorganen führen.

Der besondere Tipp

Champignons haben Cholesterin senkende Eigenschaften. Wenn man Riesenchampignons in Olivenöl vorsichtig dünstet, verstärkt sich diese Wirkung. Um es besonders lecker zu haben, kann man die Champignons mit (veganem) Pesto und gehackten Walnüssen füllen.

Wichtige Inhaltsstoffe

Ca. 1% Kohlehydrate, 2,5% Eiweiße, 0,3 Fette,
Vitamine A, B1, B2, C, D, K, Niacin, Kalzium, Eisen, Kupfer.

Austernpilze

Austernpilze gehören zu den besonders beliebten Pilzen. Ein wichtiger Grund ist sicher seine „Fleischige" Konsistenz. So eignet er sich besonders gut für Pfannengerichte und immer dann, wenn Gerichte Biss haben sollen. Er enthält einige hochwertige Eiweiße sowie viele Vitamine, insbesondere B1, B2, Niacin und Folsäure. Austernpilze gelten als Cholesterinsenker und Blut Reiniger. In der TCM sagt man, „befeuchten" die Sehnen, womit vor allem die Sehnenscheidenflüssigkeit gemeint ist.

Pfifferlinge

Sie waren einst so preiswert, dass sie „keinen Pfifferling" mehr wert waren. Dabei sind sie geschmacklich ein echtes Erlebnis. Auch besitzen sie wertvolle Inhaltsstoffe wie hochwertige Eiweiße, Eisen, Kalium sowie einige Vitamine.
Ihr scharfer, würziger Geschmack macht viele Gerichte zu einer Delikatesse. Sie passen zu Pfannengerichten, aber auch in Frikadellen oder Aufläufen bringen sie eine besondere Note.

Mu Err Pilz/Judasohr

Das Judasohr enthält erstaunlich viel Eiweiß, dazu enorme Mengen an Kalium, Kalzium, auch Phosphor.
In der TCM gibt man ihn zur Steigerung körperlicher Kraft und zur Steigerung der Abwehrkraft. Mu Err gilt als Blut Tonikum und als durchblutungsförderndes Mittel. Erforscht wird seine Cholesterin senkenden Eigenschaften.

Shitake

Der in Asien äußerst beliebte Speisepilz erobert zunehmend die westliche und hier gerade die vegane Küche. Er enthält hochwertige Eiweiße, B Vitamine sowie Vitamin D.
Shiitake gilt in Asien als Bluttonikum. Er befeuchtet die empfindliche Haut und Schleimhaut, weswegen er als Schönheitsmittel gilt. Allgemein hat er den Stoffwechsel anregende Eigenschaften. Die entgiftende Funktion der Leber unterstützt er ebenso wie die Senkung von hohen Cholesterinwerten.

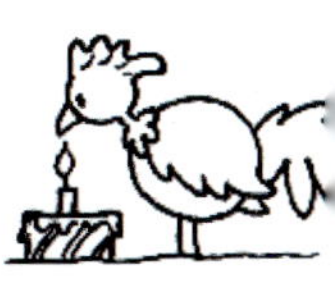

Rettich

Schon die alten Ägypter hielten den Rettich sehr in Ehren. Sein scharfer Geschmack bringt Bewegung in den Körper. Er putzt und reinigt, fördert die Durchblutung der Schleimhaut, bringt die schlaffe Verdauung wieder in Gang. Gerade weil wir viel zu viele Dinge essen, die den Magen und Darm belasten und damit schwächen, benötigen wir als „Gegenmittel“ Lebensmittel wie den Rettich, der den Organismus wieder in Fahrt bringt. Er ist ein wärmendes, leicht trocknendes Gemüse, was in der kalten, feuchten Jahreszeit besonders gut geeignet ist.
Schwarzer Rettich hat eine deutlich wärmere Energie als der weiße Rettich. Radieschen sind etwas kühler, aber auch leichter verdaulich. Empfindliche Menschen sollten mal Radieschen versuchen.

Geschmack, Energie

- Scharf, warm
- Leicht trocknend

Wirkrichtung

- Wirkt stark durchblutungsfördernd
- Reinigt die Schleimhäute
- Regt die Produktion von Verdauungssäften an
- Hilft stark bei der Produktion von Gallensaft
- Reinigt die Atemwege, stärkt die Lunge
- Beseitigt im Dickdarm Pilze und Fäulnisbakterien
- Stärkt das Immunsystem, bei Erkältungskrankheiten

Zubereitung

Der Rettich hält gerade Einzug in die moderne Küche.
Natürlich ist er roh verzehrt ein Genussmittel, das z.B. in Bayern im Sommer in keinem Biergarten fehlt. In Asien ist er ein vielfach benutztes Gemüse für Wokgerichte. Er verfeinert und intensiviert den Geschmack. Da er die Verdauung ankurbelt, eignet er sich hervorragend bei nicht ganz leicht verdaulichen Gerichten. Aber auch in Suppen, ja sogar als Pfannengerichte kann man den Rettich verwenden.

Vorsicht

Der rohe Rettich kann empfindliche Naturen leicht stören. Es können schnell Bauchschmerzen auftreten. Hier empfehlen wir, auf Radieschen auszuweichen, da diese bekömmlicher sind. Da Rettich Gallensteine in Bewegung bringen kann, sollten „steinreiche“ Menschen besser nicht zu viel davon auf einmal genießen.

Der besondere Tipp

Rettich ist ein altbewährtes Mittel bei Erkältungskrankheiten. Kochen Sie Rettich mit etwas Sirup und trinken sie diesen so warm wie möglich. Dann wirkt er schweißtreibend, schleimlösend und antibakteriell. Er stärkt das Immunsystem.

Wichtige Inhaltsstoffe

Ca. 2,5% Kohlenhydrate, 1% Eiweiße, 0,2% Fette,
Vitamin C, Carotin, Senföle, Kalium, Natrium, Magnesium, Kalzium, Phosphor, Eisen.

Rosenkohl (siehe Kohl)

Rotkohl (siehe Kohl)

Rote Beete / Rüben

Rüben gehörten bis vor wenigen Jahrzehnten, zumindest auf dem Lande, zu den Grundnahrungsmitteln. Sie sind preiswert, gesund, lecker und vielfältig einsetzbar. Sie enthalten viele Nährstoffe, Vitamine und Mineralien. Seit jeher gelten rote Beete als Bluttonikum. Heute schätzt man die antioxidativen Eigenschaften. Aktuell erforscht man Krebs hemmende Wirkstoffe.

Geschmack, Energie

- Süß, leicht bitter, kühl
- Befeuchtend, Blut aufbauend

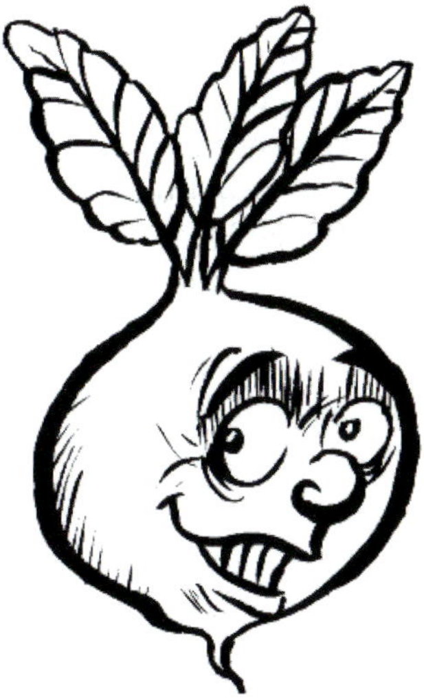

Wirkrichtung

- Bildet Säfte und Blut
- Regt die Zellerneuerung der Leber an
- Unterstützt die Fettverdauung
- Schützt vor Herz und Gefäßkrankheiten
- Wirkt beruhigend und schlaffördernd

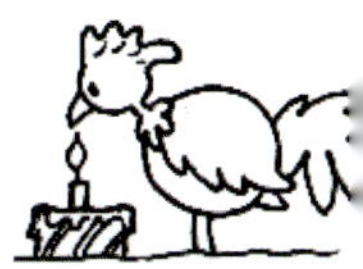

Zubereitung

Rote Beete wurden schon immer auch milchsauer vergoren. Das macht sie haltbar und verstärkt die heilenden Eigenschaften. Nicht nur der Darm und das Immunsystem profitieren von der Milchsäure.
Auch roh kann man sie zubereiten. Kurz gedämpft oder gekocht geben sie jeder Speise neben der unverwechselbaren Farbe einen süßen, weichen Geschmack.

Vorsicht

Bei Nierensteinen wird von häufigem Verzehr abgeraten.

Der besondere Tipp

Die Blätter eignen sich ebenfalls hervorragend in der Küche. Rüben sind Verwandte des Mangolds. Sie können genauso zubereitet werden.

Weiße bzw. gelbe Rüben werden in Asien als Aufbaumittel verwandt. Sie sind energetisch etwas wärmer als rote Rüben.

Wichtige Inhaltsstoffe

Ca. 8,5% Kohlenhydrate, 1,5% Eiweiße, 0,1% Fette,
Vitamine C, A, B Vitamine, Folsäure, Oxalsäure, Flavonoide,
Kalium, Magnesium, Natrium, Eisen.

(Grüne) Salate

Zu den beliebtesten Vorspeisen gehören die (grünen) Salate. Es gibt sehr viele verschiedene Arten, die alle zur Familie der Korbblütler gehören. Die meisten werden bei uns im Westen roh verzehrt.
In Asien werden viele Sorten kurz angedünstet, gekocht oder gebraten. Gemeinsam haben grüne Salate den „Milchsaft“, der austritt, wenn man sie abschneidet. Dieser Saft enthält eine Menge Lactucerol, das eine dem Opium verwandte Wirkung besitzt. So gelten Salate als Nerven- und Schlafmittel.
Grüne Salate enthalten (außer Chicoree) eine Menge Chlorophyll, das die Immunabwehr ankurbelt und die Entgiftung fördert.
Je mehr Bitterstoffe enthalten sind, desto stärker ist die Wirkung auf die Verdauungs- und Entgiftungsorgane.
Wichtig: Roh verzehrte Salate haben eine ziemlich kalte Wirkung! Wer friert, sollte bei der Menge etwas vorsichtig sein.

Geschmack, Energie

- Süß, bitter, kühl bis kalt
- Entwässernd

Wirkrichtung

- Kühlt innere Hitze, Sommergemüse
- Aktiviert die Verdauungsorgane
- Stärkt die entgiftenden Organe
- Fördert die Gallebildung
- Wirkt Blut bildend
- Unterstützt das Immunsystem
- Wirkt beruhigend, sedierend, schlaffördernd
- Unterstützt die Milchbildung

Zubereitung.

Grüne Salate sollten stets frisch zubereitet und dann bald verzehrt werden. Die Variationen von Salaten sind grenzenlos, da man sie mit so ziemlich allem und jedem kombinieren kann.

Vorsicht

Der eigentliche Fehler der gemacht wird, ist, dass Salat als „Kraftpaket“ dargestellt wird. Salat hat wunderbare Fähigkeiten. Aber er ist keine Kraftnahrung. Er kühlt recht stark aus, wenn man zu viel davon isst.

Der besondere Tipp

Wer friert, sollte vor dem Salat eine heiße Suppe genießen.
Wer wenig Zeit hat kann einen Löffel Gemüsebrühe mit heißem Wasser übergießen und scharf würzen. Sie werden diese Wirkung deutlich merken. Der Organismus freut sich nun auf den Salat und hat alle Vorteile von dieser wunderbaren Rohkost!
Hier noch ein „Geheimrezept“ von dem berühmten französischen Heilkundler Messegue: Bei großer Nervosität und Unruhe empfiehlt er abends rohe Salatköpfe in Butter sanft zu schmoren. Um den beruhigenden Effekt zu verstärken und um vegan zu bleiben, kann man die Butter durch Walnussöl ersetzen.

Wichtige Inhaltsstoffe

Ca. 1,5 Kohlenhydrate, 1% Eiweiße, 0,2%Fette,
Vitamine C, E, K, B1, B2, Folsäure,
Phosphor, Chlorophyll, Natrium, Kalium, Eisen, Kupfer, Zink, Selen, Jod, Lactucerol, Bitterstoffe.

Eisbergsalat

Da er so knackig ist und seine frische Form einige Zeit hält, wird er immer beliebter. Er ist ziemlich bitter und auch recht kühl in seiner energetischen Wirkung. Deshalb eignet er sich wunderbar für Menschen, die einen sehr hohen Stoffwechsel haben. Er mindert den Heißhunger und kühlt innere Hitze. Wer friert, sollte nicht zu viel von diesem recht schwer verdaulichen Salat essen!

Endiviensalat

Er gehört zu den ziemlich bitteren Salaten. Auch ist seine Energie absenkend und kühlend. Allerdings sind seine Eigenschaften auf die Verdauungsorgane sehr hervorzuheben.
Die Bitterstoffe aktivieren den Säftefluß aller Verdauungsdrüsen. Besonders stark profitiert die Leber von diesem Wintergemüse. Endivien lösen alten Schleim und scheiden Schlackenstoffe und Gifte aus dem Körper aus. Dies ist besonders bei unseren Wohlstandkrankheiten wie Gicht, Arteriosklerose, Übersäuerung, aber auch bei Hautkrankheiten wie Schuppenflechte oder Neurodermitis sehr hilfreich.

Feldsalat

Er ist nicht so „kalt“ wie etwa Endiviensalat. Feldsalat sollte recht frisch verzehrt werden. Er enthält eine ganze Menge an Eisen und Vitamin C, so dass er als ein wichtiges Blut Aufbaumittel gesehen werden kann. Achten sie darauf, dass der Feldsalat aus Freilandaufzucht stammt. In Gewächshäusern wird er oft sehr stark gedüngt.

Kopfsalat

Kopfsalat ist mit Abstand der beliebteste grüne Salat. Er ist ein recht leicht verdaulicher und bekömmlicher Salat. Auch ist seine energetische Wirkung bei weitem nicht so kalt wie die von Endivien- oder Eisbergsalat. Interessant ist, dass die äußeren Blätter deutlich mehr Vitamine und Chlorophyll enthalten als die inneren Blätter. Kopfsalat sollte möglichst frisch verwandt werden, da seine Blätter sehr schnell welk werden.

Sauerkraut (siehe Kohl)

Schwarzwurzel

Im Mittelalter bis in die Nachkriegszeit war Schwarzwurzel ein sehr beliebtes Gemüse. Im 17. Jahrhundert schrieb der berühmte Arzt Lonicerus, Schwarzwurzel vertreibe die Melancholie, die Schwermut, mache ein frohes Herz und ein frisches Gemüt. Die Schwarzwurzel galt lange Zeit als billiger Spargelersatz, als „Arme Leute Essen". Heute hält sie als Delikatesse Einzug in die Spitzengastronomie. Wenig bekannt sind heute die heilenden Kräfte der Wurzel. Sie enthält eine Menge Inulin. Dieser quellende Ballaststoff führt zu einem Sättigungsgefühl und erhöht den Dehnungsreiz im Darm. Außerdem nährt es die Milchsäurebakterien und sorgt so für eine gesunde Darmflora. So unterstützt sie die Entgiftung und ist bei Diäten hilfreich. Die Bitterstoffe helfen der entgiftenden Funktion der Leber.

Geschmack, Energie

- Süß, leicht bitter, neutral
- Befeuchtend, leicht ausleitend

Wirkrichtung

- Stärkt das Blut und die Säfte
- Unterstützen die Entgiftung
- Mildes Abführmittel
- Schützt entzündliche Darmschleimhäute
- Unterstützt die Darmflora
- „Antistress-Gemüse", beruhigend, schlaffördernd
- Reinigt von Schlackenstoffen, z.B. bei Gicht und Rheuma

Zubereitung

Schwarzwurzel wird ähnlich zubereitet wie Spargel. In gewisser Weise schmeckt sie auch ähnlich. „Schwarzwurzelfans" lieben den leicht nussigen Geschmack. Sie eigenen sich hervorragend als Suppen, in Aufläufen im Wok usw. Versuchen sie mal
Schwarzwurzeln mit einer Erdnusssoße!
Gekocht und abgekühlt bereichern sie Salate.

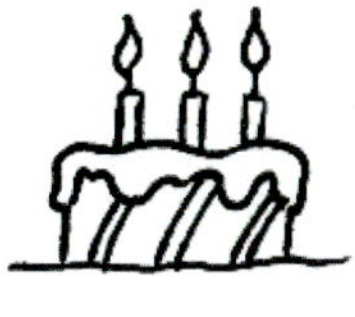

Vorsicht

Roh verzehrt sind sie kühl und eher schwer verdaulich.

Der besondere Tipp

Schwarzwurzeln laden zu Experimenten ein. Versuchen Sie mal Schwarzwurzeln mit Orangen in Senf Soße! Dazu etwas Zitrone, Salz und Pfeffer, vielleicht etwas Zwiebel oder Knoblauch dazu dünsten, fertig!

Wichtige Inhaltsstoffe

Ca. 2% Kohlenhydrate, 1,5% Eiweiße, 0,4% Fette,
Vitamine A, B1, B2, B3, C, E,
Kalium, Magnesium, Kalzium, Eisen, Phosphor, Inulin.

Sellerie

Jeder kennt Sellerie, da er als Basisbeilage in zahlreichen Suppen vorkommt. Auch in Gewürzsalzen oder Gemüsebrühen fehlt selten Sellerie. Seine ätherischen Öle und Bitterstoffe verleihen ihm einen unverwechselbaren Geruch und Geschmack. Seine wunderbaren Eigenschaften stehen in jedem guten Heilpflanzenbuch. Im Mittelalter (wie auch heute noch) galt er als eines der wichtigsten Mittel, um „den Unterleib zu kräftigen und zu wärmen“, sprich ein Fruchtbarkeitsmittel. Er besitzt viele gesunde Eigenschaften, die sich von den Atemwegen über die Nerven bis hin zu Leber und Niere erstrecken.

Geschmack, Energie

- Süß, leicht bitter, warm
- Leicht trocknend

Wirkrichtung

- Stärkt die Lebenskraft, stärkt die Potenz/Fruchtbarkeit
- Wirkt krampflösend, beruhigend (wenn man friert!)
- Entwässert, zieht Schlackenstoffe aus dem Blut
- Bei Gicht, Arthritis, Rheuma
- Regt die inneren Drüsen zur Sekretbildung an
- Wirkt schleimlösend, bei Reizhusten
- Kräftigt die Lunge
- Bei Überanstrengung
- Reinigt den Darm von Pilzen, Fäulnisbakterien
- Treibt Blähungen aus
- Senkt erhöhte Blutfette

Zubereitung

Wie gesagt, ist Sellerie das Suppengewürz schlechthin. Es ist Grundlage vieler Kraftbrühen und Schmorgerichte. Auch roh wird er, fein geraspelt, in Salaten oder Beilagen verwandt. Sellerie ist vielfältig verwendbar. Sehr beliebt in der veganen Küche sind Sellerieschnitzel. Auch als Püree eignet sich die Knolle.
Der Staudensellerie hat mehr Fasern, also mehr Ballaststoffe. Wem Mangold zu wenig intensiv schmeckt, hat hier eine reizvolle Alternative.

Vorsicht

Die ätherischen Öle können bei einigen wenigen Menschen recht unangenehme Allergien auslösen.
Ansonsten gibt es doch eine Menge Menschen, die den Geschmack von Sellerie nicht gerade schätzen. Wenn Sie also für Personen kochen, die Sie nicht kennen, sollten sie es bei der Menge nicht übertreiben.

Der besondere Tipp

Der „Waldorfsalat" ist ein Klassiker der Waldorf-Astoria Hotels.
Hier werden eher säuerliche Äpfel und roher Sellerie gerieben bzw. geraspelt. Klassischerweise gehört hierzu Mayonnaise, die man ja leicht vegan ersetzen kann. Mit Walnüssen, etwas Pfeffer und Zitronensaft abgerundet ergibt das eines der berühmtesten Selleriegerichte.

Wichtige Inhaltsstoffe

Ca. 2,5% Kohlenhydrate, 1,5% Eiweiße, 0,3% Fette,
Vitamine A,C, E Folsäure, Niacin, Kalzium, Eisen, Kalium, Zink.

Spargel

Gelegentlich glauben Einige fälschlicherweise, der Spargel sei eine Wurzel. Doch natürlich handelt es sich bei unserem Speisespargel um die Triebe, die im Frühjahr nach oben streben. Es ist unser erstes Frühlingsgemüse, sehnlich erwartet nach einem langen Winter. Spargel ist sehr bekannt. Er ist leicht verdaulich, sehr mild, Gaumen- und Magen freundlich. Seine entwässernde Wirkung erkennt man am deutlichen Geruch des Urins: Dabei wird er bei eher trockenen Menschen mehr Feuchtigkeit aufbauen als überschüssiges Wasser wieder herausziehen. Spargel ist auch ein Schönheitsmittel!

Geschmack, Energie

- Süß, leicht bitter, kühl (roh: kalt)
- Befeuchtend, entwässernd

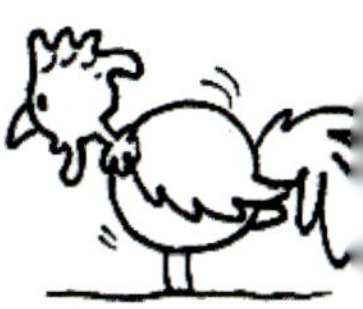

Wirkrichtung

- Produziert Körpersäfte, befeuchtet die Haut
- Zieht Schlackenstoffe aus dem Gewebe, entgiftend
- Aktiviert die Harnorgane
- Regt die Leber an
- Gilt als Aphrodisiakum
- Die Ballaststoffe regen die Verdauung an
- Ein leichtverdauliches Gemüse
- Diuretisch, übermäßiges Wasser ausscheidend

Zubereitung.

Spargel schmeckt auch roh hervorragend. Da schmeckt man deutlicher seine Bitterstoffe. Er passt roh oder gekocht gut in Salate.
Gekocht sollte er noch Biss haben, dann schmeckt er am besten und behält seine frischen Vitalstoffe. Spargel eignet sich für auch für Pizzas, Quiches, als Wokgemüse, für Suppen usw.

Vorsicht

Roher Spargel hat eine ziemlich kühle Energie. Wer friert und zu viel davon isst, kann leicht Bauchschmerzen bekommen. Allgemein wird bei Nierensteinen und Gicht von einem Zuviel an Spargel abgeraten.

Der besondere Tipp

Grüner Spargel enthält viel Chlorophyll und auch Asparagin. Wirklich holzig ist er meist nur im unteren Drittel. Kurz gekocht und abgekühlt kann man daraus einen herrlichen Salat bereiten.

Wichtige Inhaltsstoffe

Ca. 2% Kohlenhydrate, 2% Eiweiße, 0,2% Fette,
Vitamine A, C, E, Kalium, Kalzium, Eisen, Phosphor, Jod, Asparagin.

Tomaten

In Österreich heißen sie „Paradeisfrüchte“, ein wohlverdienter Name! Sie erheitern den Geist und bringen gute Laune. Tomaten gehören zu den besten Mitteln bei Trockenheit und mangelnden Säften. Bei Langstreckenflügen steigt der Konsum an Tomatensaft in der extrem trockenen Luft enorm an. Mit etwas Salz bringt er die verlorenen Flüssigkeiten schnell zurück.
Tomaten gehören zu den beliebtesten Lebensmitteln. Kinder haben besonders bei Wachstumsschüben häufig ihre „Nudel- Ketchup Phasen“. Wer wächst, braucht Kraft und Saft. Die Nudeln liefern die Kraft, die Tomaten den Saft.

Geschmack, Energie

- Süß, leicht sauer, kühl bis neutral (gekocht)
- Befeuchtend

Wirkrichtung

Roh:

- Roh kühlen sie Hitze im Körper
- Bremsen überhitzten Stoffwechsel

Gekocht

- Befeuchten stark die Organe
- Bringen Saft und Spannkraft in die Haut, die Schleimhäute
- Unterstützen die Blutbildung
- Bremsen übermäßiges Schwitzen
- Regen die Verdauungsorgane an
- Stärken die Bauchspeicheldrüse
- Leiten überschüssiges Wasser aus
- Wirken schleimlösend
- Reinigen den Darm
- Schützen die Schleimhäute
- Unterstützen die Sehkraft
- Besitzen Krebs vorbeugende Eigenschaften
- Wirken Stimmung aufhellend

Zubereitung

Tomaten geben Salaten einen besonderen Geschmack und eine attraktive Farbe. Sie sind dekorativ und schmackhaft zugleich.
Selbst der Suppenkasper wird bei einer Tomatensuppe nicht nein sagen. Tomatenmark ist in jeder Küche zuhause. Tomaten bilden häufig die Grundlage für Pesto oder Brotaufstriche. Ob auf Pizzas, in Aufläufen, in der Pfanne oder im Backofen: Tomaten machen immer eine gute Figur.

Vorsicht

Grüne Tomaten enthalten Stoffe, die giftig wirken können. Rohe Tomaten sind leicht kühlend. Je reifer sie sind, desto leichter sind sie verdaulich. Cocktailtomaten sind die bekömmlichste Variante.
Es wird wegen dem hohen Gehalt an Oxalsäure bei Nierenkrankheiten von hohem Konsum abgeraten.

Der besondere Tipp

Im Klimakterium treten häufig Symptome wie trockene Haut und Schleimhäute auf. Die Hitzewallungen und der Nachtschweiß werden in der TCM als ein Mangel an „kühlenden Säften" erklärt.
Versuchen Sie mal abends vor dem Schlafengehen ein bis zwei Gläser Tomatensaft zu trinken. Die Säfte befeuchten dann den Körper. Dadurch wird die Hitze, die durch die fehlende, kühlende Flüssigkeit entsteht, reduziert.

Wichtige Inhaltsstoffe

Ca. 2,5% Kohlenhydrate, 1% Eiweiße, 0,2% Fette,
Vitamine A, B1, B2, C, E,
Kalzium, Magnesium, Eisen, Zink, Kalium, Phosphor, Kobalt, Nickel.

Weißkohl (siehe Kohl)

Zucchini

In gewisse Weise sind sie ein „Mittelding" zwischen Gurken und Kürbissen oder Melonen. Sie enthalten weniger Wasser als Gurken, dafür mehr Vitalstoffe. Sie haben kaum Kalorien und weniger Zucker als Kürbisse. Inzwischen gibt es viele Züchtungen. Zu den grünen Zucchini gesellen sich gelbe und orangene Sorten. Sie sind in ihrer Wirkung den Gurken und Kürbissen recht ähnlich. Sie befeuchten und kühlen. Eigentlich sind sie ein klassisches Sommergemüse. Da sie aber so vielfältig einsetzbar sind, bekommt man sie heute das ganze Jahr über in den Gemüseabteilungen.

Geschmack, Energie

- Süß, leicht bitter, kühl
- Säfte aufbauend, leicht entwässernd

Wirkrichtung

- Kühlt „Sommerhitze", senkt Fieber
- Hilfreich bei entzündlichen Krankheiten
- Nährt das Yin, baut Säfte auf
- Wirkt bei Hitze beruhigend, absenkend
- Bei trockenen Schleimhäuten, trockener Haut
- Wirkt leicht abführend
- Regt die Harnorgane an, leitet überschüssiges Wasser aus
- Wirkt entgiftend, regt die Leber an

Zubereitung

Zucchini eigen sich hervorragend als Pfannengemüse. Auch im Wok, als Suppengemüse, als Ratatouille oder in Aufläufen kommen sie gerne zum Einsatz. Man kann größere Zucchini gut füllen. Sie eignen sich für herzhafte oder sogar süße Kuchen.

Vorsicht

Rohe Zucchini sind ziemlich kühl in ihrer Energie. Also lieber etwas Vorsicht bei der Menge, wenn man geschwächt ist oder friert. Die Folge können leicht Bauchschmerzen und Verdauungsstörungen sein.

Der besondere Tipp

Kaufen sie lieber einige kleinere als große Zucchini. Sie enthalten mehr Vitalstoffe. Versuchen sie mal eine vegane Zucchinicremesuppe.
Zucchini eignen sich hervorragend als Suppen und geben einen richtig edlen Hintergrund, wenn man diese püriert.

Wichtige Inhaltsstoffe

Ca. 2,5% Kohlenhydrate, 2% Eiweiße, 0,3% Fette,
Vitamine B1, C, E, Beta Carotin, Folsäure, Chlorophyll, Selen, Kalium, Phosphor, Mangan, Zink.

Zwiebeln

Für sehr viele Ernährungstherapeuten der Vergangenheit und der Gegenwart ist die Zwiebel das „Lieblingsheilmittel“. Kaum ein Nahrungsmittel, ein Kraut oder Medikament hat auf so viele Organe einen heilenden Einfluss wie die Zwiebel. Sie gehört zu den wirklich wärmenden und kräftigenden Nahrungsmitteln. Sie stärkt die Lebenskraft, die inneren Organe, gleichzeitig säubert und putzt sie den ganzen Körper.
Die Zwiebel ist eine der ältesten Kultur- und Heilpflanzen. Ihre Beschreibungen in alten Büchern nehmen sehr viel Platz ein!

Geschmack, Energie

- Scharf, süß, warm bis heiß
- Befeuchtend, entgiftend

Wirkrichtung

- Wärmt innen und außen
- Unterstützt Fruchtbarkeit und Potenz
- Gibt Kraft und Wiederstandfähigkeit
- Kräftigt und reinigt die Lunge
- Stärkt das Immunsystem, die Abwehrkraft
- Bei Erkältungskrankheiten
- Befeuchtet und reinigt die Schleimhäute
- Unterstützt die Blutbildung
- Bringt die Verdauungsorgane in Schwung
- Wirkt krampflösend und durchblutungsfördernd
- Regt den Appetit an
- Enthält krebshemmende Wirkstoffe
- Reinigt den Darm, beseitigt Pilze und Fäulnisbakterien
- Kräftigt das Herz und die Nerven
- Reinigt und belebt den Geist

Rohe Zwiebeln

Rohe Zwiebeln haben eine deutlich schärfere Wirkung als gekochte Zwiebeln. Sie wirken schweißtreibend. Sie wirken sehr direkt auf die Schleimhäute, weswegen sie bei Erkältungskrankheiten zum Einsatz kommen. Rohe Zwiebeln sind aber nicht so leicht verdaulich. Deshalb sollte man sie möglichst klein hacken und auch nicht zu viele davon essen.

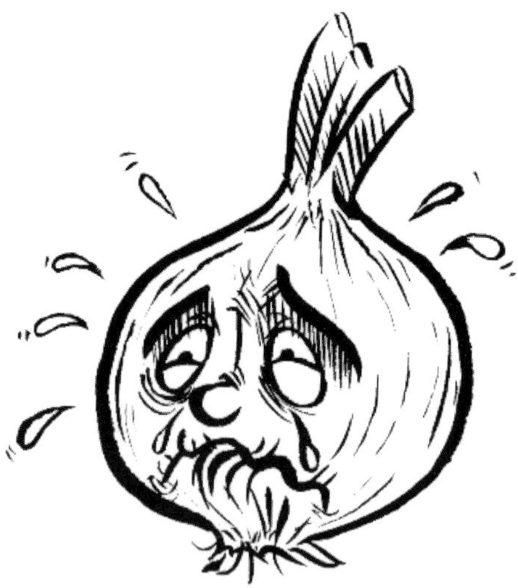

Zubereitung

Rohe Zwiebeln finden sich in vielen Salaten. Zwiebelringe sehen auch sehr dekorativ aus.

Gekochte Zwiebeln entfalten ihre tonisierende Wirkung.

Wenn ein Gericht kräftig und wärmend sein soll, dann darf die Zwiebel nicht fehlen. Ob in Suppen, als Belag auf der Pizza, in Eintöpfen, Aufläufen usw. Zwiebeln sind sehr anpassungsfähig und wenn man nur eine geringe Menge dazu gibt, bleiben sie geschmacklich im Hintergrund.

Vorsicht

Zwiebeln sollte man nach dem Schälen möglichst schnell verwerten.

Auch zu stark in der Pfanne erhitzen sollte man sie nicht, es würden viele wertvolle Vitalstoffe verloren gehen.

Menschen, die schon einen zu hohen Stoffwechsel haben und leicht ins Schwitzen kommen, sollten besonders bei rohen Zwiebeln vorsichtig sein. Dies kann den ohnehin hohen Stoffwechsel und auch den Blutdruck schnell nach oben treiben.

Der besondere Tipp

Bei „frischen“ Infektionskrankheiten hat sich eine Zwiebelsuppe mit etwas Sirup, Salz und Pfeffer oder Meerrettich sehr bewährt.

Es treibt mit dem Schweiß die Krankheit nach außen, bringt Wärme und Kraft und stärkt das Immunsystem.

Überhaupt ist die Zwiebel eines der besten Mittel bei einer geschwächten Lunge, bzw. bei einem schwachen Immunsystem.

Wichtige Inhaltsstoffe

Ca. 5% Kohlenhydrate, 1,2% Eiweiße, 0,3% Fette,
Vitamine B1, B2, B6, C
Kalium, Schwefel, Kalzium, Phosphor, Jod, Selen, Senföle, Fluor.

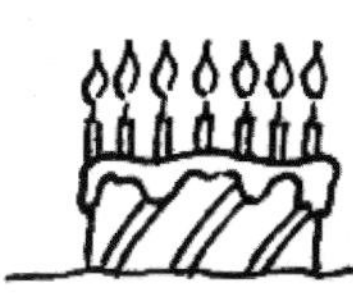

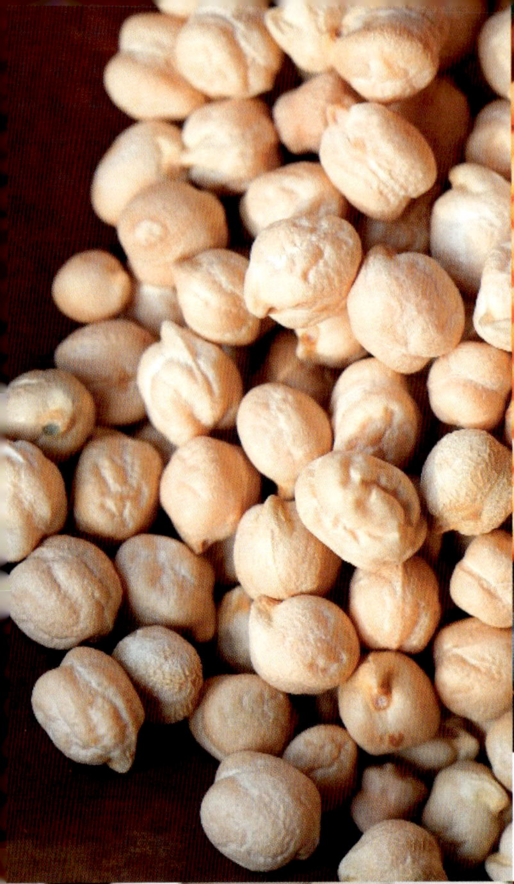

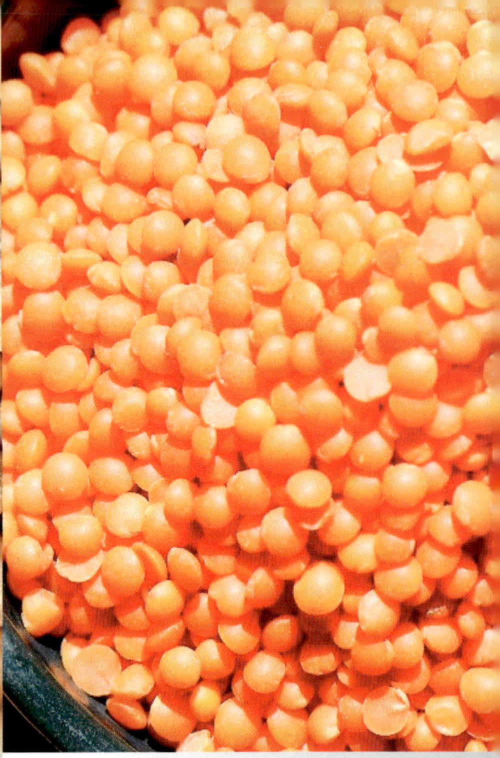

HÜLSENFRÜCHTE

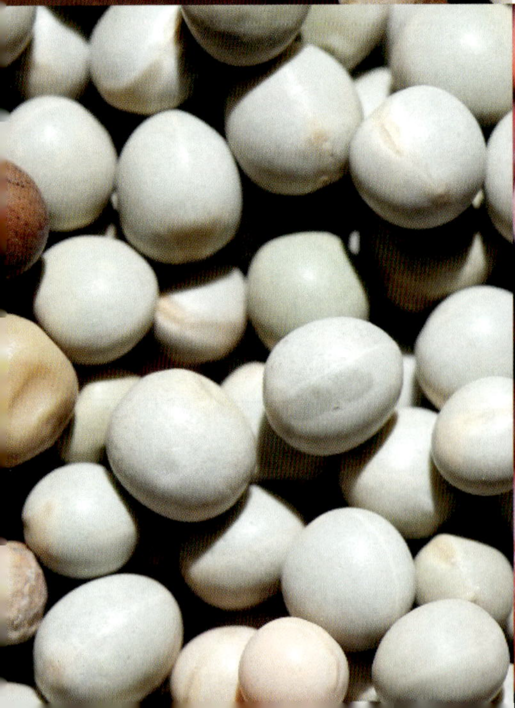

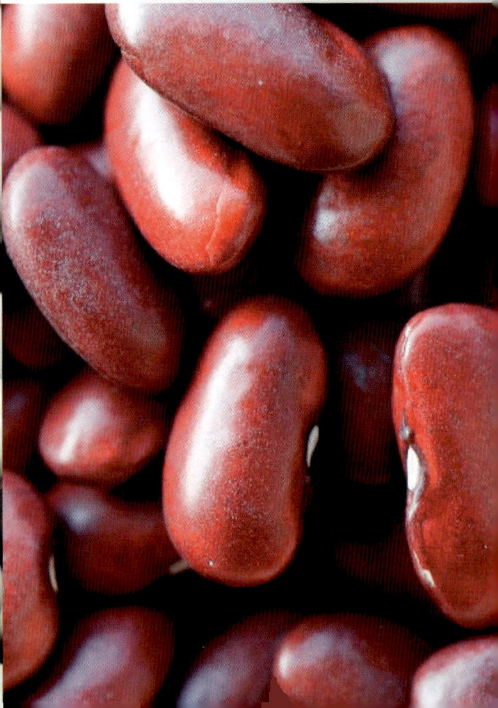

Hülsenfrüchte

Hülsenfrüchte spielten in der Geschichte der Menschheit stets eine große Rolle. Schon im Alten Testament finden wir die Stelle, wo Esau an seinen Bruder Jakob sein Erstgeborenenrecht für ein Linsengericht verkaufte.

Da Hülsenfrüchte aber stets viel preiswerter waren als tierische Produkte oder Getreide, bekam es wie so viele preiswerte Lebensmittel den Ruf von einem „arme Leute Essen“. Diese armen Leute waren aber meist viel gesünder als die Wohlstandsbürger.

Der enorm hohe Anteil an hochwertigem Eiweiß macht sie für die vegane Ernährung so interessant. Aminosäuren sind an allen Prozessen des Körpers beteiligt und spielen eine zentrale Rolle beim Aufbau von Körperstrukturen. Inzwischen hat es sich herumgesprochen, dass Hülsenfrüchte nicht alle wichtigen Aminosäuren enthalten. Kombiniert man sie aber mit Getreide, so erhält man Eiweißwerte, an die selbst tierische Lebensmittel nicht herankommen. Während tierische Eiweiße verschlackend wirken, haben Hülsenfrüchte eine Wasser und Schlackenstoffe ausleitende Wirkung. Gerade weil Veganer gerne viele Gerichte mit Hülsenfrüchten genießen, kann es leicht passieren, dass zu viele Säfte aus dem Körper gezogen werden und Symptome von Trockenheit entstehen. Dies kann und sollte man mit „befeuchtenden“ Lebensmittel wieder ausgleichen.

Leider ist auch die Art der gesunden Zubereitung von Hülsenfrüchten teilweise in Vergessenheit geraten. Es ist wichtig, diese am besten über Nacht einzuweichen. Danach sollten sie lange (ohne Salz!) gekocht werden.

Es gibt Diskussionen, ob das Einweichwasser weggeschüttet werden soll. Bei Bohnen ist das sicher empfehlenswert, nicht aber bei den anderen Hülsenfrüchten.

Da Hülsenfrüchte viele unverdauliche Ballaststoffe enthalten, können sie sehr unangenehme Blähungen verursachen, wenn man diese Ratschläge nicht einhält.

Auch sollten Menschen, die bislang keine Hülsenfrüchte gegessen haben, bei der Menge zu Beginn eher vorsichtig sein. Nach und nach gewöhnt sich der Organismus an die durchaus gesunden Ballaststoffe. Stets hilfreich ist es, wenn man einige Gewürze beifügt, die lecker schmecken und Blähungen reduzieren.

In der TCM gibt es Diskussionen, ob Hülsenfrüchte kühlend oder wärmend wirken. Im gekeimten, rohen Zustand sind Hülsenfrüchte ziemlich kühl und auch schwer verdaulich. Wenn man aber Hülsenfrüchte lange kocht, bleibt von der kühlenden Wirkung nichts übrig. Sie nehmen Wärme auf und geben ihre große Kraft dann gerne weiter. Alle sind sich darüber einig, dass Hülsenfrüchte wahre Kraftpakete sind.
Da sie entschlackend wirken und sehr wenige Kalorien haben, sind sie wahre „Schlankmacher - Powermittel“.

Rote Bohnen
Kidney Bohnen/weiße Bohnen

Sie sind sehr nahrhaft und gelten als großer Kraftspender. Bei Erschöpfungszuständen bringen sie die Lebenskraft zurück. Sie wirken weniger entwässernd als andere Bohnenarten und eignen sich daher auch für den eher trockenen Menschen. Sie bauen gesunde Körperstrukturen auf und wirken Blut bildend. Da sie entschlackend wirken, eignen sie sich immer dann, wenn der Körper mit Schlackenstoffen belastet ist.

Geschmack, Energie

- Süß, neutral
- Entwässernd

Wirkrichtung

- Geben Lebenskraft
- Tonisieren und kräftigen die Organe
- Stärken das Immunsystem
- Stärken die Nerven, wirken beruhigend
- Sehr nahrhaft mit wenigen Kalorien!
- Wirken entschlackend und entwässernd
- Senken den Cholesterinspiegel
- Beugt Arteriosklerose vor
- Helfen bei rheumatischen Beschwerden
- Ziehen übermäßige Hitze aus dem Körper

Zubereitung

Je dicker die Hülsenfrüchte sind, desto länger sollte man diese einweichen und dann lange kochen: Die „dicken Bohnen“ kann man ein bis zwei Stunden lang kochen, auf jeden Fall solange, bis diese weich sind. Wegen dieser langen Kochzeit macht es Sinn, Bohnen vorzukochen.
Im Kühlschrank halten diese mehrere Tage. Bohnen sind sehr vielfältig einsetzbar. Besonders lecker sind diese in Bohnensuppen, Eintöpfen, Aufläufen. Sie eignen sich zu Nudeln, Lasagne, zu vielerlei Gemüse, auch zu Salaten. Auch als Antipasti eignen sich die dicken Bohnen und sind im Mittelmeerraum gerne auf Vorspeisentellern. Man kann Bohnen pürieren und so leckere Soßen herstellen.

Vorsicht

Wer lange Zeit keine oder wenig Hülsenfrüchte gegessen hat, sollte gerade bei Bohnen am Anfang einer Umstellung die Menge recht niedrig halten. Ein negatives Erlebnis gleich zu Anfang bringt mehr Frust als Lust. Wie erwähnt, wirken Hülsenfrüchte entwässernd. Um eine Austrocknung zu vermeiden, sollten befeuchtende Lebensmittel in den Speiseplan mit aufgenommen werden. Da bei Hülsenfrüchten einige Eiweißbausteine fehlen, sollte stets ein Anteil an Getreide beigefügt werden.
Wegen des hohen Puringehaltes wird Gichtkranken geraten, weiße Bohnen zu meiden.

Der besondere Tipp

Bei einer chronischen Abwehrschwäche kann eine Suppe sehr helfen, die Bohnen, Zwiebel und Hafer als Grundbausteine hat. Dieses „Minirezept“ kann und sollte ausgebaut werden, damit es schmeckt. Alle drei unterstützen die Lebenskraft und unterstützen das Immunsystem.

Wichtige Inhaltsstoffe

Ca. 35% Kohlenhydrate, 21% Eiweiße, 1,5% Fette,
Vitamine A, B1, B2, C, Beta Carotin,
Kalium, Eisen, Phosphor, Magnesium, Kupfer, Zink.

Azukibohnen

Die recht kleinen Azukibohnen sind schneller gekocht als die dicken Bohnen. Sie schmecken ein klein wenig säuerlich. In der Wirkung gibt es zu den großen Bohnen keine großen Unterschiede.

(Gelbe) Sojabohne

Soja gehört in Asien zu den absoluten Grundnahrungsmitteln. Bis vor kurzem trank man in Ostasien kaum Milch. Die „Kuh Chinas“ war und ist die Sojabohne. Schon nach dem Abstillen gab man den Kleinkindern einen Brei mit einem Anteil von Sojamilch oder Tofu. Keine andere Hülsenfrucht wird zu so vielen Produkten weiterverarbeitet wie die Sojabohne. Tofu ist inzwischen auch in unseren Supermärkten angekommen. Auch die schwarze Sojasoße ist in modernen Küchen überall zu finden.
Soja enthält mehr hochwertiges Eiweiß als etwa Rindfleisch oder Milch. Kombiniert mit Getreide erhält man in bester Form alle für das gesunde Leben nötigen Eiweiße.
Dabei fehlt das Purin, welches Krankheiten wie Gicht verursacht. Auch eine Menge hochwertige Fette finden sich darin, und das ohne jedes Cholesterin!

Der hohe Eisengehalt nährt unser Blut und bringt Sauerstoff und Leben in den Organismus.
Inzwischen hat es sich herumgesprochen: Sojabohnen lindern Wechseljahrbeschwerden. Ihre natürlichen Phytoöstrogene führen dazu, dass in Asien die Beschwerden des Klimakteriums deutlich weniger ausfallen als bei uns. Gleichzeitig wirken gerade diese Stoffe vorbeugend vor vielen Krebsarten.

Der hohe Lezithingehalt fördert die Funktionen des Nervensystems. Sie helfen bei der geistigen Arbeit, wirken beruhigend und durchblutungsfördernd.
Wie alle anderen Hülsenfrüchte wirken sie entschlackend und Wasser ausleitend.
Der Handel mit Soja ist ein sehr einträgliches Geschäft. Von Spritzmitteln über fragwürdige Zusatzstoffe bis hin zur Gen veränderten Anbauweise muss die Sojabohne so einiges ertragen. Deshalb empfiehlt es sich dringend, nur biologische Qualität einzukaufen. Dann ist diese eine wahre Schatzkammer an gesunden Inhaltsstoffen.

Geschmack, Energie

- Süß, leicht kühl
- Säfte aufbauend, entwässernd

Wirkrichtung

- Stärken die Lebenskraft
- Helfen, Körperstrukturen aufzubauen
- Helfen bei Wechseljahrbeschwerden
- Wirken entschlackend und entwässernd
- Haben Krebs vorbeugende Wirkung
- Stärken die Nerventätigkeit, das Gehirn
- Senken den Cholesterinspiegel
- Regen die Verdauungsorgane an
- Beugen Arteriosklerose vor
- Helfen bei rheumatischen Beschwerden
- Ziehen übermäßige Hitze aus dem Körper
- Bei entzündlichen Krankheiten

Zubereitung

Die Sojaprodukte werden im Anschluss besprochen. Natürlich kann man Sojabohnen auch einweichen und kochen wie andere Hülsenfrüchte.

Vorsicht

Sojabohnen und einige ihre Produkte sind recht schwer verdaulich. Deshalb ist die richtige Zubereitung äußerst wichtig.
Auch hier gilt: Einweichen und sehr lange kochen. Dies baut die Kohlehydrate ab, die zu starken Blähungen führen können (sogenannte Oligosaccharide).
Bei Fertigprodukten sollte man unbedingt auf biologische Qualität achten, da gerade hier die Industrie gerne alle möglichen Zusatzstoffe verwendet. Auch gibt es immer mehr genveränderte Sojabohnen.

Der besondere Tipp

Hier gehen wir zu den Zubereitungsformen von Tofu.

Wichtige Inhaltsstoffe

Ca. 6,5% Kohlenhydrate, 35% Eiweiße, 18% Fette,
Vitamin E, Carotinoide, B Vitamine, Folsäure, Lezithin, Eisen, Magnesium, Kalium, Kalzium, Selen.

Tofu

Beginnen wir mit der traditionellen Herstellung von Tofu:
Dazu werden die Sojabohnen über Nacht eingeweicht. Dann gibt man Quellwasser hinzu und vermahlt die Bohnen. Man trennt nun die Faserstoffe und Schalen ab, so entsteht Sojamilch. Diese wird mit Meerwasserextrakt (Nigari) versetzt, was zur Flockenbildung führt. Diese Tofuflocken werden aufgefangen und meist leicht in Formen gepresst.
Diese Rohmasse kann nun auf verschiedene Art und Weise weiterverarbeitet werden.
Tofu spielt in der veganen Küche eine wichtige Rolle. Seine hochwertigen Eiweiße nähren seit Jahrhunderten die ostasiatische Bevölkerung. Tofu ist kühl in seiner energetischen Wirkung, weswegen ihn Menschen, die frieren, besser warm zubereitet genießen sollten.
Er wirkt saftaufbauend und befeuchtet Trockenheit.

Geschmack, Energie

- Süß, kühl
- Befeuchtend

Wirkrichtung

- Nährt und befeuchtet
- Nährt die Säfte, das Blut
- Stabilisiert die Substanz
- Wirkt beruhigend und ausgleichend
- Leitet übermäßige Hitze aus
- Hilft bei klimakterischen Beschwerden
- Hilft bei Hitzewallungen und Nachtschweiß

Zubereitung.

Tofu ist nun auch im Westen angekommen. Beliebt sind bei uns vor allem die Bratlinge und Pfannengerichte als Fleischersatz. Tofu ist allerdings so vielseitig, dass es inzwischen Kochbücher zum Thema Tofu gibt.
Da Tofu recht wenig Eigengeschmack besitzt, ist er vielseitig verwendbar. Versuchen sie Tofu als Grundlage zu Brotaufstrichen, als Füllung z.B. in Lasagne oder Quiches, in Wok Gerichten oder direkt aus der Pfanne. Würzen Sie Tofu scharf mit Chili, Pfeffer oder Ingwer. Es passen frische Kräuter wie Schnittlauch oder Petersilie. Tofu passt als Schaschlik oder als Burger.

Vorsicht

Der unverarbeitete Tofu hat eine recht kühle Energie und ist nicht leicht verdaulich. Deshalb passt er hervorragend für Menschen mit hohem Stoffwechsel. Dagegen sollten Menschen, die frieren, ihn besser kochen, backen, braten usw., ihn sozusagen „yangisieren“. Dann wird er energetisch wärmer und leichter verdaulich.

Der besondere Tipp

Wer seine Eiweißversorgung mit veganer Ernährung sicherstellen will, sollte zu Hülsenfrüchten und deren Produkten Getreideprodukte zu sich nehmen. Hier bietet sich die Kombination mit Seitan an, da dieser ja aus Weizeneiweißen gewonnen wird. So erhält man in seiner Pfanne einen kaum zu schlagenden Eiweißcocktail.

Mungbohne (Grüne Sojabohne)

Sie ist zwar mit der Sojabohne verwandt, hat aber durchaus eine andere Wirkung. Sie ist deutlich kühler. Da sie einen leicht bitteren Geschmack besitzt, wirkt sie stärker ausleitend und entgiftend. Besonders beliebt in der asiatischen Küche sind die Sprossen der Mungbohnen. Sie werden gerne mit gekocht oder angedünstet. Roh sollte man diese besser nur in geringen Mengen verzehren, da sie recht schwer verdaulich sind.

Geschmack, Energie

- Süß, leicht bitter, kühl
- Entwässernd

Wirkrichtung

Mungbohnen haben grundsätzlich eine ähnliche Wirkrichtung wie andere Bohnenarten. Der Unterschied besteht darin, dass sie eine stärkere entgiftende und entwässernde Wirkung besitzen. Auch leiten sie Hitze aus dem Körper aus.

Zubereitung

Mungbohnen als Sprossen zu ziehen ist kein Problem. Allerdings sollte man besonders auf gute keimfähige Qualität achten. Sie schmecken besonders knackig und lecker in gedünstetem Gemüse. Natürlich passen sie auch zu Suppen oder Aufläufen. Man sollte sie nur nicht zu lange kochen, da sie sonst ihren Biss verlieren.

Vorsicht

Als Rohkost sind sie nicht so gut geeignet, da sie recht schwer verdaulich und auch sehr kühl in ihrer Wirkung sind. Sie können dann leicht Bauchschmerzen oder andere Verdauungsbeschwerden verursachen. Mungbohnen haben von allen Hülsenfrüchten die kälteste Energetik. Auch wirken sie deutlich entwässernd. Wer also friert und wem die Körpersäfte fehlen, sollte lieber auf andere Sorten ausweichen.

Wichtige Inhaltsstoffe

Ähnlich wie bei der gelben Sojabohne.

Erbsen

Erbsen sind die süßeste Variante der Hülsenfrüchte. Sie enthalten mehr Zucker als die meisten anderen Hülsenfrüchte. Sie sind auch etwas leichter verdaulich als Bohnen. Der Zucker geht langsam ins Blut, was sie für Diabetiker interessant macht.
Erbsen gehören zu den alten Kulturgütern unserer Zeit. Im Herbst und Winter gehörte die Erbsensuppe zu den „Warmmachern" und Energiesuppen.
Ansonsten umfassen sie die guten Eigenschaften ihrer Familie, den „Schmetterlingsblütlern" (Fabacea).

Geschmack, Energie

- Süß, neutral bis leicht kühl
- Säfte aufbauend, leicht entwässernd

Wirkrichtung

- Stärken die Verdauungsorgane
- Tonisieren und kräftigen die Organe
- Sinnvoll bei Diabetes
- Stärken die Nerven, wirken beruhigend
- Wirken entschlackend und entwässernd
- Senken den Cholesterinspiegel
- Beugen Arteriosklerose vor
- Helfen bei rheumatischen Beschwerden
- Ziehen übermäßige Hitze aus dem Körper

Zubereitung

Der Klassiker ist sicher die Erbsensuppe. Gerade in der kalten Jahreszeit schmeckt sie besonders gut.
Erbsen passen zu vielen Gerichten. Versuchen sie es mal indisch mit Curry und Zwiebeln.

Vorsicht

Wie alle Hülsenfrüchte sollte man sie einweichen und lange kochen. Erbsen benötigen aber kürzere Garzeiten als Bohnen.

Der besondere Tipp

Sportler müssen sehr auf ihre Muskelarbeit achten. Dabei ist es wichtig, nicht zu leicht verdauliche Kohlehydrate zu verwenden.
Hier bieten sich Erbsen an, da sie viel langsam verdaulichen Zucker enthalten. Gleichzeit hilft die große Menge an hochwertigem Eiweiß, Muskeln und Körpergewebe aufzubauen, ohne die verschlackende Wirkung von tierischen Eiweißen zu haben.

Wichtige Inhaltsstoffe

Ca. 41% Kohlenhydrate, 23% Eiweiße, 1,5% Fette,
Vitamine B1, B2, Beta Carotine, Vitamin C, Pantothensäure, Folsäure, Kalium, Kalzium, Phosphor, Eisen, Magnesium, Schwefel.

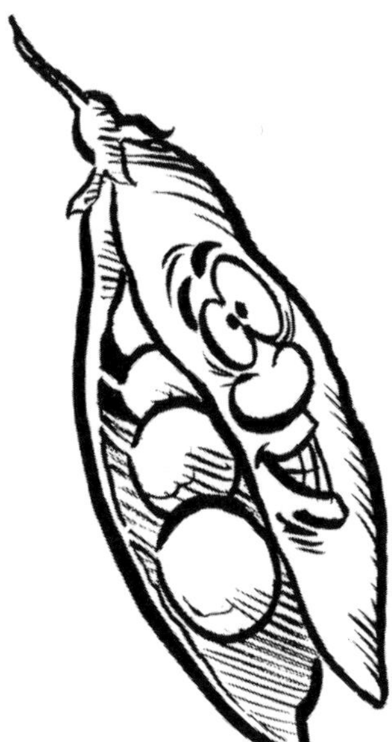

Kichererbsen

Im Süden und Osten kennt sie jeder: Die nussartig schmeckende Kichererbse. Aus ihr werden z.B. Falafeln hergestellt, die als vegane Variante über Dönerbuden und Jahrmärkten nun in unsere Küche Einzug halten. Sie haben einen höheren Fettgehalt als andere Hülsenfrüchte. Dies erhöht ihren Energiegehalt, was sie in vielen Ländern zu einem Hauptnahrungsmittel gemacht hat.

Geschmack, Energie

- Süß, neutral
- Entwässernd

Wirkrichtung

- Tonisieren und kräftigen die Organe
- Nahrhaft und Kraft spendend
- Sinnvoll bei Diabetes
- Stärken die Nerven, wirken beruhigend
- Wirken entschlackend und entwässernd
- Regen die Verdauung an
- Senken den Cholesterinspiegel

Zubereitung

Kichererbsen sind in vielen Kulturen ein sehr variabel eingesetztes Lebensmittel. Man kann sie wie alle Hülsenfrüchte in Suppen usw. verwenden. Man kann sie pürieren und zu Brei verarbeiten. So kann man sie zu Burgern, Pfannengerichten, Füllungen usw. verarbeiten. Die Falafel ist sicher das bekannteste Gericht. Inzwischen halten Gerichte aus Kichererbsen Einzug in die Spitzenrestaurants.

Vorsicht

Wie alle Hülsenfrüchte sollte man sie einweichen und lange kochen. Kichererbsen benötigen kürzere Garzeiten als Bohnen.

Der besondere Tipp

Keimen sie Kichererbsen einige Tage, bis sie Triebe bilden. Kochen sie diese einige Minuten bei schwacher Hitze. Anschließend abtropfen lassen und dann in der Pfanne mit Sesamöl und etwas Salz und Pfeffer anbraten. Sie werden bewundert werden und neue Freunde bekommen....

Wichtige Inhaltsstoffe

Ca. 44% Kohlenhydrate, 19% Eiweiße, 6% Fette,
Vitamine A, B, C, E, Folsäure, Magnesium, Kalium, Kalzium, Eisen, Phosphor, Zink.

Linsen

Nach langer Zeit der allgemeinen Verachtung als „Arme Leute Essen“ halten Linsen wieder Einzug in die Gesundheitsküche. Ernährungswissenschaftler haben ein neues Lieblingsobjekt entdeckt. Hochwertige Eiweiße und erstaunlich viele Kohlehydrate verbinden sich mit einem hohen Gehalt an Eisen und einem Cocktail an weiteren Vitalstoffen. Dabei sind Linsen die am leichtesten verdaulichen Hülsenfrüchte. Dies erklärt die Bedeutung der Linsen über Jahrtausende für die Volksgesundheit vieler Kulturen.
Übrigens lagert die Bundeswehr für Notfälle unter anderem riesige Mengen Linsen ein, was ja für die enorme Kraft der kleinen Hülsenfrüchte spricht.

Geschmack, Energie

- Süß, neutral
- Leicht entwässernd

Wirkrichtung

- Tonisieren die Lebenskraft
- Bei Burn Out und Erschöpfung
- Nahrhaft und Kraft spendend
- Regen die Verdauung an
- Wirken Blut bildend
- Stärken die Nerven, wirken beruhigend
- Wirken entschlackend und entwässernd
- Senken den Cholesterinspiegel

Zubereitung

Auch hier ist die Suppe nach wie vor die wichtigste Speise. Geht man in die indische Küche, so findet man viele Rezepte und Möglichkeiten. Dal heißt die wichtigste Speise. Dies ist ein Grundrezept, das auf vielerlei Weise zubereitet wird. Zu Brei verarbeitet, kann man Linsen zu Füllungen z. B. bei Paprika verwenden, für Frikadellen, als Unterlage von gebackenen Gerichten.
Neulich las ich auf einer Speisekarte einen interessanten Namen für ein Linsengericht:
„Esaus Verführung...“

Vorsicht

Linsen sind die mildesten Hülsenfrüchte. Selbst wenn man sie nicht vorher einweicht sind sie leicht verdaulich. Trotzdem sollte man sie gut durchkochen, das schont den Darm empfindlicher Menschen.

Der besondere Tipp

Zu Omas Zeiten gab es ein Geheimrezept für die Verdauungsschwäche: Linsen mit Dörrpflaumen: Beide über Nacht einweichen und am Tag danach mit Nüssen oder Öl kochen.
Das bringt den trägsten Darm in Gang!

Wichtige Inhaltsstoffe

Ca. 41% Kohlenhydrate, 23% Eiweiße, 1,5% Fette,
Vitamine A, B1, B6, E, Lezithin, Eisen, Kalium, Magnesium, Kalzium, Kupfer.

Die roten und gelben Linsen

sind am leichtesten verdaulich und sehr bekömmlich. Ihre Energie ist wärmend. Sie gelten in Asien als eine Quelle für die Lebenskraft. Sie sind die Grundlage für Dal, das indische Nationalgericht. Inzwischen gibt es in Bioläden sogar Nudeln aus roten Linsen.

Die schwarzen Belugalinsen

gehören zu den kleinsten Sorten. Sie heißen auch „Kaviarlinsen“, weil sie neben der schwarzen Farbe besonders schmackhaft sind. Sie verkochen nicht so leicht und eignen sich daher auch als Beilage. Sie halten gerade Einzug in die besseren Restaurants.

Tellerlinsen

sind die europäische Variante. Sie werden gerne zu Brei verarbeitet, da sie eine feste Konsistenz ergeben.

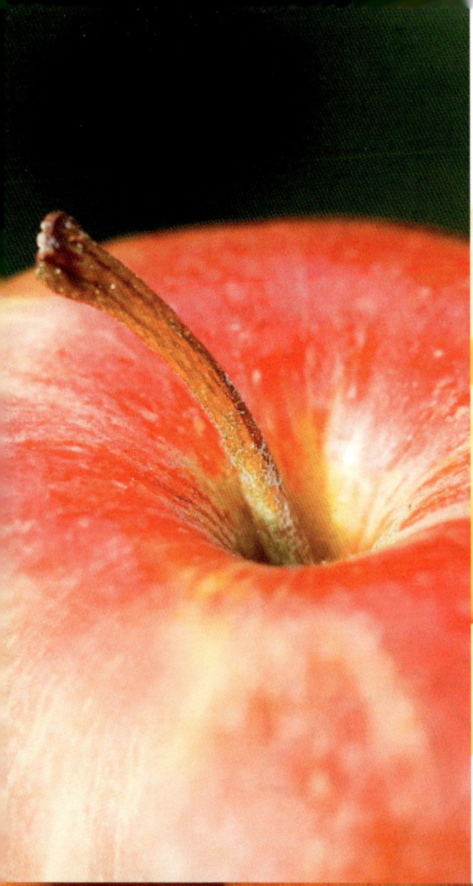

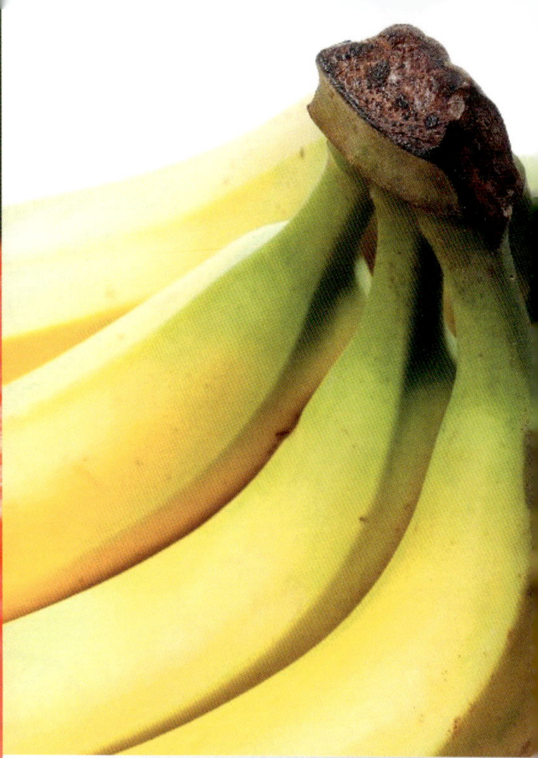

OBST

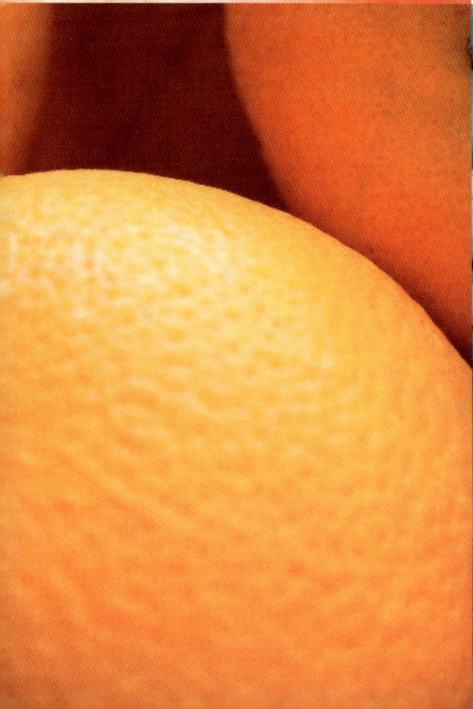

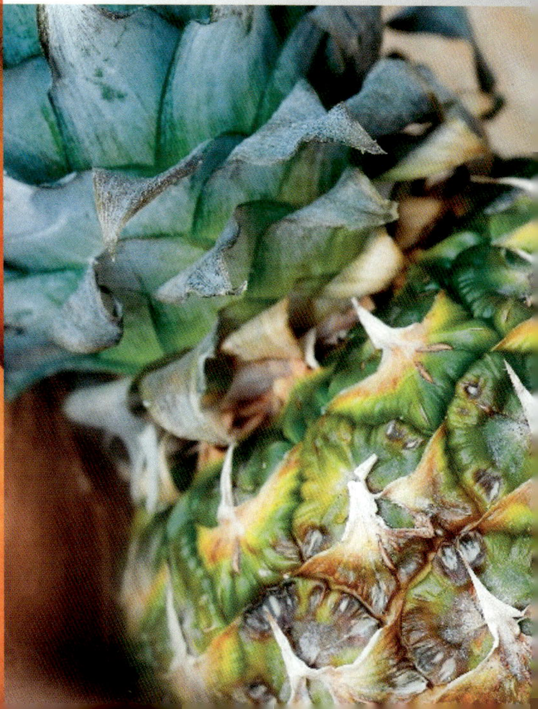

Die ständige Sorge um die Gesundheit
ist auch eine Krankheit

Platon, griechischer Philosoph

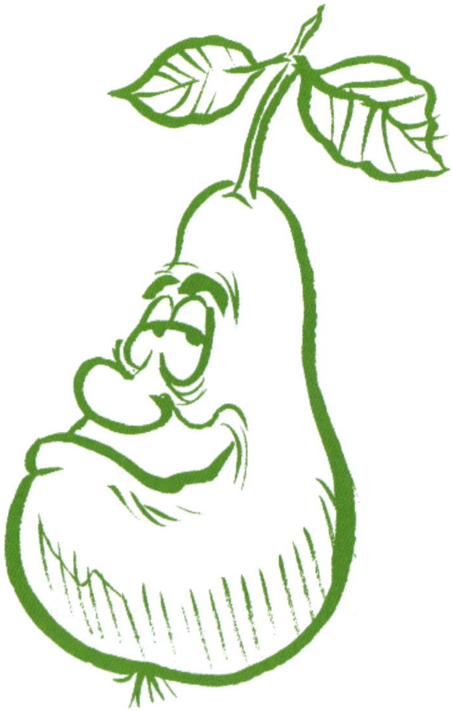

Obst

Obstsorten enthalten sehr viele Vitamine und Vitalstoffe. Die meisten Obstsorten enthalten sehr viel Wasser und dazu eine Menge Zucker. So versorgt uns Obst vor allem mit befeuchtenden Säften und mit Energie. Energetisch sind die meisten Sorten eher kühlend, weswegen diese keine echten Kraftmittel sind.
Es gelten ähnliche Hinweise wie für Gemüse:
Rote, reife, süße Sorten sind viel leichter verdaulich als grüne, unreife, saure oder bittere Sorten. Deshalb sollten geschwächte Menschen, die frieren, lieber reifes, süßes Obst essen. Scharfe, warme Gewürze wie Zimt oder Ingwer gleichen die kühlende Wirkung zusätzlich aus. Bereitet man aus Obst Kompotte mit scharfen Gewürzen wie Zimt oder Ingwer, bekommt man eine sehr leichtverdauliche Schonkost, die neben Säften auch die Kraft aufbaut.
Wie beim Gemüse geben wir auch hier einen interessanten Hinweis:

Viele Obstsorten wirken Säfte aufbauend und entwässernd gleichzeitig. Dies ist auf dem ersten Blick ein Widerspruch. Sehr saftige Obstsorten wie etwa Mandarinen oder Erdbeeren enthalten sehr viel Wasser und auch sehr viele Zuckerstoffe, Salze und Mineralien. Das Wasser und die saftigen Anteile werden Dank der Mineralien in die Zellen aufgenommen und befeuchten dort den Organismus.
Weil diese Obstsorten aber auch entgiftende, ausleitende Stoffe wie etwa Kalium enthalten, ziehen sie überschüssiges Wasser aus dem Gewebe. Die Zellen werden sozusagen gespült. So entsteht das interessante Phänomen, dass bei „trockenen“ Menschen saftiges Obst kaum entwässernd wirkt. Dagegen wirken Obstsorten wie Orangen, Birnen oder Ananas bei Menschen, die Wasser einlagern, deutlich harntreibend.

Trockenfrüchte

Sie sind konzentrierte Obstsorten, denen man Wasser fast ganz entzogen hat. Meist enthalten sie eine Menge Zucker. Da sie so trocken sind, benötigt der Körper zunächst eine Menge „eigenes“ Wasser, um sie sozusagen einzuweichen. Sehr trockene Menschen sollten deshalb viel Wasser zu Trockenfrüchten trinken.
Auch sollten sie langsam essen und lange kauen. So bringt man die Verdauungsorgane in Schwung.
Trockenfrüchte sind Kraftpakete, die schnell Energie bringen und letztlich nicht austrocknen, wenn man genügend trinkt. Sie sind Grundlage von „Studentenfutter“, was auch ihre stärkende Kraft für die Nerven zeigt.

Ananas

Die Ananas wird meist roh verzehrt. Ananas bremst erhöhten Stoffwechsel, Heißhunger und Durst. Sie erzeugt Körpersäfte und stärkt die Verdauungssäfte. Bei Verstopfung durch Trockenheit wirkt sie abführend. Trockener Reizhusten wird durch sie gelindert. Die Ananas enthält viele Enzyme, die gegen Entzündungen im Körper wirken. Wie viele andere Obstsorten auch, leitet die Ananas überschüssiges Wasser aus dem Körper aus.

Geschmack:

- Süß, sauer, kühl
- Säfte aufbauend, entwässernd

Wirkrichtung

- Bremst erhöhten Stoffwechsel, gegen Durst und Heißhunger
- Erzeugt Körpersäfte und Verdauungssäfte
- Kühlt leichtes Fieber oder innere Hitze / „Sommerhitze“
- Verdauungsschwäche
- Abführend, bei Verstopfung durch Säftemangel
- Nährt das Blut
- Befeuchtet die Atemwege, bei trockenem Reizhusten
- Leitet überschüssiges Wasser aus dem Körper

Zubereitung

Je reifer sie ist, desto süßer und leichter verdaulich wird sie. Je grüner sie ist, desto kühler ist ihre Wirkung.

Im Westen benutzt man die Ananas vor Allem für Süßspeisen. In der asiatischen Küche findet man Ananas sehr gerne bei Gerichten mit süß-sauren Soßen. Da die Ananas die Verdauung ankurbelt, passt sie gut zu fettigen, herzhaften Gerichten. Kartoffel- oder Reisgerichte mit Ananas-Currysoße schmecken ganz vorzüglich. Versuchen Sie auch mal, Ananasscheiben kurz in der Pfanne anzubraten.

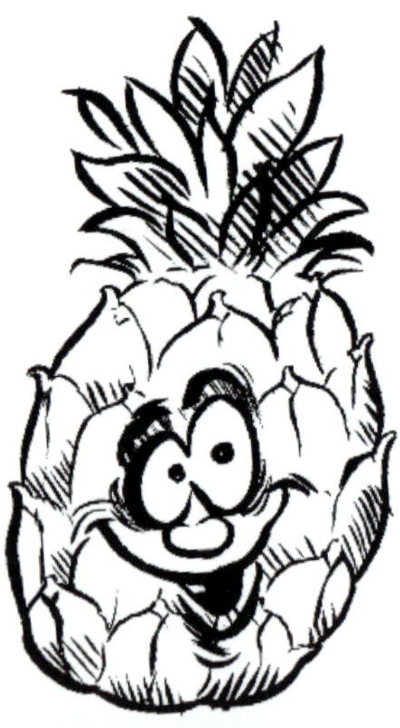

Vorsicht!

Die Ananas wirkt abführend und sollte deshalb mit Vorsicht bei Durchfall verwandt werden. Menschen, die frieren, sollten reife, süße Früchte verwenden. Vorsicht: Manche Menschen reagieren leicht allergisch, insbesondere Hautreaktionen treten bei stark gespritzten, eher unreifen Früchten auf.

Der besondere Tipp

Die Enzyme der Ananas haben eine umfangreiche Wirkung. Sie unterstützen den Organismus bei entzündlichen Prozessen, wie etwa bei rheumatischen Beschwerden.
Ihre Enzyme (vor allem Bromelain) finden sich in vielen Medikamenten.

Wichtige Inhaltsstoffe

Ca. 12,5% Kohlenhydrate, 0,5% Eiweiße, 0,2% Fette, Bromelain
Vitamin C, Kalium, Jod, Magnesium, Eisen, Kupfer, Mangan, Zink.

Apfel

Seit Adam und Eva hat diese Obstsorte für Menschen eine paradiesisch anziehende Bedeutung...
Er ist im Westen die seit Generationen am meisten verwendete Obstsorte. Äpfel haben ein sehr weites Wirkspektrum. Weithin bekannt ist sein positiver Einfluss auf die Verdauung und die Schleimhäute der Verdauungsorgane. Die Quellstoffe (Pektine) sorgen für eine Aktivierung der Darmtätigkeit und eine geregelte Verdauung. Auch die Leber profitiert, denn Äpfel helfen bei der Entgiftung. Äpfel beruhigen und stärken die Nerven. Ihre Vitamine unterstützen das Immunsystem und stärken die Abwehrkraft.

Geschmack, Temperatur

- Süß, sauer, nach Sorte leicht bitter, kühl
- Befeuchtend, entwässernd

Wirkrichtung

- Reguliert die Verdauung, leicht abführend
- Hilft bei entzündlichen Schleimhäuten
- Hilft bei akuten und chronischen Durchfällen
- Reinigt und entgiftet die Verdauungsorgane
- Unterstützt die Entgiftung
- Stärkt die Abwehrkraft
- Stärkt den Appetit, erzeugt Verdauungssäfte
- Beruhigend, „Nervennahrung“

Zubereitung

Rohe Äpfel

Haben eine kühlende Wirkung. Sie enthalten die meisten Vitamine. Sie eignen sich sehr gut zu Salaten, Frischkornmüsli, zu Tofu oder Sojajoghurt.

Geriebene, rohe Äpfel

Beruhigen die entzündliche Schleimhaut von Magen und Darm, als leichtverdauliche, frische Schonkost.

Gekochte / Gedünstete Äpfel / Kompott

Sind wärmer in der Wirkung und sehr gut für sehr geschwächte Menschen geeignet.

Apfelsaft

Erzeugt Verdauungssäfte und bringt den Appetit und Durst zurück.

Vorsicht!

Zu viele rohe Äpfel sind sicher ungesund und führen zu Bauchschmerzen. Man kann selbst bei den gesündesten Lebensmitteln Fehler machen!

Der besondere Tipp

Der bekannte österreichische Autor Wilfort weist darauf hin, dass bei Alkoholsucht eine Apfelsaftkur sehr hilfreich sein kann.

Wichtige Inhaltsstoffe

Ca. 11,5% Kohlenhydrate, 0,3% Eiweiße, 0,6% Fette,
Vitamine C, Carotin, B Vitamine, Kalzium,
Magnesium, Eisen, Natrium, Kalium, Pektine.

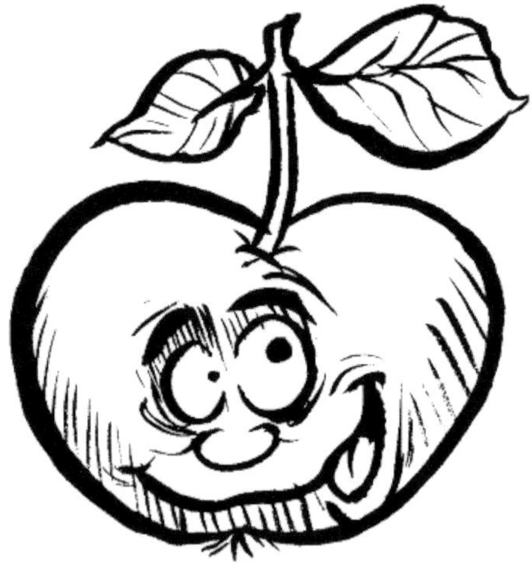

Aprikosen

Sie gehören zu den ältesten Kulturpflanzen der Welt. Aprikosen galten stets als Schönheitsmittel, insbesondere für die Frau. Sie enthält viele befeuchtende Inhaltsstoffe, die besonders nährend für die Haut, Haare, Nägel und die Spannkraft allgemein wirken. Sie wirken Blut aufbauend, allgemein nährend und kräftigend. Traditionell setzt man sie ein, um die Lunge zu reinigen und diese zu stärken. Sie enthält interessanterweise Salicylsäure, die antibiotisch wirkt und so ihre Abwehr stärkenden Eigenschaften erklären könnte. Ihre befeuchtenden Ballaststoffe sorgen für eine gute Verdauung. Sie schonen und schützen die Verdauungsorgane.

Geschmack, Temperatur

- Süß, leicht sauer, neutral
- Befeuchtend

Symptome und Beschwerden

- Bauen allgemein das Yin auf
- Stärken und befeuchten die Haut, Haare, Nägel
- Geben Kraft und Ausdauer
- Wirken Blut aufbauend und Blut reinigend
- Reinigen und kräftigen die Lunge
- Stärken das Immunsystem
- Wirken leicht abführend

Zubereitung

Ähnlich wie Pflaumen, Feigen oder Datteln eignen sie sich nicht nur für die süße Küche. Sie finden sich in Marmeladen, Kuchen, Gebäck, aber auch in Aufstrichen, Soßen, Suppen oder Aufläufen.
Getrocknete Aprikosen sind ein hervorragendes Mittel gegen Heißhunger auf Süß. Sie schmecken hervorragend, machen satt, geben Kraft und lassen einen die ungesunden Naschereien schnell vergessen.

Vorsicht!

Leider werden Trockenfrüchte oft sehr stark geschwefelt. Gerade Aprikosen enthalten deshalb häufig viel zu hohe Schwefelwerte. Das macht sie haltbarer aber auch bedenklich in ihrer Verwendung. Achten Sie also auf ungeschwefelte Ware.

Der besondere Tipp

Aprikosenkernöl ist ein „Geheimtipp“ für die Schönheit und innere Pflege der Haut. Dem Mandelöl nahe verwandt, versorgt es die Haut, Haare und Nägel mit wertvollen Vitalstoffen. Es würde mich nicht wundern, wenn dieses Öl mal groß in Mode käme.

Wichtige Inhaltsstoffe

Ca. 9% Kohlehydrate, 1% Eiweiße, 0,1% Fette,
Vitamine A, B1, B2, C, Kalium, Phosphor, Eisen, Kalium, Kalzium, Beta Carotin, Lycopin, Salicylsäure.

Bananen

Bananen enthalten sehr viel Stärke, die sich, je reifer sie werden, in Fruchtzucker wandelt. Deshalb sind unreife Bananen eher schwer verdaulich und gut für hitzige Menschen. Reife Bananen sind leicht verdaulich und bauen Kraft und Säfte auf. Bananen wirken sättigend und reduzieren den Appetit und den Durst. Sie wirken befeuchtend bei Trockenheit und Saftmangel.

Geschmack, Temperatur

- Süß, kühl bis neutral
- Befeuchtend, schleimend

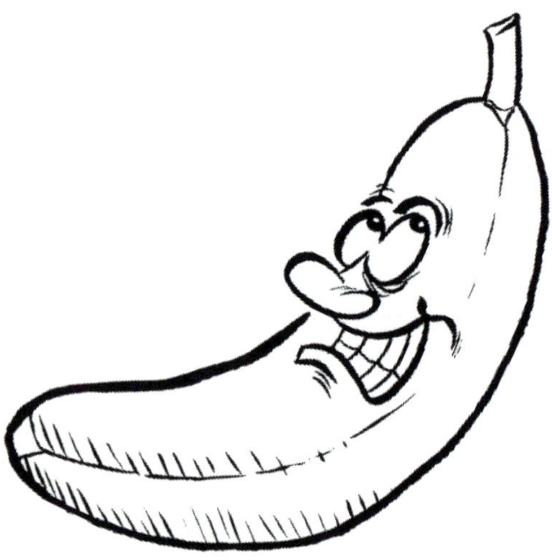

Wirkrichtung

- Wirken stopfend, gegen Durchfall
- Beruhigen, schützen gereizte Schleimhäute von Magen und Darm
- Bremsen Heißhunger und Durst, kühlen den „heißen Magen“
- Befeuchten trockene Haut und Schleimhäute
- Beruhigen das Nervensystem, schlaffördernd
- Stabilisieren die Blutzuckerkurve
- Geben Kraft und Ausdauer, Energiespender
- Helfen bei Übersäuerung des Organismus

Zubereitung

Unreife Bananen sind energetisch kühl. Sie sind eher schwer bzw. langsam verdaulich. Deshalb eignen diese sich besonders für „zu viel Yang“, also bei hohem Stoffwechsel.
Sie eignen sich hervorragend für Sportler und generell für Menschen, die hart körperlich arbeiten.
Reife Bananen sind leicht verdaulich und energetisch neutral. Sie wirken beruhigend, nährend und eignen sich als Aufbaumittel für Kinder und geschwächte Menschen.
Bananen passen besonders zu Süßspeisen. In den Herkunftsländern benutzt man sie auch in zahllosen anderen Gerichten.

Kontraindikation

Unreife Bananen sind ungeeignet für geschwächte Menschen.
Vorsicht bei Verstopfung, da Bananen stopfend wirken.
Für die Verdauung von unreifen Bananen benötigt der Verdauungsapparat viel Flüssigkeit (Wasser), ähnlich wie bei Pellkartoffeln. Bei trockenen Menschen können harte Bananen dann lange im Magen liegen bleiben und Sodbrennen verursachen.

Der besondere Tipp

Bananen sind bei Glutenallergie (Sprue/Zöliakie) ein wunderbares Mittel um die sehr empfindliche Schleimhaut zu stabilisieren.

Wichtige Inhaltsstoffe

Ca. 20% Kohlenhydrate, 1,2% Eiweiße, 0,2% Fette,
Vitamine C, Pantothensäure, Folsäure, B2, B6,
Kalium, Magnesium, Phosphor, Mangan, Selen, Zink, Jod.

Birnen

Birnen enthalten viel langsam verdaulichen Zucker, aber weniger Säure als viele andere Obstsorten. Sie schmecken daher sehr süß und sind leicht verdaulich, solange sie nicht zu hart sind. Ihre heilende Wirkung entfalten sie vor allem in den Verdauungsorganen. Birnen „spülen“ die Zellen. Sie wirken befeuchtend bei Trockenheit. Anschließend ziehen sie überschüssiges Wasser aus dem Körper. Wirklich entwässernd wirken sie nur, wenn jemand auch zu viel Wasser eingelagert hat.

Geschmack:

- Süß, kühl
- Säfte aufbauend, entwässernd

Wirkrichtung

- Erzeugen Säfte
- Unterstützen die Verdauungsorgane
- Regen den Stoffwechsel an
- Wirken leicht abführend
- Leiten überschüssiges Wasser aus
- Wirken beruhigend und schlaffördernd

Zubereitung

Je reifer Birnen sind, desto leichter sind sie verdaulich. Sehr reife „Lutschbirnen“ eignen sich sogar für extrem geschwächte, ausgedörrte Menschen. Auch kleine Kinder profitieren von reifen Birnen. In Verbindung mit (veganem) Joghurt sind sie ein hervorragendes Mittel für unsere Darmflora.

Vorsicht!

Unreife, sehr harte Birnen sind ziemlich schwer verdaulich. Sie können zu Bauchschmerzen und sogar Krämpfen führen. Geschwächte Menschen, aber auch Frauen in der Schwangerschaft, sollten unreife Birnen meiden.

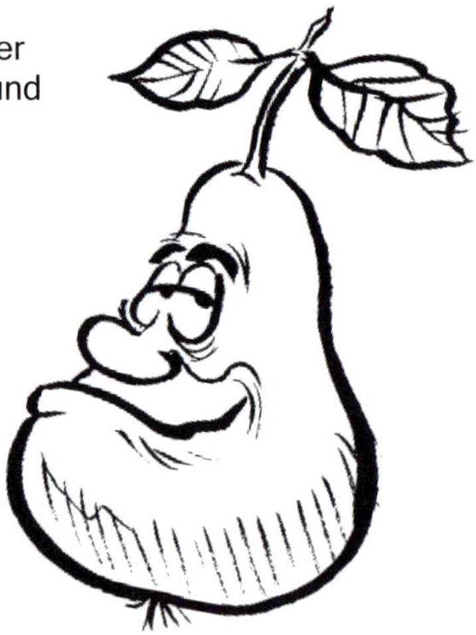

Der besondere Tipp

Getrocknete Birnen stabilisieren den Darm und sind ein mildes Mittel gegen Durchfall. Kocht man Birnen mit Hirse und Mandeln, stabilisiert dies eine geschwächte Verdauung. Man kann dieses „Rezept“ sowohl bei Durchfall als auch bei Verstopfung einsetzen.

Wichtige Inhaltsstoffe

Ca. 12,5% Kohlenhydrate, 0,5% Eiweiße, 0,3% Fette,
Vitamin C, B Vitamine, Karotin, Magnesium, Kalium, Eisen, Kalzium, Phosphor, Kieselsäure, Zink, Jod, Kupfer.

Datteln

In den Herkunftsländern gehören Datteln zu den wichtigsten Lebensmitteln und gleichzeitig zu den wichtigsten Heilmitteln. Ihr hoher Gehalt an natürlichem Zucker bringt Energie, Wärme und stärkt die Lebenskraft. Dabei enthalten sie weniger Kalorien als etwa Schokolade. Sie stärken die Kraft des Herzens, unterstützen die Verdauungsorgane und wirken leicht abführend. Ihre faserigen Ballaststoffe sind ein Segen für den trägen Darm.

Geschmack:

- Süß, warm
- Befeuchtend, leicht schleimend

Wirkrichtung

- Nähren das Blut und die Säfte
- Befeuchten die Atemwege
- Befeuchten den Darm, wirken abführend
- Stärken die Lebenskraft, bei Schwäche und Erschöpfung
- Stärken die Verdauungsorgane
- Beruhigen den Geist, bei unruhigem Schlaf
- Kräftigen die Herzkraft
- Erhöhen die Körperwärme

Zubereitung

Datteln werden in der arabischen Küche zu einer Vielzahl von Gerichten verwendet, egal ob süß oder herzhaft. Versuchen Sie mal Dattel in Ihrer Nudelsoße, mit Tofu oder zu Pilzgerichten. Sie werden positiv überrascht sein! Mit Datteln kann man herzhaft backen oder kochen. Getrocknete Datteln sind der ideale Zuckerersatz.

Vorsicht!

Datteln sollten bei Diabetes mit Vorsicht genossen werden. Bei Übergewicht sollte man natürlich ein wenig auf die Menge achten (wobei gerade bei Übergewicht Datteln eine „Ersatzsüßigkeit“ darstellen können).

Der besondere Tipp

Datteln gelten als Aphrodisiakum. Sie bringen die Lust zurück und stärken die Potenz. Man kann sie in Wein oder Schnaps einlegen.

Wichtige Inhaltsstoffe

Ca. 65% Kohlenhydrate, 2% Eiweiße, 0,5% Fette,
Vitamine A, B, C, Folsäure, Kalzium, Magnesium , Eisen, Phosphor.

Feigen

In Europa kennt man die Feigen vor allem wegen der Stuhl fördernden Wirkung. Sie „füllen" den Darm mit Ballaststoffen, wobei sie gleichzeitig die Schleimhaut schützen.
In den Herkunftsländern gelten Feigen als wahre Wundermittel. Insbesondere wenn das Yin, also die Substanz wegbricht, unterstützen sie unsere fundamentale Lebenskraft. Man gibt sie bei Erschöpfungszuständen. Heute nennt man das „Burn Out". Sie stützen die Verdauungskraft, die Abwehrkraft sowie die Herzkraft.

Geschmack, Energie

- Süß, leicht warm
- Befeuchtend, leicht schleimend

Wirkrichtung

- Befeuchten trockene Haut und Schleimhäute
- Befeuchten die Atemwege
- Stärken die Lebenskraft
- Helfen bei Erschöpfung
- Befeuchten den Darm
- Wirken leicht abführend
- Unterstützen die Verdauungskraft
- Stärken das Immunsystem

Zubereitung

Ähnlich wie Datteln oder Pflaumen eignen sich Feigen für eine Vielzahl an Gerichten. Die vegane Küche entdeckt zunehmend ihre Qualitäten. Inzwischen bekommt man Feigen auch in „rohem", frischem Zustand.

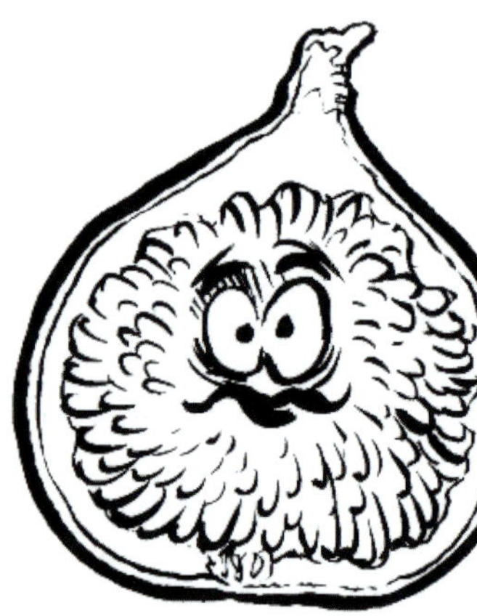

Die getrockneten Feigen geben Süßspeisen eine „fleischige“ Qualität. In den Herkunftsländern werden Feigen in vielen Gerichten benutzt. Sie passen zu Suppen, Aufläufen oder Eintöpfen. Auch zu Pfannengerichten, als Beigabe in zu Wokgerichten, in Quiches, Feigen verfeinern stets die Speisen.

Vorsicht

Feigen haben eine leicht schleimende Wirkung. Wer zu viele davon isst, kann sein Verdauungssystem damit überfordern. Völlegefühl, Aufstoßen oder sogar Sodbrennen können die Folge sein. So führt eben jede Einseitigkeit dazu, dass selbst wertvolle Lebensmittel zu einem Problem werden können.

Der besondere Tipp

Gerade in Stresssituationen greift man gerne zu Zucker und Süßigkeiten. Dies heizt dann das Yang noch mehr an, was letztlich das Problem noch vergrößert.
Hier eignen sich getrocknete Feigen besonders gut, da sie schnell eine Sättigung herbeiführen und den Hunger auf Süß eindämmen.

Wichtige Inhaltsstoffe (getrocknete Feige)

Ca. 55% Kohlenhydrate, 3,5% Eiweiße, 1,5% Fette,
Vitamine B1, B6, Folsäure, Kalzium, Magnesium, Phosphor, Eisen, Zink.

Grapefruit

Grapefruits umfassen die Geschmäcker süß, sauer und bitter. Dies zeigt sehr schön ihre Wirkweise: Bitter unterstützt die Entgiftung, sauer zieht zusammen, süß hat eine nährende Wirkung. Grapefruits eignen sich besonders für hitzige Menschen mit einer schlechten Entgiftung, nach zu viel Zucker- oder Fettkonsum. Ihr Zuckergehalt nährt die gesunden Körpersäfte.

Geschmack, Energie

- Sauer, bitter, süß, kalt
- Entwässernd, schleimlösend, entgiftend

Wirkrichtung

- Kühlt innere Hitze
- Kühlt entzündliche Schleimhäute
- Entwässernd, diuretisch
- Unterstützt die Entgiftung
- Hilft bei Völlegefühl, Übelkeit und Appetitlosigkeit
- Wirkt schleimlösend
- Gegen Heißhunger und Sodbrennen

Zubereitung

Grapefruit eignet sich nicht für jeden, schon wegen seiner intensiven Geschmacksnote. Deshalb ist es ratsam, Grapefruit eher separat zu servieren. In kleineren Mengen bringt sie Schwung in Salate und Rohkostgerichte. Ihr frischer Saft hat eine eigene Fangemeinde.

Vorsicht

Grapefruit gehört zu den wirklich kalten Lebensmitteln. Die Idee, das Immunsystem frierender Menschen mit energetisch kühlendem Grapefruitsaft zu stimulieren, ist nach der Vorstellung der TCM ein Widerspruch in sich.

Der besondere Tipp

Menschen, die einen hohen Stoffwechsel haben, viel Appetit haben und zu Übergewicht neigen, sollten mal einige Zeit frische Grapefruits genießen. Dies kühlt die ungesunde Hitze und bringt die schleppende Entgiftung enorm in Gang.

Wichtige Inhaltsstoffe

Ca. 7,5% Kohlenhydrate, 0,5% Eiweiße, 0,2% Fette,
Vitamine C, Biotin, Kalium, Kalzium.

Kirschen

Kirschen gehören zu den beliebtesten Lebensmitteln. Ihr Fruchtzucker ist leicht verdaulich. Sie enthalten zahlreiche Mineralien und Vitalstoffe, die den Körper vitalisieren und „verjüngen". Sie bringen die Verdauung in Gang, befeuchten trockene Schleimhäute und helfen bei der Entgiftung. Sie wirken leicht kühlend und eignen sich bei entzündlichen Krankheiten. Ihre Inhaltsstoffe haben eine Beziehung zum Blut. Sie reinigen und bauen es wieder auf.

Geschmack, Energie

- Süß, leicht kühl
- Befeuchtend

Wirkrichtung

- Befeuchten trockene Schleimhäute
- Regen die Verdauung an
- Wirken leicht abführend
- Nähren und reinigen das Blut
- Kühlen entzündliche Prozesse und leichtes Fieber
- Leicht harntreibend
- Unterstützen das Immunsystem

Zubereitung

Süß oder sauer, das ist bei Kirschen Geschmackssache.
Es gibt kaum ein Lebensmittel, das so gerne bei Süßspeisen verwandt wird. Die Schwarzwälder Kirschtorte gehört zu den berühmtesten Kuchensorten.
Kirschen passen aber ähnlich wie Preiselbeeren durchaus zu herzhaften Speisen. Sie machen Soßen interessanter, passen zu Gerichten aus dem Backofen oder in herzhafte Salate.

Vorsicht

Wie bei Steinobst allgemein, sollte man nicht zu viel roh davon verzehren. Insbesondere geschwächte Menschen mit empfindlichen Schleimhäuten können sonst leicht Blähungen und Bauchschmerzen entwickeln.

Der besondere Tipp:

Kirschen haben eine blutreinigende und entschlackende Wirkung. Gleichzeitig bauen Kirschen gesundes Blut und gesunde Säfte auf. Eine „Frühlingskur“, bei der man morgens, mittags und abends über eine Woche eine Portion Kirschen genießt, ist eine sehr angenehme Art, sein Blut aufzufrischen!

Wichtige Inhaltsstoffe

Ca. 10% Kohlehydrate,
1% Eiweiße, 0,5% Fette,
Vitamine C, B1, B2, B6,
Folsäure, Beta Carotin,
Kieselsäure, Eisen, Kalium,
Phosphor.

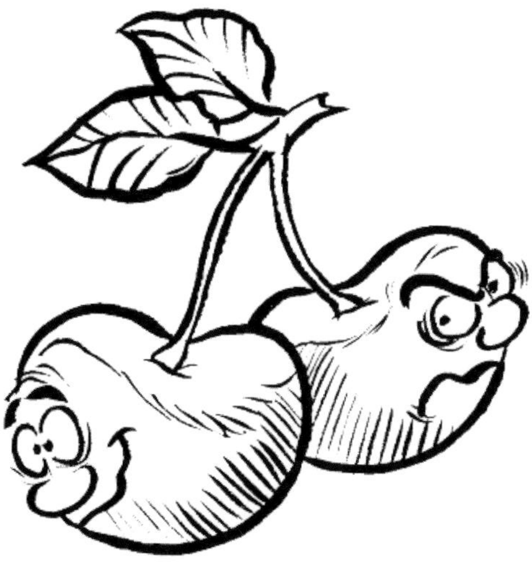

Mangos

Mangos gehören zu den stark Säfte aufbauenden Obstsorten. Bei starker Trockenheit bringen sie wieder Flüssigkeiten und Spannkraft in die ausgedörrte Haut und die trockenen Schleimhäute. Dabei wirken sie nicht schleimend, sondern ziehen überschüssiges Wasser aus dem Gewebe. Sie enthalten kein Fett und relativ wenige Kalorien, dafür sehr viele Mineralien und reichlich Zucker. Mangos wirken beruhigend, Nerven stärkend und unterstützen die Herztätigkeit. Sie aktivieren den Stoffwechsel und unterstützen die Verdauung.

Geschmack, Energie

- Süß, leicht sauer, kühl
- Befeuchtend

Wirkrichtung

- Unterstützen die Verdauungsorgane
- Bilden Verdauungssäfte
- Regen den Stoffwechsel an, Appetit anregend
- Reinigen und befeuchten die Schleimhäute der Lunge
- Kühlen trockene Hitze
- Wirken beruhigend und Nerven stärkend
- Stärken das Immunsystem
- Wirken leicht abführend
- Unterstützen die Herzkraft

Zubereitung

Schon richtig berühmt ist Mangolassi. Diesen kann man sehr gut mit veganem Joghurt herstellen. Frisch gepresster Saft ist ohnehin unvergleichlich. Mangos passen zu Cremes, Pürees, verfeinern Soßen und Suppen. In den Herkunftsländern gibt man Mangos zu vielen Gerichten als Beilage.
Eigentlich sind auch die Schalen heilkräftig. Man sollte hier aber sehr auf biologische Produkte achten, da viele Südfrüchte, auch Mangos, behandelt werden und Giftstoffe enthalten können.

Vorsicht

Empfindliche Menschen sollten bei der Menge beachten, dass Mangos abführend wirken. Ansonsten sind Mangos sehr gut verträgliche Lebensmittel.

Der besondere Tipp

Wer unter trockener Haut und Schleimhäuten leidet und dabei vielleicht sogar noch einen trägen Darm hat, sollte es mal mit Mangolassi probieren. Frische Mangos pürieren oder in kleine Stücke schneiden, mit Sojajoghurt verrühren, dazu nach Geschmack Zimt, Kardamom oder Vanille, mit Mandelsplittern, etwas Rohrzucker und etwas Wasser vermischen, fertig!

Wichtige Inhaltsstoffe

Ca. 12% Kohlenhydrate, 0,5% Eiweiße, 0,5% Fette,
Vitamine C, E, Beta Carotin, Lycopin, B Vitamine, Folsäure, Kalium, Kalzium, Eisen, Magnesium.

Orangen

Orangen gelten wegen ihres sehr hohen Gehaltes an Vitamin C zurecht als wichtiges Mittel zur Steigerung der Immunabwehrkraft. Allerdings sind sie energetisch kühlend. Menschen, die frieren, sollten deshalb vorher oder begleitend warme Kraftbrühen zu sich nehmen um nicht noch mehr auszukühlen.

Orangen sind sehr saftig und fördern die Produktion von Verdauungssäften. Sie unterstützen den Appetit und fördern die Verdauung. Eher bittere Sorten wie Pomeranzen haben eine entspannende Wirkung auf die Verdauungsorgane. Saure und bittere Sorten unterstützen die entgiftende Tätigkeit der Leber und haben eine schleimlösende Wirkung.

Geschmack, Temperatur

- Süß, sauer, nach Sorte leicht bitter, kühl
- Befeuchtend, entwässernd, schleimlösend

Wirkrichtung

- Kühlen leichtes Fieber
- Entspannen die Verdauungsorgane,
- helfen gegen Übelkeit
- Saftige Sorten wirken Saft bildend
- Bittere Sorten unterstützen die Leber bei der Entgiftung
- Lösen Verschleimungen im Verdauungstrakt
- Regen den Appetit an
- Unterstützen die Abwehrkraft
- Helfen bei krampfartigen Beschwerden der Gebärmutter

Zubereitung

Orangen werden bei uns meist roh gegessen. Sie bereichern nicht nur Süßspeisen. Auch Salaten oder Dips geben sie eine besondere Note.

Vorsicht!

Orangen haben eine immunstimulierende Wirkung, weswegen diese gerne bei einer Abwehrschwäche gegessen werden. Allerdings wird die kühlende Eigenschaft dieser unterschätzt. Menschen die frieren sollten deshalb stets wärmende Speisen oder Gewürze begleitend verwenden.

Der besondere Tipp

In der asiatischen Welt gelten bittere Orangensorten (Pomeranzen) als Mittel gegen Menstruationsbeschwerden. Sie wirken krampflösend und schmerzlindernd.

Mandarinen

sind meist süßer, dabei weniger sauer.
Sie eignen sich daher auch für empfindlichere Menschen. Es gibt sehr viele Sorten, die aber grundsätzlich ähnlich wirken.

Wichtige Inhaltsstoffe

Ca. 8,5% Kohlenhydrate, 1% Eiweiße, 0,2% Fette,
Vitamine C, Folsäure, Magnesium, Kalium, Selen.

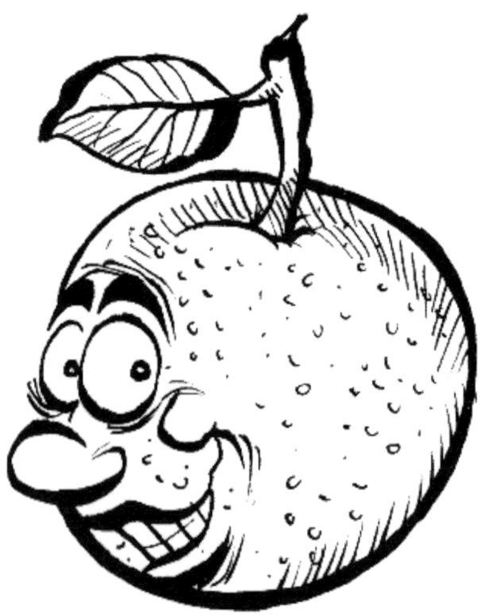

Pfirsiche

Pfirsiche gehören zu den beliebtesten Obstsorten. Leider sind sie nur kurze Zeit haltbar. Wie bei den meisten Obstsorten hängen ihre Wirkweisen sehr vom Reifegrad ab. Je süßer und reifer sie sind, desto leichter verdaulich sind sie. Dann vertragen sie auch geschwächte Menschen sehr gut und bauen Saft und Kraft wieder auf. Da sie wenige Kalorien enthalten, eignen sie sich sehr als Ersatz für Süßigkeiten.

Geschmack, Energie

- Süß, leicht sauer, kühl
- Befeuchtend

Wirkrichtung

- Kühlen innere Hitze
- Reduzieren Heißhunger
- Erzeugen Säfte und bauen das Blut auf
- Wirken kräftigend und tonisierend
- Regen die Verdauung an
- Unterstützen die Entgiftung

Zubereitung

Am besten verzehrt man sie so reif und frisch wie es geht.

Vorsicht

Unreife Pfirsiche sind so schwer verdaulich, dass man sie besser meiden sollte. Leider kippt dann der Zustand schnell. Pfirsiche faulen recht leicht. Hier bitte genau hinschauen, ob das Obst noch genießbar ist!

Der besondere Tipp

Pfirsiche eignen sich sehr gut zum Einmachen. So kann man in jeder Jahreszeit diese leckeren Muntermacher genießen. Da sie den Heißhunger auf Süßigkeiten reduzieren, sind sie hervorragende Nachspeisen.

Wichtige Inhaltsstoffe

Ca. 9% Kohlenhydrate, 1% Eiweiße, 0,1% Fette,
B Vitamine, Vitamine C, A, , Kalium, Magnesium, Eisen, Zink,
Flavanoide.

Pflaumen (Zwetschgen)

Früher wusste jeder von den verdauungsfördernden Eigenschaften der Pflaumen. Getrocknete Pflaumen gab es in jedem Haushalt. Die enthaltenen Quellstoffe wie Pektin und Sorbit machen den Darminhalt voluminöser und weicher und erleichtern so den Stuhlgang. Dies unterstützt die Entgiftungstätigkeit in sehr harmonischer Weise.

Geschmack, Energie

- Süß, kühl
- Befeuchtend

Wirkrichtung

- Befeuchten den Darm
- Erzeugen Verdauungssäfte
- Wirken abführend
- Unterstützen die Entgiftung
- Unterstützen das Immunsystem

Zubereitung

Wohl kaum ein Obst wird so unterschiedlich zubereitet wie Pflaumen. Natürlich sind die rohen (möglichst reifen) Pflaumen ein gesunder Genuss. Die getrockneten Pflaumen waren von je her neben dem Genuss ein bewährtes Hausmittel bei Verstopfung.

Die Pflaumen eignen sich hervorragend für Süßspeisen und Kuchen. Aber auch herzhaft werden diese gerne verwandt. Ähnlich wie Datteln findet man diese in Suppen oder Hauptgerichten. Der Speckmantel lässt sich ja vegan leicht durch Tofu oder Seitan ersetzen. Nicht zu vergessen sind die zahlreichen alkoholischen Getränke wie der Slibowitz oder die bei Chinesen so beliebten Pflaumenweine.

Vorsicht

Wie bereits erwähnt, sind die eher unreifen Pflaumen mit Vorsicht zu genießen. Insbesondere empfindliche Menschen sollten größere Mengen der rohen Früchte lieber meiden.

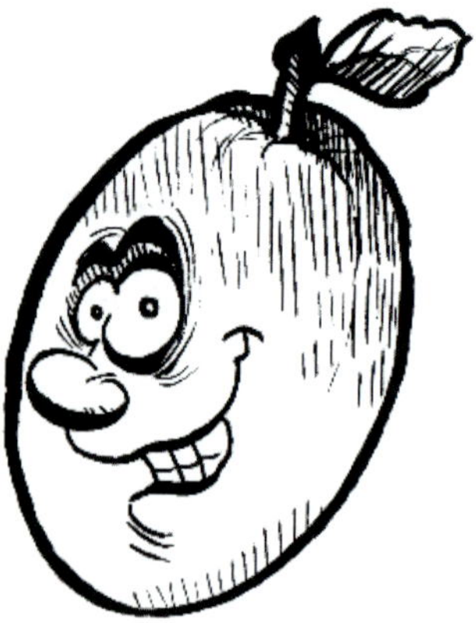

Der besondere Tipp

Wenn man Dörrpflaumen über Nacht in Wasser einlegt, geben sie einen Teil Ihrer Wirkung an das Einweichwasser ab. Die Pflaumen dann mit dem Wasser kurz aufkochen. Die Pflaumen essen, das „Pflaumenwasser" trinken. So hat man ein vorzüglich schmeckendes Mittel gegen Verstopfung und trägen Darm.

Wichtige Inhaltsstoffe

Ca. 10% Kohlenhydrate, 0,5% Eiweiße, 0,2% Fette,
Vitamine C, B1, B2, Carotin, Eisen, Kupfer, Zink, Kalium, Natrium, Kalzium, Phosphor.

(Wasser) Melone

In der TCM verwendet man Wassermelonen insbesondere zum Kühlen der „Sommerhitze". Auch bei uns isst man Melonen am liebsten im Hochsommer. Sie liefern kühlende Flüssigkeiten und jede Menge Vitalstoffe. Wenn unsere inneren Organe aufgrund von Saftmangel austrocken und dadurch die Kühlflüssigkeit fehlt, spricht man in der TCM von „Mangelhitze". Die Folge können Entzündungen oder auch Unruhe mit Hitzewallungen sein. Hier befeuchten und kühlen Melonen auf wunderbare Weise. Sie befördern aber auch das überschüssige Wasser wieder aus dem Körper, so dass eine echte „Spülung" der Zellen stattfindet.

Geschmack, Energie

- Süß, kühl bis kalt
- Säfte aufbauende, entgiftend, entwässernd

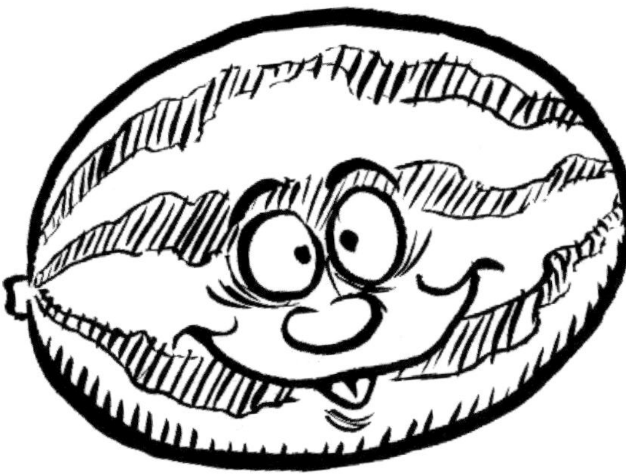

Wirkrichtung

- Klären Hitze und lindert Fieber
- Lindern Entzündungen, insbesondere der Verdauungsorgane
- Beruhigen ein zu hohes Yang
- Befeuchten und baut Körpersäfte auf
- Befeuchten den Darm, leicht abführend
- Beruhigen den Geist und die Nerven

Zubereitung

Am besten schmecken sie wohl roh und frisch in den Mund!
Sie eignet sich aber auch für Salate, für Süßspeisen oder auch als Beilage zu fast allen Gerichten.

Vorsicht

Insbesondere Wassermelonen haben eine recht kühle Wirkung.
Wer friert , sollte auf die Menge achten. Auch wer im Sommer in klimatisierten Räumen arbeitet, sollte dies bedenken.

Der besondere Tipp

Wassermelonen gibt man in Asien insbesondere im Hochsommer, weil sie die Hitze aus dem Körper entfernt. Sie kühlen auch andere Arten von innerer Hitze. Bei fiebrigen Krankheiten wirken sie leicht Fieber senkend. Auch bei Hitzewallungen oder Nachtschweiß sind sie ein gutes Mittel.

Wichtige Inhaltsstoffe

Ca. 8% Kohlenhydrate, 0,6% Eiweiße, 0,2% Fette,
Vitamine C, Beta Carotin, Pantothensäure, Kalium, Kalzium, Phosphor, Eisen, Lycopin, Nickel, Fluor, Magnesium, Zink.

Honigmelonen

sind weniger kalt als Wassermelonen. Sie wirken stärker auf die Lunge, wo sie trockenen Schleim lösen.

Wassermelonen

wirken „tiefer“ im Körper. Sie regen die Niere an und wirken stärker harntreibend.

Zuckermelonen

sind noch süßer und stärken unsere Denkfähigkeit.

Weintrauben

Weintrauben gehören zu den beliebtesten Lebensmitteln. „Traubenzucker" steht für schnelle Energie, für Kraft und Ausdauer. Sie stärken die Nerven und regen den Stoffwechsel an. Ihre Säfte und Blut bildenden Eigenschaften sind gerühmt. Über die Heilwirkung von Trauben ist viel geschrieben worden. Schon die Römer haben Trauben und ihre Produkte für heilerische Zwecke verwandt.

Geschmack, Energie

- Süß, leicht sauer, neutral
- Säfte aufbauend, leicht entwässernd

Wirkrichtung

- Stärken die Lebenskraft
- Regenerieren bei Erschöpfung
- Wirkten Blut aufbauend
- Befeuchten und erzeugen Körpersäfte
- Befeuchten den Darm, leicht abführend
- Beruhigen und stärken die Nerven
- Stärken das Herz
- Unterstützen die Leber

Zubereitung

Trauben bieten viele Möglichkeiten. Roh verzehrt enthalten sie die meisten Vitamine und Vitalstoffe. Sie passen zu Salaten oder als Beilagen.

Rosinen sind konservierte Energie. Ihr Zucker ist viel besser als der synthetische Traubenzucker. Sie passen zu vielen Gerichten, auch in Suppen und zu Eintöpfen.

Traubensaft und Wein

Insbesondere der rote Traubensaft gilt schon jeher als Tonikum für Blut und Kraft. Wein galt bis vor 100 Jahren als Heilmittel für vielerlei Krankheiten. In China legt man auch heute noch alle möglichen Kräuter in Wein ein, um die Heilwirkung der Pflanzen zu verstärken.

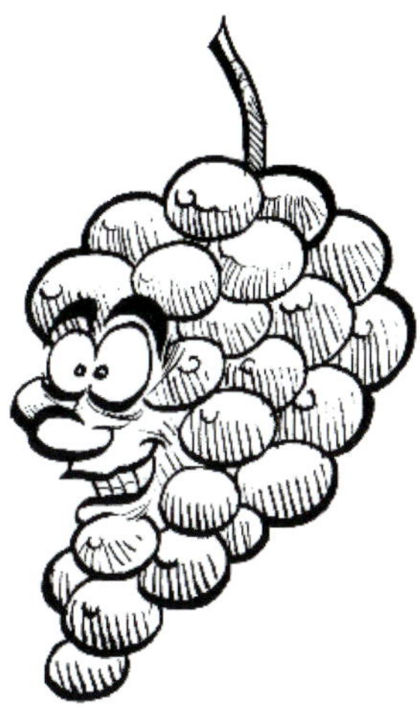

Vorsicht

Diabetiker sollten bei der Menge vorsichtig sein, da der Zuckergehalt sehr hoch ist. Auch bei Durchfall sollte man nicht zu viele Trauben essen.

Der besondere Tipp

Gerade ältere Menschen leiden unter Einschlafstörungen. Abends ein Glas Wein bringt einen guten, erholsamen Schlaf. Dabei entfaltet sich die heilende Wirkung auf die Nerven, die Gefäße und die Entgiftungsorgane.

Wichtige Inhaltsstoffe

Ca. 15% Kohlenhydrate, 0,7% Eiweiße, 0,3% Fette,
Vitamine C, Kalium, Kalzium, Eisen, Phosphor.

Zitronen

Die Wirkung von Zitronen kann man sich leicht vorstellen, wenn man „geistig" in eine Zitrone beißt: Es zieht sich alles zusammen. Zitronen haben eine zusammenziehende, festhaltende Bewegung. Sie schließen die Poren und die Körperöffnungen.
Bekannt wurden Zitronen vor allem durch ihren hohen Gehalt an Vitamin C. Als Nahrungs- und Heilmittel ist sie sehr vielseitig einsetzbar. Der Schuss Zitronensaft gibt vielen Speisen eine ganz andere Note. Was leicht übersehen wird, ist die kühlende Eigenschaft der Zitronen. Menschen, dic frieren, sollten nicht zu viel davon zu sich nehmen.

Geschmack, Energie

- Sauer, kühl bis kalt
- Zusammenziehend, Säfte festhaltend

Wirkrichtung

- Wirken zusammenziehend, festhaltend
- Stoppen Schwitzen, schließt die Poren
- Kühlen innere Hitze
- Gegen Nachtschweiß und Hitzewallungen
- Stimulierten das Immunsystem
- Wirken Appetit anregend
- Stimulieren die Verdauungsorgane

Zubereitung

Frischer Zitronensaft bringt einen besonderen Pfiff in viele Gerichte.
Da er auch die Verdauungsorgane ankurbelt, gibt man Zitronen gerne zu eher schwer verdaulichen und (oder) fettigen Gerichten.
Zu eher fettigen Süßspeisen passt die Zitrone besonders gut.

Vorsicht

Zitronensäure kann empfindliche Schleimhäute reizen. Auch haben Zitronen eine recht kalte Energie, weswegen diese bei Menschen die frieren nicht in zu großen Mengen verzehrt werden sollten.

Der besondere Tipp

Die Zitrone stimuliert besonders stark das Immunsystem, wenn man diese mit heißem Wasser, frischen Ingwer und mit etwas Agavensirup zu sich nimmt. Damit hat man dann die kühlende Energie der Zitrone mehr als ausgeglichen.

Wichtige Inhaltsstoffe

Ca. 3% Kohlenhydrate, 0,7% Eiweiße, 0,6% Fette,
Vitamine C, B1, B2, Kalzium, Kalium, Kalzium, Phosphor.

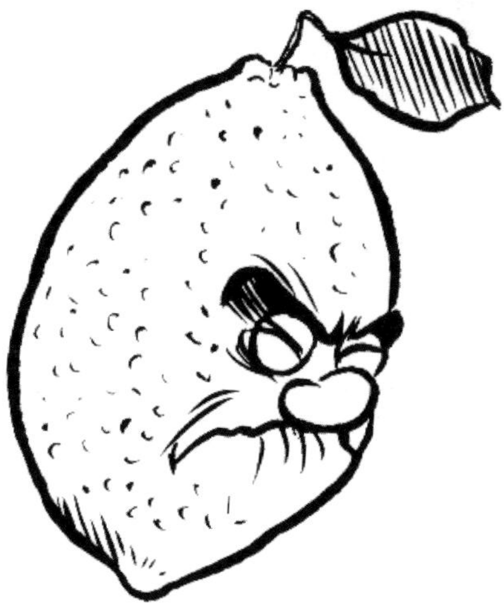

Beeren

Es gibt eine große Anzahl von Beeren. Auch wenn diese oft unterschiedlich schmecken, haben sie eine in vielerlei Hinsicht ganz ähnliche Wirkung,

Alle Beeren haben einen sehr hohen Wasseranteil. Sie wirken befeuchtend und bauen Körpersäfte auf. Anschließend leiten sie überschüssiges Wasser wieder aus dem Organismus und unterstützen die Harnorgane bei ihrer Arbeit. So helfen sie gegen Gicht, reinigen das Blut und wirken unseren Wohlstandskrankheiten entgegen.
Sie regen die Verdauungsorgane an und wirken leicht abführend.
Dabei wirken sie Appetit anregend und Durst löschend.
Der hohe Gehalt an Vitaminen unterstützt das Immunsystem.
Fast alle Beeren sind kühlend und leiten übermäßige Hitze aus.

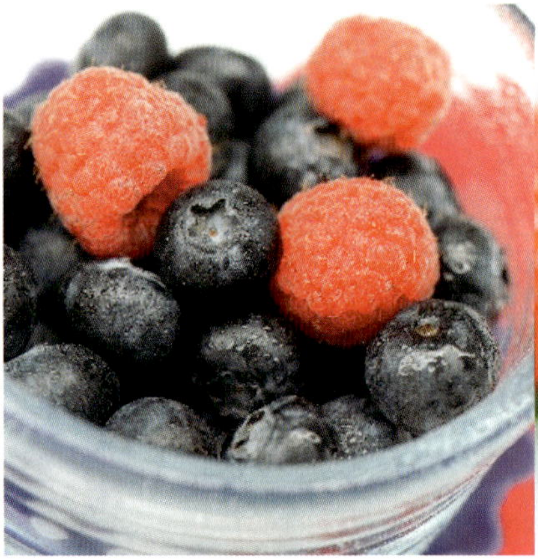

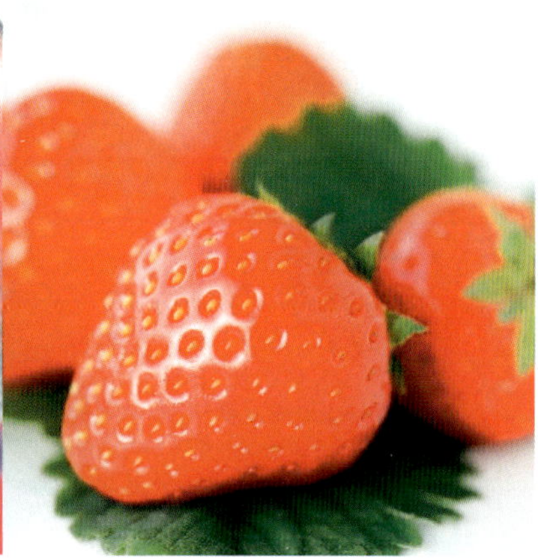

Im Anschluss werden die Besonderheiten der verschiedenen Sorten aufgeführt.

Zubereitung

Beeren schmecken frisch und reif wohl am besten.
Insbesondere bei Süßspeisen sind der Phantasie keine Grenzen gesetzt. Konfitüren kann man leicht selbst herstellen. Sie eignen sich zu Eis, Kuchen, allen möglichen Nachspeisen. In Joghurt eingerührt erfrischen sie und geben einen besonderen Geschmack.
Selbst zu Salaten passen sie und runden den Geschmack ab.
Beliebt sind natürlich auch Beerenliköre und Schnäpse, die dann wiederum die Speisen verfeinern.

Vorsicht

Beeren sind kühlend und sollten daher nicht im Übermaß verzehrt werden, wenn man friert. Auch sehr empfindliche Menschen sollten insbesondere sehr saure Sorten meiden. Je unreifer Beeren sind, desto eher können sie die Verdauung stören oder sogar Allergien auslösen.

Der besondere Tipp

Wer unter trockenen Schleimhäuten und trockener Haut leidet, sollte mal Sojajoghurt mit Blaubeeren verrühren. Dazu einige Mandelsplitter und Kokosmilch, evtl. mit etwas Rohrzucker zubereiten. Sie erhalten ein wahres Schönheitsgetränk!

Brombeeren

Geschmack, Energie

- Süß, sauer, kühl
- Säfte aufbauend, entgiftend, ausleitend

Wirkrichtung

- Siehe „Beeren"
- Wirken gegen übermäßige Schweißbildung
- Wirken Blut aufbauend
- Gegen Blasenschwäche

Wichtige Inhaltsstoffe

Ca. 6% Kohlenhydrate, 1,2% Eiweiße, 1% Fette,
Vitamine C, A, Kalium, Kalzium, Magnesium, Flavanoide, Pektin.

Erdbeeren

Geschmack, Energie

- Süß, kühl
- Säfte aufbauend, entgiftend, ausleitend

Wirkrichtung

- Unterstützen die Ausscheidung von Harnsäure
- Unterstützen die Leber
- Bei Erschöpfung

Wichtige Inhaltsstoffe

Ca. 5,5% Kohlenhydrate, 1% Eiweiße, 0,5% Fette,
Vitamine C, B, A,
Kalium, Phosphor, Kalzium, Eisen Pektin.

Heidelbeeren

Geschmack, Energie

- Süß, neutral
- Befeuchtend

Wirkrichtung

Getrocknete Heidelbeeren wirken anders als andere Beerensorten nicht abführend, sondern Stuhl stabilisierend. Sie heilen Durchfälle mit Gärungsprozessen und entzündlichen Darmschleimhäuten.
Darüber hinaus ist ihre stärkende Wirkung auf die Augen in alten Büchern erwähnt.

Wichtige Inhaltsstoffe

Ca. 6% Kohlenhydrate, 0,6% Eiweiße, 0,6% Fette,
Vitamin C, Carotin, Eisen, Catechin, Flavon.

Himbeeren

Geschmack, Energie

- Süß, kühl
- Befeuchtend

Wirkrichtung

„Krebszellen mögen keine Himbeeren", so lautet ein bekannter Buchtitel. Gerade Himbeeren vereinen eine ganze Reihe antioxidativer Vitalstoffe. Sie wirkt kühlend, entzündungshemmend, Blut reinigend, adstringierend und beruhigend.

Wichtige Inhaltsstoffe

Ca. 5% Kohlenhydrate, 1,5% Eiweiße, 0,3% Fette,
Vitamin C, Phosphor, Sasicylsäure, Kalium, Eisen, Magnesium.

Holunderbeeren

Heißer Holundersaft ist ein starkes Mittel bei Erkältungskrankheiten. Man sollte ein wenig frischen Ingwer und Zimt hinzugeben, dann wirkt er schweißtreibend.

Geschmack, Energie

- Süß, sauer, leicht bitter
- Säfte aufbauend, entwässernd

Wirkrichtung

- Blut aufbauend
- Blut reinigend, entgiftend
- Wirken krampflösend
- Abführend
- Stärken die Abwehrkraft, das Immunsystem

Vorsicht

Holunderbeeren sollten niemals roh verzehrt werden!

Wichtige Inhaltsstoffe

Ca. 6,5% Kohlenhydrate, 2,5% Eiweiße, 1,5% Fette,
Vitamine C, B Vitamine, Folsäure, Gerbstoffe, Cholin, Flavone.

Johannisbeeren

Geschmack, Energie

- Süß, sauer, kühl
- Säfte aufbauend, diuretisch

Wirkrichtung

- Stärken die Immunabwehr
- Blutreinigend, Gifte ausleitend
- Halten Säfte fest, gegen übermäßiges Schwitzen
- Kühlen „Sommerhitze“, kühlen Entzündungen

Wichtige Inhaltsstoffe

Ca. 6% Kohlenhydrate, 1,2% Eiweiße, 0,3% Fette,
Vitamine C, A, Natrium, Kalium, Kalzium, Flavone, Phosphor.

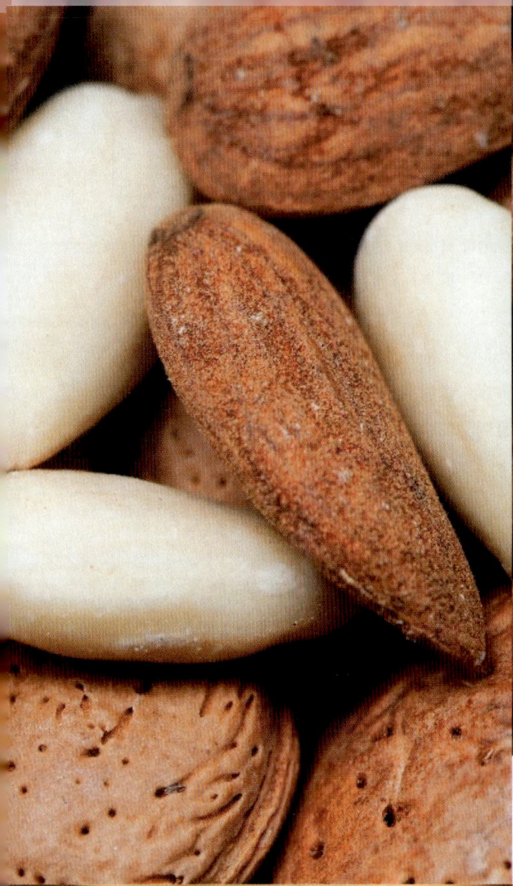

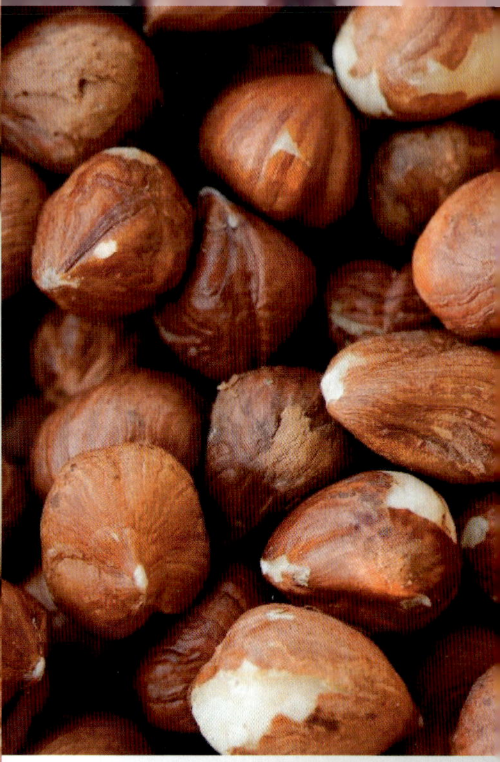

NÜSSE/ÖLSAATEN

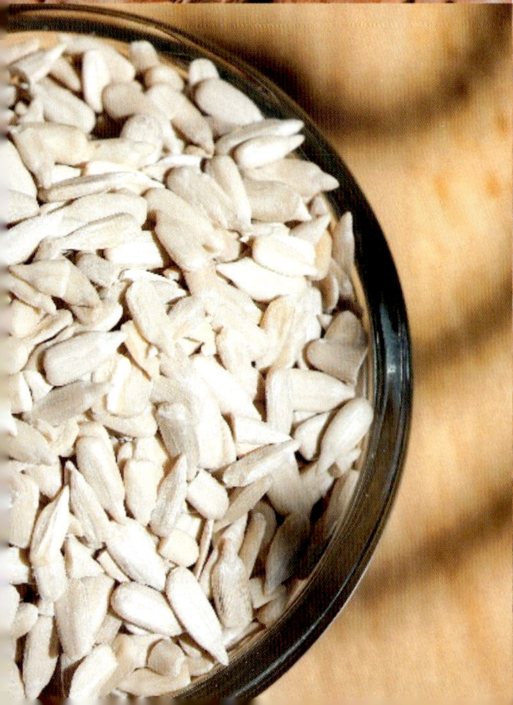

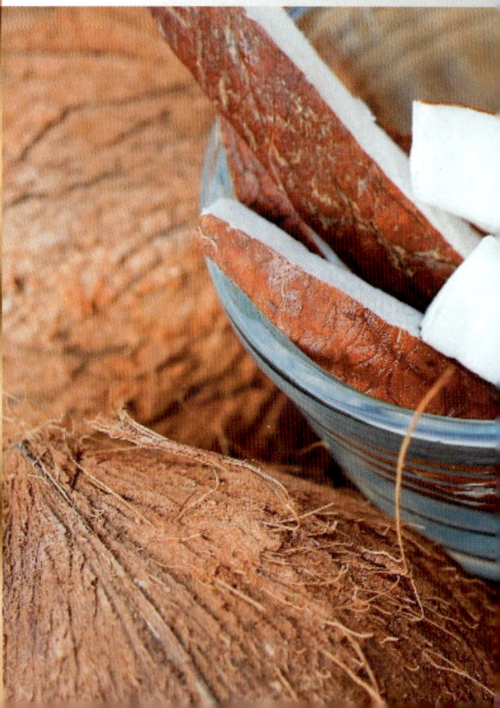

Nüsse, Ölsaaten

Nüsse gehören zu den Saaten. Sie enthalten alle Inhaltsstoffe und vitale Energien für den Start in das Pflanzenleben. So kann aus einer Walnuss ein Walnussbaum mit bis zu 30 Metern Höhe werden. Nüsse und andere Saaten speichern Lebenskraft, die in der TCM als Essenz bezeichnet wird. Essenz steht auch für Fruchtbarkeit und Libido.
Getreide speichert vor allem Kohlehydrate und baut schnell die Muskelkraft auf. Hülsenfrüchte sind Spezialisten für hochwertige Eiweiße. Nüsse speichern im größten Umfang hochwertigste Fette. Diese Kraftpakete stärken unsere Lebenskraft.
Nüsse enthalten sehr viel Lezithin, was gut für die Nerven, das Gehirn und die geistige und körperliche Leistungsfähigkeit ist. Deshalb gehören Nüsse auch in jedes Studentenfutter.

Ihre verdichtete Energie gibt lange Kraft und Ausdauer. Sie bauen unsere Substanz auf. Deswegen werden sie viel zu sehr vereinfacht als Dickmacher verkannt. Natürlich haben Nüsse viele Kalorien. Wer aber gesund und dünn gleichzeitig sein will, benötigt hochwertige ungesättigte Fettsäuren, die man hier im Überfluss bekommt. Diese Fette bringen unsere Verdauung in Schwung und gehören zu den mildesten und besten Abführmitteln.
Für eine gesunde Verdauung benötigen wir gesunde Ballaststoffe. Menschen die zu Einlagerungen neigen, benötigen ausleitende Ballaststoffe. Dazu gehören etwa Hirse, Mais, Kohlgemüse, und besonders die Hülsenfrüchte.
Trockene Menschen dagegen benötigen befeuchtende Ballaststoffe. Hierzu gehören im höchsten Masse die Nüsse und die Ölsaaten. Sie schützen und befeuchten trockene Haut und Schleimhäute.
Neben ihren Schatz an Ölen speichern Nüsse eine Menge Kohlehydrate und Eiweiße. Der Zucker geht langsam ins Blut und eignet sich sehr für Diabetiker, aber auch für Menschen, die einen (zu) hohen Stoffwechsel haben.
Der hohe Eiweißgehalt ist an vielen Stoffwechselprozessen beteiligt.

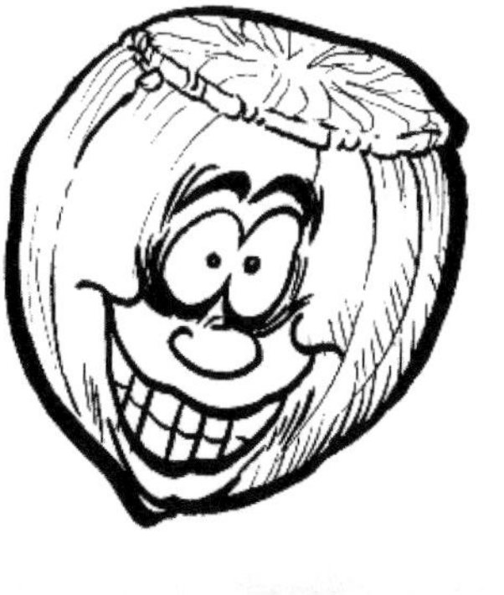

Zubereitung.
Nüsse können vielfältig verarbeitet werden. In der Küche Asiens gehören sie zu viel mehr Gerichten, als dies bei uns Tradition ist. Gerade zu herzhaften Suppen, Wok Gerichten, Aufläufen oder Pfannengerichten dürfen die Nüsse nicht fehlen.

Vorsicht
Leider nehmen Allergien stark zu, was häufig auch bei Nüssen der Fall ist. Gerade Haselnussallergien sind inzwischen weitverbreitet. Glücklicherweise gibt es einige Nüsse die sehr wenig allergisch wirken, wie etwa unbehandelte Mandeln oder Cashewnüsse.
Wenn man Nüsse mahlt oder hackt, sollten sie möglichst bald verarbeitet werden. Ihre Fette werden leicht ranzig.
Natürlich sollte man bezüglich der Kalorien ein wenig auf die Menge achten. Wer sich abends regelmäßig eine Tüte Erdnüsse gönnt, muss sich nicht über gewisse Rundungen wundern.

Der besondere Tipp
Wie fast alle Saaten kann man auch Nüsse hervorragend keimen. Wenn man Mandeln, Sonnenblumenkerne oder Walnüsse über Nacht einweicht, entwickelt sich ein neues Lebensmittel. Enzyme werden aktiviert, Vitamine entstehen und die Ballaststoffe saugen sich mit Wasser voll. Außerdem verstärkt sich der Geschmack und sie werden leichter verdaulich. Leichter und gesünder kann man nicht an Powernahrung kommen.

Cashewnuss

Cashewnüsse enthalten mehr Kohlehydrate als andere Nüsse. Deshalb sind sie leichter verdaulich und bringen schnell Energie. Es gibt vergleichsweise wenig Menschen, die auf sie allergisch reagieren. So eignet sich diese Nuss als Schonkost und Aufbaukost.

Geschmack, Energie

- Süß, warm
- Befeuchtend, abführend

Wirkrichtung

- Nähren und stärken die Lebenskraft
- Geben körperliche und geistige Kraft
- Stärken die Nerven, das Gehirn
- Wirken beruhigend und ausgleichend
- Stärken die Herzkraft
- Bauen Substanz und Masse auf
- Unterstützten die Blutbildung
- Befeuchten die Haut und Schleimhäute
- Befeuchten den Darm, mild abführend

Zubereitung

Cashewnüsse gehören in Indien zu den Grundnahrungsmitteln. Sie finden sich in zahlreichen Gerichten. Da sie leichtverdaulich sind, eignen sie sich auch für Kinder. Gemahlenes Mus aus Cashewnüssen verleiht vielen Gerichten als Zutat cremige, edle und nahrhafte Eigenschaften.

Vorsicht

Cashewnüsse sind sehr leicht verdaulich. Selbst bei den Kalorien bleiben sie leicht unter den anderen Nüssen.

Der besondere Tipp

Cashewnüsse eignen sich sehr gut für Wok oder Pfannengerichte. Man sollte darauf achten, dass sie nicht zu viel Wasser ziehen, sonst verlieren sie leicht ihren Biss. Also lieber erst ganz am Schluss die Nüsse beigeben!

Wichtige Inhaltsstoffe

Ca. 30% Kohlenhydrate, 17% Eiweiße, 42% Fette,
Viele B Vitamine, Niacin, Natrium, Kalium, Kalzium, Phosphor, Eisen.

Erdnüsse

Die weltweit bekannteste Nuss ist in Wirklichkeit eine Hülsenfrucht. Leider verlieren sie häufig durch industrielle Anbaumethoden und massive Weiterverarbeitung ihre wunderbaren Eigenschaften. In Amerika gehören sie zu den Grundnahrungsmitteln. Sie enthalten viele hochwertige Fette, die gut sind für Herz und Gefäße, für Hirn und Nerven. Wenn man es nicht übertreibt und hochwertige Erdnüsse einkauft, bauen sie gesunde Substanz auf. Sie beleben den Darm und nähren die Haut.

Geschmack, Energie

- Süß, neutral
- Befeuchtend, abführend

Wirkrichtung

- Nährend und Substanz aufbauend
- Nähren und befeuchten die Haut
- Kräftigen die Nerven, beruhigend
- Geben Kraft und Saft
- Befeuchten trockene Schleimhaut
- Bei trockenem Reizhusten

Zubereitung

Erdnüsse schmecken aus der Hand wohl am besten. Aber sie passen zu fast jedem Gericht. Servieren sie Ihren Gästen (oder sich selbst) mal Süßspeisen mit frisch gerösteten Erdnüssen. Bereiten sie ruhig eine etwas größere Portion vor.

Vorsicht

Gerade durch die industrielle Verarbeitung sind viele Allergien gegen Erdnüsse entstanden. Bitte Vorsicht, denn in sehr vielen Gerichten, z.B. Soßen, sind Erdnüsse enthalten.
Dass Erdnüsse einiges an Kalorien haben, hat sich herumgesprochen.

Der besondere Tipp

Noch wenig benutzt werden in der westlichen Küche süß-saure Soßen. Dabei sind sie denkbar einfach zuzubereiten. Hierzu passen dann sehr gut geröstete Erdnüsse.

Wichtige Inhaltsstoffe

Ca. 7,5% Kohlenhydrate, 25% Eiweiße, 48% Fette, Vitamin E, B Vitamine, Kalium, Eisen, Zink, Kupfer, Magnesium, Phosphor, Kalzium, Lezithin.

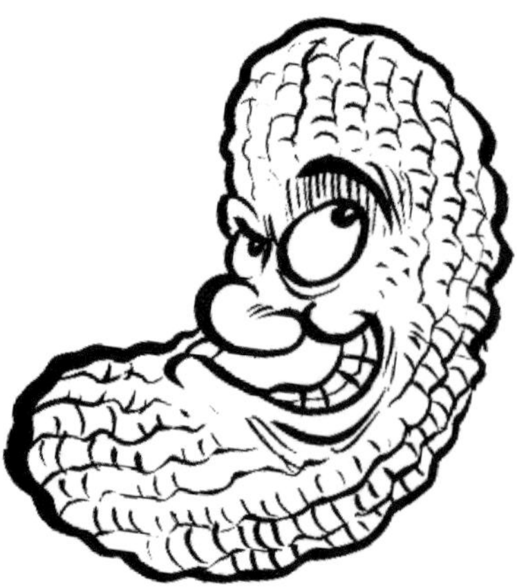

Haselnuss

Ihr hoher Lezithingehalt macht sie so wertvoll für gestresste Menschen, die viel geistig verarbeiten müssen. Ansonsten gehört sie zu den Klassikern unter den Nüssen. Sie enthält alle heilenden Eigenschaften dieser Gruppe. Sie nähren die Haut und die Schleimhäute, sie besitzen befeuchtende Ballaststoffe für den Darm.

Geschmack, Energie

- Süß, warm
- Befeuchtend

Vorsicht

Leider gibt es recht viele Allergien gegen Haselnüsse.
Achten sie darauf, in welchen Fertiggerichten Haselnüsse enthalten sind.

Der besondere Tipp

Haselnussöl wird in südlichen Ländern Europas innerlich und äußerlich gegen Haarausfall benutzt.

Wichtige Inhaltsstoffe

Ca. 10,5% Kohlenhydrate, 12% Eiweiße, 61% Fette,
Vitamin E, B Vitamine, Niacin, Eisen, Kalzium, Schwefel, Kupfer, Phosphor, Magnesium, Eisen.

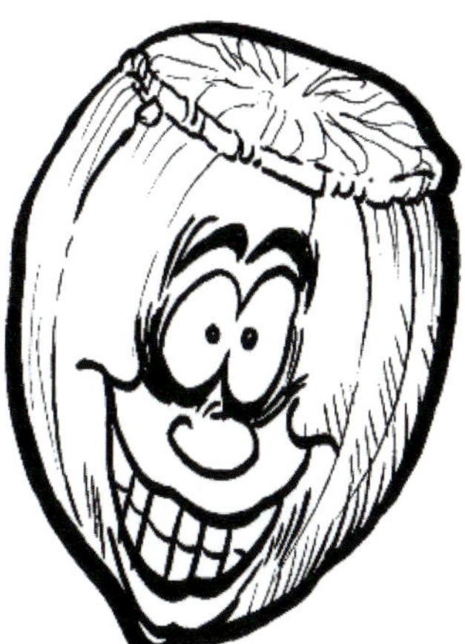

Kokosnuss

Im Gegensatz zu „klassischen“ Nüssen enthält der Fruchtanteil der Kokosnuss deutlich mehr Wasser. Hinzu kommt die Kokosmilch der frischen Nuss.
Die Kokosnuss ist ein klassisches Aufbaumittel. Es stärkt die Lebenskraft, die Kraft der inneren Organe, unterstützt die Blutbildung und den Aufbau von Substanz und Knochen. Für Erschöpfungszustände ist sie ein sehr gutes Mittel, da sie gleichzeitig beruhigend wirkt.
Die Kokosmilch wirkt leicht kühlend. Sie leitet übermäßige Hitze aus und beruhigt entzündete Schleimhäute.
Über die gesunden Eigenschaften von Kokosfett gibt es viele Diskussionen, da es viele gesättigte Fettsäuren enthält. Wenn man allerdings in die Kulturen schaut, die das Kokosfett traditionell verwenden, wird man sehen, dass gerade diese Völker kaum Krankheiten kennen, die von schlechten Fetten kommen. Das Loblied auf die Kokosnuss und ihre Produkte füllt viele Texte.

Geschmack, Energie
- Süß, neutral bis kühl
- Befeuchtend

Wirkrichtung
- Nährend, sättigend, kräftigend
- Stärkt die Lebenskraft, die Widerstandskraft
- Kräftigt und beruhigt das Herz
- Stärkt das Nervensystem
- Stark befeuchtend und Säfte bildend
- Unterstützt die Blutbildung
- Macht die Haut rein und kräftig
- Stärkt die Knochen und Zähne
- Hat ähnliche Eigenschaften wie Milch

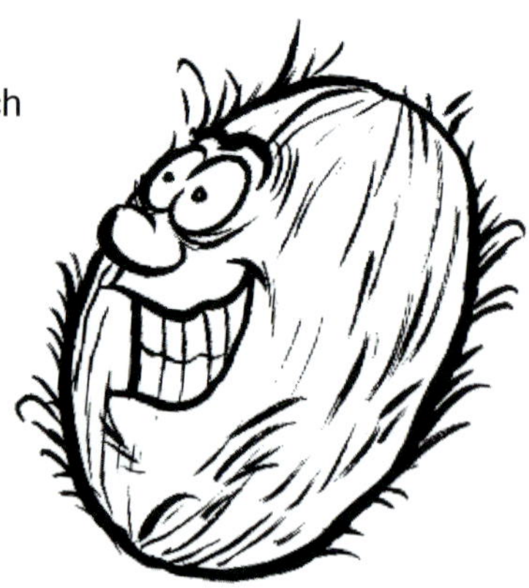

Zubereitung

Kokos ist gerade für Süßspeisen ideal und sehr beliebt. Da es einen eigenen Zuckeranteil hat, benötigt man kaum zusätzlichen Zucker. Kokos passt zu vielen Obstsorten, besonders Bananen, Birnen, Äpfel, Mangos.

Kokosflocken machen Müslis schmackhafter, passen aber auch zu herzhaften Speisen. In der tropischen Küche finden sich Kokosprodukte in vielen Speisen.

Beliebt sind Kokos-Curry Gerichte mit Reis. Aber auch richtig scharf mit Chili und Hülsenfrüchten passt die Kokosnuss. Kokosfett ist nicht nur gut zum Backen und Braten. Wenn es schonend verarbeitet wurde, ist es eine Medizin für die Haut und für zu Trockenheit neigenden Menschen.

Vorsicht

Leider werden die Fette nicht gerade zimperlich behandelt. Durch starkes Erhitzen und die industrielle Verarbeitung gehen die meisten gesunden Inhaltsstoffe verloren.

Zurück bleibt ein Fett was den Körper nur belastet. Achten Sie also beim Einkauf auf biologische Qualität und darauf, dass die Zutaten schonend verarbeitet wurden.

Kokos ist wenig allergisch und kann als Milch schon kleinen Kindern gegeben werden.

Übergewichtige Menschen sollten bei der Menge etwas vorsichtig sein.

Der besondere Tipp

Interessant ist, dass die Kokosnuss recht viel Natrium und Kalium enthält.

In Gegenden, wo man viel schwitzt, gleichen die vielen Mineralien der Kokosnüsse den Verlust durch Schwitzen mühelos wieder aus. Deshalb eignet sich die Kokosnuss besonders für Sportler oder Menschen mit schweißtreibenden Berufen.

Wichtige Inhaltsstoffe

Ca. 5% Kohlenhydrate, 4% Eiweiße, 36% Fette,
Vitamine B, E, Magnesium; Selen; Natrium, Eisen.

Kürbiskerne

Berühmt geworden sind die Kürbiskerne wegen ihrer nachgewiesenen Heilkräfte bei Prostatahypertrophie.
Regelmäßiger Verzehr unterstützt dieses Organ ganz besonders. Ansonsten haben sie ähnliche Vorzüge wie Nüsse. Sie regen die Verdauung an, bauen Blut und Säfte auf, beruhigen und kräftigen die Nerven. In der Steiermark ist das Kürbiskernöl beliebter als jedes andere Öl. Forscher haben genau dort die gesunden Eigenschaften des Öls untersucht. Gefunden haben sie unter anderem viele Antioxidantien, sowie Stoffe die das Immunsystem unterstützen.

Geschmack, Energie

- Süß, warm
- Befeuchtend, abführend

Wirkrichtung

- Befeuchtend, kräftigend
- Stärken die Prostata, bei Hypertrophie
- Leicht abführend
- Stärken das Immunsystem
- Gut für Haut und Haare
- Kräftigen die Nerven

Zubereitung.

Versuchen Sie mal Kürbiskerne einzuweichen. Sie schmecken dann noch hervorragender und unterstützen die Verdauung. Ansonsten passen sie in viele Gerichte. Ob zum Müsli, in Eintöpfe, süß oder sauer, salzig oder scharf, diese Kerne geben eine besondere Note.

Vorsicht

Das Fett wird schnell ranzig wenn man es falsch lagert.
Auch hier sollte man beim Einkauf auf gute Qualität achten.

Der besondere Tipp

Wer sehr erschöpft ist und wem dabei besonders die Säfte fehlen, sollte mal eine Kürbissuppe mit Kürbiskernen machen. Diese Kombination bringt Saft und Kraft zurück. Diese Suppe ist sehr nahrhaft und sehr leicht verdaulich.

Wichtige Inhaltsstoffe

Ca. 15% Kohlenhydrate, 28% Eiweiße, 48% Fette
Vitamine A, B, E, C, D, , Selen, Zink, Phosphor, Eisen, Magnesium.

Leinsamen/Flohsamen

Heute kennt man Leinsamen vor allem wegen seiner abführenden Eigenschaften. Dies verdankt es vor allem den Schleimstoffen seiner Hülle. Weniger bekannt, aber genauso bedeutend sind die vielen Phytoöstrogene, die besonders in den Wechseljahren hilfreich sind.
Das Leinöl gehört zu den Ölen mit dem höchsten Omega 3 Fettsäuren. Dieses hat viele gute Eigenschaften, unter anderem schützt es die Gefäße, belebt den Geist und stärkt das Nervensystem.

Geschmack, Energie

- Süß, warm
- Befeuchtend, abführend

Wirkrichtung

- Abführend, ballaststoffreich durch Schleimstoffe
- Nährt die Körperflüssigkeiten
- Schützt die Gefäße, das Herz
- Kräftigt das Nervensystem

Zubereitung/Warnhinweis

Hier ein wichtiger Hinweis: Es wird viel darüber diskutiert, ob man Leinsamen vorher einweichen soll oder nicht. Bitte machen Sie einmal folgenden Versuch:
Streuen sie einige Körnchen Leinsamen in eine feuchtes Spülbecken. Sie werden feststelle, wie sehr sich diese Körner festkleben. Erst durch viel Wasser lösen sie sich wieder. Wenn sie nun Leinsamen, ohne ihn vorher einzuweichen, zu sich nehmen, passiert ein ähnlicher Effekt in ihrem Verdauungstrakt. Eine entzündliche Schleimhaut hat nur dann Nutzen von den schleimenden Stoffen, wenn man die Saaten vorher einige Minuten quellen lässt und viel Wasser dazu trinkt.
Übrigens haben Flohsamen eine vielfach stärkere schleimende Wirkung als Leinsamen.

Der besondere Tipp

Leinöl gibt es in sehr vielen Varianten. Schauen Sie mal, was die Spreewaldküche hier für einen Reichtum entwickelt hat. Auch über die Herstellung erfährt man hier viele wichtige Dinge.

Wichtige Inhaltsstoffe

Ca. 24% Eiweiße, 31% Fette,
Vitamin E, B Vitamine, Linolsäure.

Mandeln

Mandeln gehören zu den beliebtesten und gesündesten Nüssen. Sie sind sehr verträglich, kaum jemand reagiert gegen sie allergisch. Neben allen guten Eigenschaften der Nüsse haben sie besondere Eigenschaften in der Frauenheilkunde. Aus Erfahrung gibt man sie für Schwangere und die Zeit nach der Geburt. Mandeln sind ein vorzügliches Mittel für empfindliche Schleimhäute. Für Darmkranke gibt es kaum eine bessere Nahrung. Ihre sanften, öligen Ballaststoffe regen die Verdauung an, ohne die Schleimhaut zu reizen. Sie reinigen und beleben die Haut.

Geschmack, Energie

- Süß, warm
- Befeuchtend

Wirkrichtung

- Nährend, ideal für die Schonkost
- Befeuchten trockene Atemwege
- Befeuchten und kräftigen Haut und Schleimhäute
- Wirken milde abführend
- Unterstützen die Darmflora
- Stärken die Sehkraft
- Für Schwangere und nach der Geburt

Zubereitung

Mandeln eignen sich besonders für Süßspeisen, da sie selbst schon sehr süßlich schmecken. In der südlichen Küche findet man Mandeln aber auch in vielen herzhaften Gerichten. Versuchen Sie Aufläufe, Pfannen oder Wok Gerichte mal mit ganzen Mandeln zu bereichern.
Versuchen Sie mal Mandeln über Nacht einzuweichen. Ihre Ballaststoffe haben eine überaus positive Auswirkung auf den Darm.

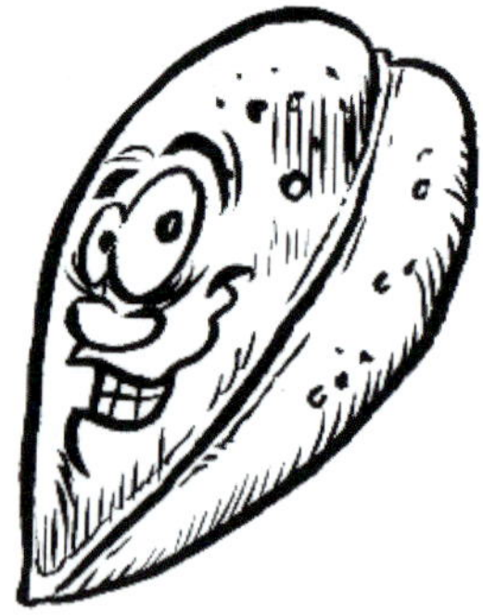

Vorsicht

Bittermandeln enthalten Blausäure und sind gerade für Kinder sehr gefährlich.

Der besondere Tipp

Mandelmilch kann man ohne große Mühe selbst herstellen. Geben Sie ca. 100 Gramm Mandeln in einen Mixer und zerhacken sie diese sehr gründlich. Nun ca. 700 ml Wasser hinzufügen. Nochmals kräftig mixen. Nun geben sie noch nach Geschmack fünf bis zehn entsteinte Datteln dazu und mixen den Inhalt bis es anfängt zu schäumen. Stellen Sie, für den unwahrscheinlichen Fall das etwas übrig bleibt, den Rest in den Kühlschrank.

Wichtige Inhaltsstoffe

Ca. 5,5% Kohlenhydrate, 19% Eiweiße, 54% Fette,
Vitamin E, B Vitamine, C, Folsäure, Kalzium, Magnesium, Eisen, Phosphor, Schwefel.

Mohn

Auch Mohn war einmal als Nahrungsmittel sehr weit verbreitet.
Die schlesische Küche benutzt ihn heute noch sehr ausgiebig.
Er hat sehr hochwertige Fette, die aufbauend und kräftigend wirken.
Eine besondere Wirkung hat der Mohn auf das Nervensystem.
Er stärkt und wirkt stark beruhigend. Überreizte und geschundene Nerven finden ihre Ruhe wieder.

Geschmack, Energie

- Süß, leicht bitter, warm
- Befeuchtend, abführend

Wirkrichtung

- Nährend, befeuchtend, aufbauend
- Stärkt die Nerven
- Beruhigend, bei Schlafstörungen
- Mildes Abführmittel
- Stimmungsaufhellend, psychisch aktives Mittel

Zubereitung

Am besten schmeckt Mohn, wenn er ganz frisch gemahlen wird. Dann ist er ein Renner in Gebäck, Kuchen und anderen Süßspeisen. Er passt sehr gut auch zu anderen Gerichten. Allerdings liebt nicht jeder den Geschmack von Mohn.

Vorsicht
Außer dem nicht gerade geringen Kaloriengehalt gibt es keine echten Hinweise.

Der besondere Tipp
Mohn mit Rum gehört zu den alten schlesischen „Geheimrezepten". Hierzu benötigen Sie frisch gemahlenen Mohn, Zucker, (Mandel)Milch, Rosinen und Rum. Dies können Sie zu Gebäck oder mit Semmelbröseln zu Klößen verarbeiten.

Wichtige Inhaltsstoffe
Ca. 4% Kohlehydrate, 20% Eiweiße, 42% Fette,
B Vitamine, Eisen, Kalzium, Phosphor, Kalium, Magnesium.

Oliven

Oliven gehören zu den ältesten und gesündesten Lebensmitteln. Wenige Lebensmittel schaffen es in diesem Umfang, nährend und entgiftend gleichzeitig zu sein. In den Ländern, in denen es zu den Grundnahrungsmitteln gehört, gibt es deutlich weniger „Zivilisationskrankheiten". Es schmiert den Körper, ohne ihn zu belasten. Dabei wirken Oliven deutlich auf Entgiftungsprozesse der Leber.

Geschmack, Energie
- Süß, leicht bitter, kühl
- Befeuchtend, abführend

Wirkrichtung
- Steigern die Leistungsfähigkeit
- Stärken die Nerven
- „Schmieren" den Körper
- Befeuchtend, schützen Haut und Schleimhaut
- Senken den Cholesterinspiegel
- Tonisieren und entgiften das Blut
- Reinigen und entschlacken

Zubereitung
Eingelegte Oliven sind klassische Antipasti.
Sie schmecken als Beilage oder als Snack. Im Mittelmeerraum findet man Oliven in vielen Gerichten. Sie ergänzen Brotaufstriche, machen Auflaufe schmackhafter, passen auf Pizzas, in Quiches genauso wie in Bratlinge.

Vorsicht

Als Speiseöl sollte man nur kaltgepresste Öle verwenden. Da Olivenöl heute ein Massenprodukt ist, raten wir zu biologischer Qualität oder den Bezug von kleinen regionalen Erzeugern. Zu beachten ist noch, dass Olivenöl Gallensteine in Bewegung bringen kann.

Der besondere Tipp

In unserer Wohlstandsgesellschaft gibt es viel zu viele Zivilisationskrankheiten. Neben einem viel zu hohen Zucker- und Eiweißkonsum gehören auch schlechte Fette zu den Krankheitsursachen. An der Qualität von Olivenöl sollte man nicht sparen, da dieses wunderbare Öl den belasteten Körper schonend reinigt, pflegt und wieder aufbaut. Es gibt kaum ein besseres Lebensmittel für unsere moderne Welt als Oliven und Olivenöl.

Wichtige Inhaltsstoffe

Ca. 2% Kohlenhydrate, 1,5% Eiweiße, 14% Fette,
Vitamine A, C, E, B1, B2, B6, Pantothensäure, Folsäure,
Schwefel, Phosphor, Kalium, Magnesium, Kalzium, Eisen, Chlor.

Sesam

Die kleinen Samen sind wahre Kraftpakete. Neben hochwertigen Fetten, Eiweißen und Ballaststoffen enthält Sesam etwa zehnmal so viel Kalzium wie Kuhmilch. Die Milchindustrie hört das nicht so gerne. Kalzium stärkt nicht nur die Knochen, sondern wird auch für die gesunde Nerventätigkeit gebraucht. Hinzu kommen weitere wichtige Vitalstoffe. Bekannt ist Sesam für seine abführende Wirkung. In seiner „Heimat“ Südasien schätzt man ihn als Schönheitsmittel für Haut und Haare. Außerdem gilt es als Mittel zur Steigerung von Fruchtbarkeit und Potenz.

Geschmack, Energie

- Süß, leicht bitter, neutral
- Befeuchtend, abführend

Wirkrichtung

- Stark befeuchtend
- Baut Haut und Haare auf
- Stärkt Knochen, Zähne und Substanz
- Leichtes Abführmittel
- Schützt die Schleimhaut
- Hilft bei Menstruationsbeschwerden
- Stärkt die Nerven, beruhigend

Zubereitung

Tahin heißt das Mus, das man aus Sesam gewinnt. Es erobert zunehmend auch die westliche Küche. Es schmeckt als Brotaufstrich, aber es verfeinert auch Soßen und Suppen.
Wenn man ungeschälten Sesam mit Meersalz anröstet und dann im Mörser mahlt, entsteht Gomasio, ein sehr schmackhaftes Gewürz. Man kann es leicht selbst herstellen und hat es dann immer frisch zur Stelle. Nur sollte man darauf achten, dass der Sesam nicht zu stark erhitzt wird. Dies vermeidet man, indem man die Pfanne immer wieder schwenkt, wenn man den Sesam röstet.

Vorsicht

Leider reagieren einige Menschen allergisch auf Sesam.

Der besondere Tipp

Sesamöl gehört in der Ayurveda Medizin zu den wichtigsten Mitteln. Insbesondere äußerlich angewandt zieht es tief in die Haut und ist somit das ideale Massageöl. Auch für Cremes wird Sesamöl eingesetzt. In dieser Medizin gilt Sesam als ein Schönheitsmittel.

Wichtige Inhaltsstoffe

Ca. 10% Kohlenhydrate, 18% Eiweiße, 50% Fette,
B Vitamine, Kalium, Kalzium, Magnesium, Phosphor, Selen, Eisen, Zink, Kieselerde, Lezithin.

Sonnenblumenkerne

Die Sonnenblume gilt als Symbol für Lebensfreude und Standhaftigkeit. Und diese Eigenschaften bekommt man von den Kernen. Sie gelten in der TCM als Mittel für die Essenz, jener magischen Substanz, die wir etwas salopp als Lebenskraft übersetzen.
Als Zutat von Müslis oder Studentenfutter sind sie längst Teil unserer Küche geworden.
Sonnenblumenkerne entfalten ihre ganze Kraft vor allem im angekeimten Zustand. Ihre ohnehin vielfach enthaltenen Vitalstoffe werden durch Enzyme und Vitamine ergänzt. Die reichlich vorhandenen Kohlehydrate bringen schnell Energie, die Fette sorgen für die Ausdauer.

Geschmack, Energie

- Süß, bitter, kühl
- Befeuchtend, abführend

Wirkrichtung

- Stärken die Lebenskraft, die Fruchtbarkeit
- Nähren das Yin, die Haut die Schleimhaut
- Bringen Kraft, Elan und Ausdauer
- Reinigen und pflegen die Haut
- Leicht abführend
- Senken den Cholesterinspiegel
- Nähren und reinigen das Blut

Zubereitung

Sie gehören in jede Nussmischung, Müslis oder Studentenfutter. Als Beigabe kann man sie beinahe zu jedem Gericht geben. Bratlingen, Salaten, Pfannengerichten geben sie Biss und Geschmack. Auch als Snackersatz für Chips und Flips sind sie bestens geeignet.

Vorsicht

Selbst gegen Sonnenblumenkerne gibt es einige sehr wenige Allergien.

Der besondere Tipp

Sonnenblumenöl hat heilende Kräfte. Kaufen sie unbedingt nur kaltgepresstes Bioöl. Am besten entfaltet sich seine Wirkung, wenn es kalt verwendet wird.
Dies passt sehr gut zu Salaten. Man kann das Öl aber nach dem Kochen zu Suppen usw. hinzufügen.

Wichtige Inhaltsstoffe

Ca. 12% Kohlenhydrate, 22,5% Eiweiße, 49% Fette,
Vitamine E, B, K, Kalzium, Jod, Magnesium, Karotin.

Walnuss

Sie gehören zu den schmackhaftesten Nüssen. Schon die Römer schätzten ihre heilenden, nahrhaften Eigenschaften. Sie ist ein Kraftbündel, das anatomisch dem Gehirn ähnlich sieht. Und es stimmt tatsächlich, dass die Walnuss eine stark kräftigende Wirkung auf das Nervensystem hat. Auch die Sinnesorgane profitieren von ihr, insbesondere die Augen. Außerdem regt sie den Leberstoffwechsel an, womit sie zu einem guten Entgiftungsmittel wird.

Geschmack, Energie

- Süß, leicht bitter, warm
- Befeuchtend, abführend

Wirkrichtung

- Stärkt das Nervensystem
- Verbessert die Konzentrationsfähigkeit
- verbessert die Lebenskraft, die Leistungsfähigkeit
- Kräftigt die Sinnesorgane, die Augen
- Unterstützt die Lebertätigkeit, entgiftend
- Stärkt die Fruchtbarkeit, die Potenz
- Leicht abführend

Zubereitung

Walnüsse kann man gut über Nacht einweichen. Sie schmecken dann noch besser und haben deutlich mehr aktivierte Vitalstoffe. Ihr nussig aromatischer Geschmack verstärkt sich dadurch noch. Walnüsse eignen sich hervorragend für Süßspeisen. Sie geben Kuchen, Gebäck oder als Füllung eine edle Variante. Auch zu Pfannengerichten, zu Bratlingen oder im Wok oder Eintöpfen machen sie eine gute Figur. Man sollte sie nicht zu lange kochen, da sie sonst ihren Biss verlieren.

Vorsicht

Auch auf Walnüsse reagieren einige Menschen allergisch.

Der besondere Tipp

In Russland bereitet man aus Walnüssen eine Tinktur.
Hierzu nimmt man nicht ganz reife Nüsse und lässt diese in Wodka ca. 40 Tage lang im Dunkeln ziehen.
Diese Tinktur ist bekannt als vorbeugendes Mittel zur Stärkung des Immunsystems. Auch direkt bei Erkältungskrankheiten wird sie gerne genommen. Außerdem soll es Müdigkeit vertreiben, das Herz stärken und bei Diabetes helfen.

Wichtige Inhaltsstoffe

Ca. 10,5% Kohlenhydrate, 14,5% Eiweiße, 62% Fette,
Vitamine A, C, E, B Vitamine,
Pantothesäure, Magnesium, Zink,
Selen, Kupfer, Eisen, Mangan.

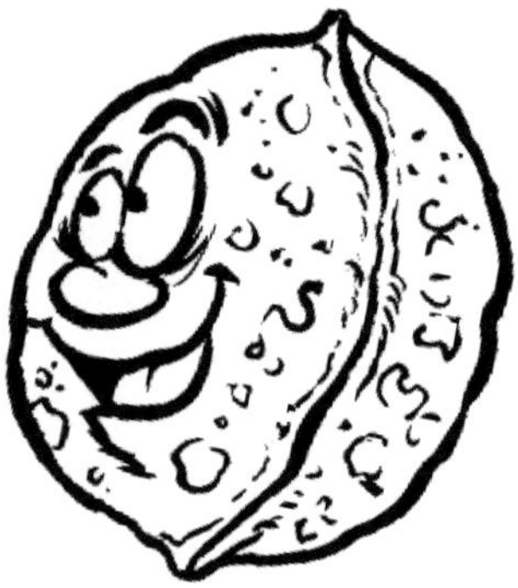

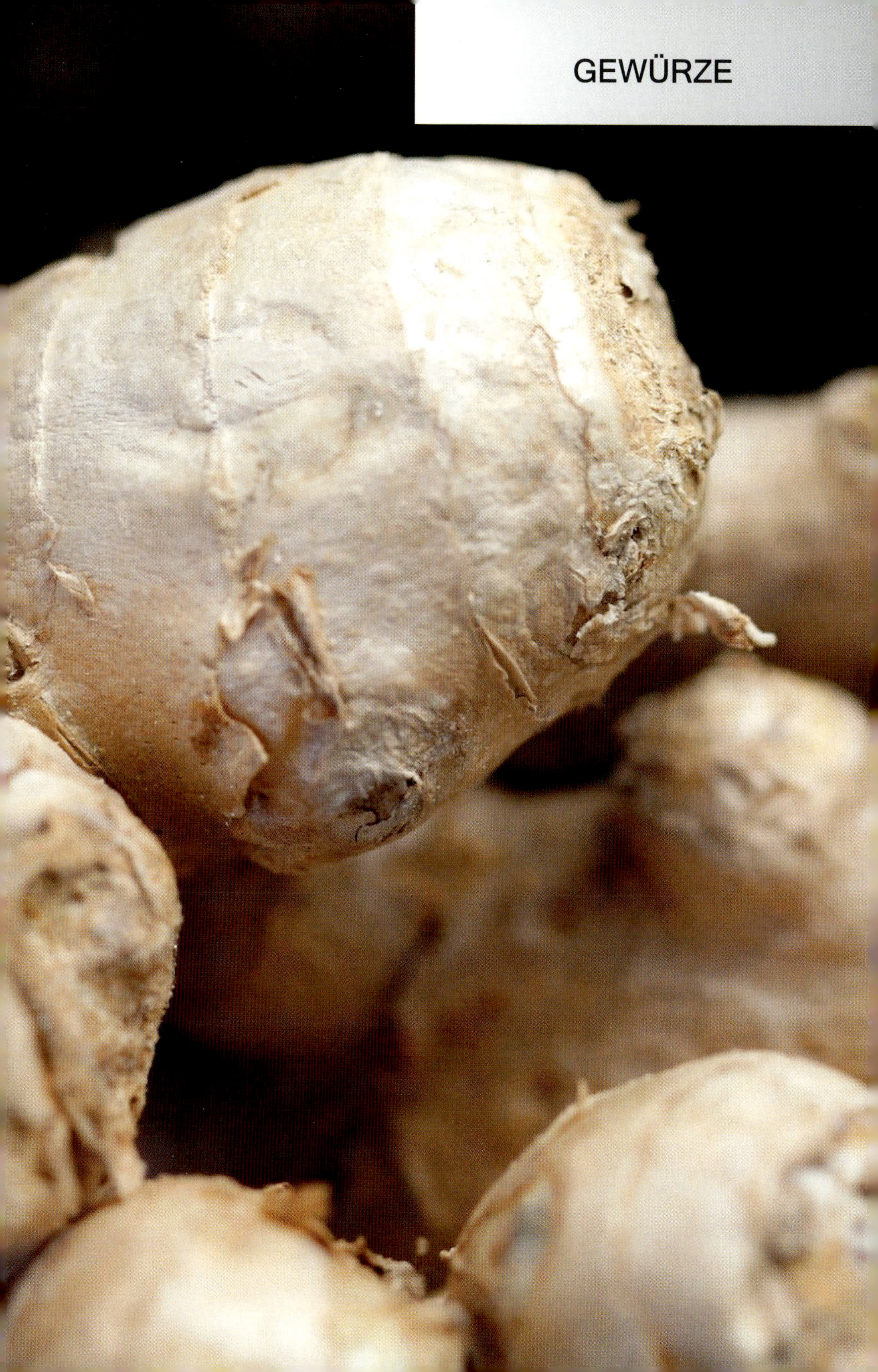

Die besten Gewürze zu allen Speisen
sind Liebe und Humor

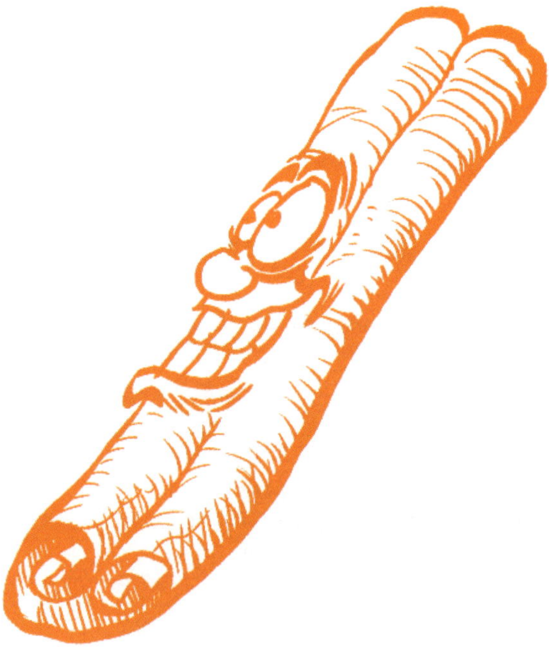

Gewürze

Kräuter und Gewürze sind konzentrierte Lebensmittel mit stark wirksamen Inhaltsstoffen. Deshalb ist die Grenze von Lebensmitteln zu medizinisch eingesetzten Heilpflanzen sehr fließend. Die genaue Beschreibung der Wirkung dieser Mittel würde den Rahmen dieses Buches völlig sprengen.

Traditionell haben Gewürze zwei wichtige Aufgaben:

- **Sie sollen die Speisen schmackhafter machen.**
- **Sie sollen Gerichte leichter verdaulich und bekömmlicher machen.**

So kann man also sagen, dass Gewürze dazu dienen, die Verdauung anzuregen, den Appetit zu fördern, die Speicheldrüsen zur Arbeit zu bewegen und die Darmbewegungen zu stimulieren. Sehr viele Gewürze haben einen scharfen Geschmack. Diese wirken wärmend und kräftigend. Sie bewirken, dass kühlende Lebensmittel eine wärmere Wirkung erhalten.
Erdbeeren, die eigentlich eine kühlende Energie haben, werden energetisch deutlich „wärmer", wenn man sie mit Zimt und Ingwer würzt.

Die bitteren Gewürze regen die Verdauungsorgane an, stärken den Gallefluss und die Entgiftung. Gerade bei fettigen, schwerverdaulichen Speisen passen bittere Gewürze wie Salbei, Lorbeer oder Kümmel.

Es gibt zu speziellen Speisen spezielle Gewürze. So passt Vanille und Zimt hervorragend zu Süßspeisen. Dagegen passen Rosmarin, Salbei und Thymian eher zu herzhaften Speisen.
Man sollte beachten, dass Gewürze sehr intensiv schmecken. Weil die menschlichen Neigungen nun mal verschieden sind, sollte man bei der Auswahl und der Dosierung wissen, für wen man kocht.

Auch sollte man Warnhinweise beachten, die es für manche Gewürze gibt.

Anis

Anis hat neben dem scharfen auch einen süßlichen Anteil. Deswegen wirkt Anis nicht so trocknend wie etwa Ingwer. Er bringt die Verdauung in Gang und fördert die Speichelbildung. Anis wirkt schleimlösend, besonders in den Bronchien. Anis passt am besten zu Süßspeisen, insbesondere in der kalten Jahreszeit. In der arabisch-asiatischen Küche findet man ihn auch bei herzhaften Speisen wie etwa Falafeln oder Linsengerichten.

Geschmack, Energie

- Scharf, süß, warm
- Leicht trocknend, schleimlösend

Vorsicht

Hitzige Menschen mögen ihn nicht, sie vertragen ihn auch nicht so gut.

Basilikum

Basilikum gehört zu den energetisch eher kühlen Gewürzen. Es regt die Verdauung an, aber auch die Entgiftung. Wohltuend und entspannend wirkt es auf die Nerven. Es wirkt beruhigend und entkrampfend. Dazu wirkt es leicht entwässernd und unterstützt die Tätigkeit der Nieren.
Basilikum passt wunderbar zu Tomatensoßen, in Suppen und Salaten, auf Pizza und zu Brotaufstrichen.

Geschmack, Energie

- Leicht scharf, süß, leicht bitter, neutral bis kühl
- Leicht entwässernd

Vorsicht

Da es krampflösend wirkt, wird vom Gebrauch in der Schwangerschaft abgeraten. (Der Muskel der Gebärmutter kann dadurch seine gesunde Spannung verlieren und das Kind „loslassen“.)

Bohnenkraut

Bohnenkraut hat eine stimulierende, krampflösende Wirkung. Es fördert Appetit und Durst. Es hilft bei Blähungen und einer gestörten Darmflora. Bei Durchfall wirkt es leicht stopfend. Bohnenkraut gilt auch als Aphrodisiakum. Man hat im Mittelalter den Mönchen verboten, Bohnenkraut anzubauen...
Bohnenkraut passt natürlich zu Bohnen, aber auch zu Suppen, in der Rohkostküche, zu Tomatensoßen.

Geschmack, Energie

- Scharf, leicht bitter, warm
- Entwässernd

Vorsicht

Nicht bei innerer Hitze verwenden.

Chili, scharfe Paprika

Chili ist ein sehr heißes Gewürz, das innere Kälte vertreibt und schweißtreibend wirkt. Es fördert stark die Durchblutung, besonders der Schleimhäute, wo es schleimlösend wirkt. Chili fördert die Verdauung und macht schwer verdauliche Nahrung leichter verdaulich.
Chili passt zu Hülsenfrüchten, zu Eintöpfen, Soßen und Suppen. Da es so scharf ist, scheiden sich die Geister, wie „Hot" es sein darf.

Geschmack, Energie

- Scharf, heiß
- Trocknend

Vorsicht

Nicht, wenn jemand schon schwitzt, nicht bei hohem Blutdruck.

Curcuma (Gelbwurzel)

Curcuma bildet die Grundlage von Curry. Es ist eher bitter und wirkt daher leicht entgiftend und entwässernd. Es regt den Stoffwechsel an und stärkt die Verdauungsorgane. Wegen der starken Gelbfärbung der Speisen wird es oft als „Gewürz fürs schöne Aussehen“ benutzt. Curcuma passt wunderbar zu Reis, Getreide, zu eher schwerverdaulichen Gerichten, zu Gemüse und auch zu Süßspeisen.

Geschmack, Energie

- Bitter, leicht scharf, etwas süß, kühl bis neutral
- leicht entwässernd

Vorsicht

Nicht bei starker Trockenheit.

Dill

Seine sehr typischen ätherischen Öle machen ihn unverwechselbar in Geruch und Geschmack. Dill stimuliert die Produktion von Verdauungssäften, stimuliert den Appetit und „wärmt“ den Magen. Er wirkt auch beruhigend, krampflösend und hilft bei Menstruationsbeschwerden.
Da er bei Blähungen hilft, setzt man ihn gerne bei Lebensmitteln ein, die Blähungen verursachen, also etwa bei Hülsenfrüchten. Typisch ist sein Einsatz bei Gurken, insbesondere wenn diese eingelegt werden.

Geschmack, Energie

- Scharf, warm.
- Leicht entwässernd

Vorsicht

Der Geschmack wird von einigen als aufdringlich und unangenehm empfunden.

Estragon

Sein bitterer Geschmack fördert die Verdauungsorgane und die Entgiftungsorgane. Er wirkt krampflösend und beruhigend. Estragon wirkt schleimlösend und Harn treibend. Er wird gerne zu herzhaften Gerichten verwandt, aber auch zu Salaten und zu Spargel.

Geschmack, Energie

- Bitter, leicht scharf, süß, warm
- Entwässernd

Vorsicht

Sehr trockene Menschen sollten ihn mit leichter Vorsicht verwenden.

Fenchel

In der TCM gibt man ihn, wenn man von innen her friert und einem nicht mehr warm wird. Er stärkt so die Lebenskraft von innen. Viel bekannter sind die stimulierenden Eigenschaften auf die Verdauungsorgane. Bei Völlegefühl, Übelkeit, Appetitlosigkeit, Blähungen Bauchkrämpfen und Erschöpfung greift Fenchel unterstützend ein. Außerdem wirkt er diuretisch.
Fenchel wird meist als Tee getrunken. Ansonsten passt er zu Gebäck, Süßspeisen, aber auch zu herzhaften Gerichten.

Geschmack, Energie

- Scharf, süß, warm
- Leicht diuretisch

Vorsicht

Hitzige Menschen mögen ihn nicht und vertragen ihn auch nicht besonders gut.

Ingwer

Ingwer hat eine sehr warme Energie. Der getrocknete Ingwer wärmt von innen, der frische Ingwer wärmt eher außen. Der frische Ingwer wirkt schweißtreibend. Man nimmt ihn bei Erkältungskrankheiten oder bei Abwehrschwäche. Er wärmt den kalten Magen und bringt Appetit und Durst zurück. Frischer Ingwer wirkt schleimlösend und auswurffördernd. Ingwer allgemein ist ziemlich stark trocknend. In der Küche passt er sowohl zu Süßspeisen wie auch zu herzhaften Gerichten. In Asien gehört er zu den „Basisgewürzen".

Geschmack, Energie

- Scharf, heiß
- Trocknend

Vorsicht

Hitzige Menschen sollten ihn meiden. Auch für trockene Menschen ist insbesondere der getrocknete Ingwer problematisch.

Kardamom

In der TCM benutzt man ihn bei „Nahrungsstagnation". Symptome für dieses Syndrom sind Völlegefühl, Übelkeit, wenig Appetit und kein Durst. Kardamom regt die Darmbewegungen und die Saftproduktion an und bringt den Nahrungsbrei so wieder in Bewegung. In der Küche passt er zu Süßspeisen wie Kompotten oder Kuchen. Interessanterweise gibt man ihn gerne zu Kaffee und Rum. In Asien wird er oft zu Reisgerichten verzehrt.

Geschmack, Energie

- Scharf, süß, warm
- Trocknend

Vorsicht

Kardamom ist warm und passt nicht zu sehr hitzigen Menschen.

Knoblauch

Knoblauch war schon immer ein wichtiges Küchengewürz. Er regt stark die Verdauungsorgane an, wärmt von innen und wirkt durchblutungsfördernd. Seine schleimlösende, entgiftende und ausleitende Funktion machen ihn zu einem wichtigen Mittel bei Zivilisationskrankheiten wie Arteriosklerose, Rheuma oder Gicht. Er wirkt antibakteriell und stärkt das Immunsystem. Auch soll er die Lebenskraft, die Fruchtbarkeit und die Libido steigern (wenn einem da nicht der Geruch einen Streich spielt...). Knoblauch findet sich in zahllosen Gewürzmischungen, Soßen, Suppen und generell in der herzhaften Küche. Beliebt ist er vor allem in der Mittelmeerküche.

Geschmack, Energie

- Scharf, süß, warm bis heiß
- Leicht trocknend

Vorsicht

Menschen mit hohem Blutdruck sollten vorsichtig sein! Auch Menschen, die schon zu viel Yang, also Hitze haben, sollten vorsichtig sein.

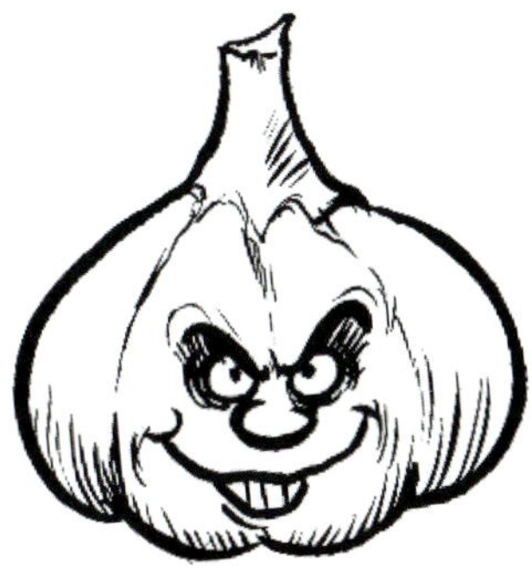

Koriander

Koriander enthält markante ätherische Öle. Er wirkt auf die Verdauungsorgane krampflösend, blähungswidrig, appetitanregend. Auch gegen Übelkeit und Völlegefühl wird er eingesetzt. Inzwischen gehört er zu den klassischen Brotgewürzen. Aber auch zu Kohl, Gurken, Essiggurken passt Koriander.

Geschmack, Energie

- Scharf, bitter, warm
- Leicht entwässernd

Vorsicht

Bei größerer Dosis wirkt er bei sehr trockenen Menschen zu stark entwässernd.

Kreuzkümmel (Cumin)

Kreuzkümmel wirkt krampflösend, wärmend, und durchblutungsfördern. Er regt Magen und Darm zur Arbeit an und fördert die Speichelproduktion. Außerdem hat er eine schleimlösende und ausleitende Wirkung. In Nordafrika, Griechenland und auch in der Türkei spielt er eine wichtige Rolle in der Küche. Sein unverwechselbar riechendes ätherisches Öl wird gerne in Falafeln verwandt. In Gewürzmischungen unterstützt er Currygewürze, aber auch Brotgewürze.
Inzwischen hat es auch in der veganen Küche einen festen Platz, insbesondere bei „Fleischersatz Gerichten“ wie etwa bei Döner- oder Tofugerichten.

Geschmack, Energie

- Scharf, süß, warm
- Ausleitend

Vorsicht

Bei entzündlichen Schleimhäuten sollte er mit Vorsicht angewandt werden.

Kümmel

Sein charakteristischer Geruch stammt von ätherischen Ölen. Kümmel ist ein bekanntes Mittel bei Verdauungsschwäche und bei Blähungen. Er wirkt krampflösend und beruhigend. Da er leicht bitter schmeckt, fördert er die Lebertätigkeit und wirkt entgiftend und entwässernd. Man gibt ihn gerne zu schwerverdaulichen Mahlzeiten. Er passt zu Sauerkraut und anderen Kohlarten. Geschmacklich passt er in Brötchen oder andere Backwaren. Auch Salate und Aufstriche wertet der Kümmel auf.

Geschmack, Energie

- Scharf, bitter, warm
- Entwässernd

Vorsicht

Man sollte nicht zu viel davon genießen, wenn die Säfte fehlen.

Liebstöckel

Das „Maggikraut“ kennt geschmacklich fast jeder. Es ist ein intensives Gewürz, das immer beliebter wird. Liebstöckel fördert die Bildung von Verdauungssäften, belebt den Stoffwechsel und stärkt die Darmbewegungen. Liebstöckel wirkt durchblutungsfördernd. Es wärmt den Unterleib und gilt als Mittel bei Menstruationsbeschwerden. Es wirkt harntreibend und regt die Leber an. Liebstöckel ist das ideale Suppen- und Soßengewürz. Wenn man einen intensiven Geschmack haben will, passt bestimmt Liebstöckel.

Geschmack, Energie

- Scharf, leicht bitter, süß, warm
- Entwässernd

Vorsicht

Der intensive Geschmack passt nicht zu Jedem und jeder Mahlzeit.

Lorbeer

Lorbeerblätter nimmt man gerne zu Hülsenfrüchten, Kohl und zu fettigen Mahlzeiten. Es wirkt diuretisch und regt die Magensaft- und Galleproduktion an. So werden schwerverdauliche Speisen leichter verdaulich.
Lorbeer gehört zu den wichtigen Gewürzen im Mittelmeerraum.

Geschmack, Energie

- Scharf, bitter, warm
- Entwässernd

Vorsicht

Lorbeer hat eine recht stark entwässernde Wirkung.

Majoran und Oregano

Majoran und Oregano sind nahe Verwandte. Sie wirken und schmecken auch ganz ähnlich. Sie gehören zu den beliebtesten Gewürzen der Mittelmeerküche. Man gibt sie bei Verdauungsschwäche, bei Völlegefühl und Appetitverlust. Sie gehören zu den klassischen Mitteln bei vielen Verdauungsbeschwerden. Sie wirken stark beruhigend und krampflösend. Dabei wirken sie stimmungsaufhellend und kräftigend. Sie lösen zähen Schleim aus den Bronchien und helfen bei Erkältungskrankheiten. Besonders Oregano ist das typische Pizzagewürz. Sie passen zu deftigen Speisen und finden sich zunehmend in veganen Produkten, die als „Fleischersatz" gelten.

Geschmack, Energie

- Scharf, leicht bitter, süß, warm
- Entwässernd

Vorsicht

Da beide die Spannung der Muskulatur der Gebärmutter lösen, sollte man in der Schwangerschaft vorsichtig sein.

Muskat

Es war früher sehr teuer und gehört immer noch zu den ganz edlen Gewürzen. Sein sehr typischer Geschmack verleiht den Speisen eine besondere Note.
Muskat unterstützt und kräftigt die Verdauungsorgane, hilft bei Völlegefühl und Blähungen. Es wirkt entkrampfend und schleimlösend. Muskat passt wunderbar zu Kürbisgerichten, allerlei Suppen und Soßen, zu Kartoffeln mit Spinat. Aber auch zu Süßspeisen, etwa Mandelmilch mit Sirup, passt Muskat hervorragend.

Geschmack, Energie

- Scharf, leicht bitter, warm.
- Entwässernd

Vorsicht

Muskat hat eine intensive Wirkung, weswegen man eine geringe Dosierung wählen sollte.

Nelke

Die Nelke gilt in der TCM als sehr warmes Gewürz, das von innen her wärmt und kräftigt. Es stärkt die Lebenskraft, die Verdauungskraft, die Abwehrkraft und die Herzkraft. Nelken sind schmerzlindernd und krampflösend, sie fördern die Durchblutung. Sie regen den Stoffwechsel an und unterstützen den Hormonhaushalt. Nelken passen nicht nur zu Süßspeisen, Marmeladen und Gebäck. Sie finden sich in Aufstrichen, Chutneys, Soßen und vielen Fertiggerichten.

Geschmack, Energie

- Scharf, warm bis heiß
- Trocknend

Vorsicht

Nelken haben eine sehr warme Energie, weswegen sie für hitzige Menschen nicht wirklich passen. Ihre stark beruhigende Wirkung wird manchmal unterschätzt.

Oregano (siehe Majoran)

Petersilie

Meist wird sie ganz frisch verwendet. Petersilie gilt als blutreinigend und entgiftend. Sie wirkt harntreibend und aktiviert die Nierentätigkeit. Petersilie wirkt leicht krampflösend und wird bei Blähungen und Verdauungsbeschwerden eingesetzt. Traditionell wird sie auch als Aphrodisiakum eingesetzt. Ganz modern findet man heute Petersilie in vielen Smoothies. Traditionell passt sie sehr gut zu Kartoffeln, Klößen, zu Suppen und Aufläufen. Auch zu Tofu und anderen herzhaften Gerichten passt die Petersilie.

Geschmack, Energie

- Scharf, leicht bitter, warm
- Leicht trocknend

Vorsicht

Es gibt in der TCM einen Warnhinweis für den Gebrauch in der Schwangerschaft.

Pfeffer

Pfeffer gehört zu den schärfsten und heißesten Gewürzen. In jeder Küche steht dieses einst so extrem teure Gewürz im Regal. Er erhöht den Grundumsatz, den Stoffwechsel, macht warm und wirkt schweißtreibend. Pfeffer fördert stark die Durchblutung, hilft bei durch Kälte bedingte Krämpfe und Schmerzen. Es fördert den Speichelfluss und wirkt Appetit anregend. Pfeffer wärmt stark die Schleimhäute, wirkt dadurch schleimlösend und leicht trocknend.

Geschmack, Energie

- Scharf, heiß
- Trocknend

Vorsicht

Wer schon schwitzt, sollte Pfeffer meiden. Für empfindliche, entzündliche Schleimhäute ist er ungeeignet. Da er stark reizend wirkt, sollte er für kleine Kinder unzugänglich aufbewahrt werden (was leider selten gemacht wird und immer wieder zu Unfällen führt).

(Pfeffer)Minze

Die Minze gehört zu den wenigen kalten Gewürzen. Dementsprechend setzt man sie gerne im Sommer ein. Sie kühlt leichte Entzündungen und wirkt deshalb wohltuend bei Halsschmerzen oder bei Sodbrennen. Sie reinigt und erfrischt den Atem.
Zu alkoholischen Cocktails passt sie ebenso wie zu vielen anderen Getränken. In der Mittelmeerküche findet man sie auch bei herzhaften Gerichten.

Geschmack, Energie

- Scharf, süß, kühl bis kalt
- Leicht trocknend

Vorsicht

Bei Erkältungskrankheiten kühlt die Minze noch mehr aus! Solange man friert, ist die Pfefferminze nicht geeignet!

Rosmarin

Rosmarin hat zwei sehr verschiede Geschmäcker: Kocht man ihn nur kurz, schmeckt er sehr aromatisch und etwas scharf. Kocht man ihn aber deutlich länger, wird er sehr bitter. Sein „scharfer Geschmack“ kräftigt ähnlich wie Kaffee die Herztätigkeit und regt den Kreislauf an. Sein „bitterer Geschmack“ regt die Verdauungsorgane und die Entgiftung an. Rosmarin passt sehr gut zu herzhaften Gerichten. Er ist ein wichtiges Mittel bei vielen Gewürzmischungen. Heute findet man ihn in der veganen Küche in vielen „fleischigen“ Gerichten wie veganer Wurst oder Tofugerichten.

Geschmack, Energie

- Bitter, scharf, warm
- Trocknend

Vorsicht

Vorsicht bei hohem Blutdruck. Wer schlecht einschläft, sollte ihn abends vermeiden. Rosmarin sollten sehr trockene Menschen vorsichtig verwenden.

Salz (siehe „Geschmäcker“)

Salbei

Die Grenze vom Gewürz zur Heilpflanze ist beim Salbei besonders schwer zu erkennen. Salbei hilft bei entzündlichen Krankheiten, wirkt antibakteriell. Es war eines der wichtigsten Heilmittel bei Verletzungen. Im Darmbereich räumt er mit Bakterien, Viren und Pilzen auf. Salbei ist appetitanregend und verdauungsfördernd. Außerdem wirkt er beruhigend und krampflösend.
Er passt am besten zu herzhaften Gerichten.

Geschmack, Energie

- Bitter, leicht scharf, neutral bis kühl
- Trocknend

Vorsicht

Da Salbei wie ein Antibiotikum wirkt, sollte er nicht zu lange und nicht in zu großen Mengen benutzt werden.

Senf

Ähnlich wie Meerrettich enthält er sehr scharfe Öle. Senf wirkt stark reizend auf die Schleimhäute und wirkt dort schleimlösend. Sein scharfer Geschmack wirkt durchblutungsfördernd und krampflösend. Senf wärmt von innen. Er fördert Appetit und Durst. Man nimmt ihn für Völlegefühl und Übelkeit, was auf eine Stagnation im Verdauungstrakt schließen lässt. Senf reinigt die Lunge und wirkt bei Erkältungskrankheiten und stärkt das Immunsystem. Was wäre die (vegane) Weißwurst ohne den Senf? Natürlich passt Senf am besten zu herzhaften Gerichten. Er verfeinert Soßen und Pasteten, macht Suppen schmackhaft. Man findet ihn in vielen Brotaufstrichen und Gewürzmischungen.

Geschmack, Energie

- Scharf, süß, warm bis heiß
- Trocknend

Vorsicht

Sehr scharfer Senf kann empfindliche Schleimhäute reizen, sogar verletzen. Hitzige Menschen sollten lieber den süßen Senf verwenden.

Thymian

Während die meisten Gewürze ihre Hauptwirkung auf die Verdauungsorgane entfalten, wirkt Thymian vor allem auf die Lunge und die Bronchien. Er ist ein bewährtes Mittel bei Infektionskrankheiten. Thymian wird stark schleimlösend und ist deshalb ein wichtiges Mittel bei übermäßigem Schleim in der Lunge. Ähnlich wie Salbei wirkt er antibakteriell. Er stärkt dem Magen und den Dickdarm. Außerdem wirkt er harntreibend und trocknend. In der Küche wird Thymian selten alleine gegeben. Er ist Teil zahlreicher Gewürzmischungen, von Kräutersalz, Brotaufstrichen oder Suppengewürzen.

Geschmack, Energie

- Scharf, bitter, warm
- Trocknend

Vorsicht

Thymian wirkt wie Salbei antibakteriell und sollte deshalb nicht zu lange und in zu großer Dosis gegeben werden. Seine trocknende Wirkung wird leicht unterschätzt. Wer schon einen trockenen Reizhusten hat, sollte mit Thymian vorsichtig sein oder befeuchtende Mittel wie etwa Süßholz hinzufügen.

Vanille

Das beliebteste exotische Gewürz für Süßspeisen gehört zu den wenigen Gewürzen, die befeuchtend wirken. Vanille wird ohnehin nicht wegen einer therapeutischen Wirkung eingesetzt, sondern weil es so paradiesisch gut schmeckt. Vanille, wer hätte das gedacht, wirkt beruhigend und entspannend, es entlastet und nährt die Nerven. (Endlich ein medizinischer Grund für das Vanilleeis!). Auch soll es die Libido wecken und die Fruchtbarkeit steigern. So entschlüsselt sich das Geheimnis dieser exotischen Orchideenpflanze! In der Küche passt Vanille nicht nur zu Süßspeisen. Es gibt auch herzhaften Gerichten eine neue Geschmacksrichtung.

Geschmack, Energie

- Süß, warm
- Leicht befeuchtend

Vorsicht

Die industriell hergestellte Vanille hat nur einen Bruchteil des Geschmacks der echten Vanille.

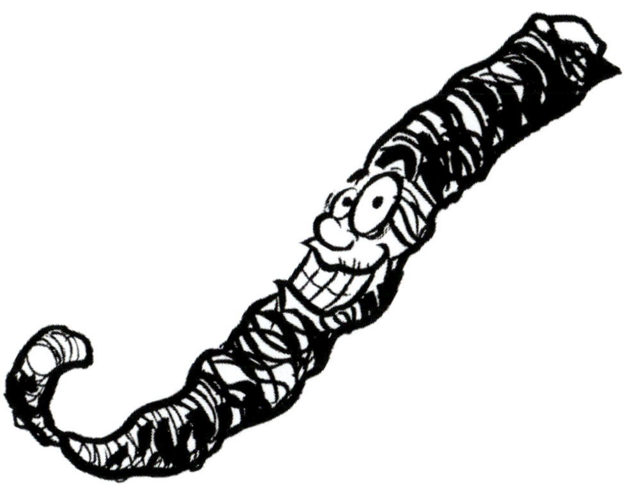

Zimt

Wer von innen friert, wird in Zimt einen wahren Freund finden. Zimt löst Verspannungen, die durch Kälte entstanden sind. Es wirkt durchblutungsfördernd und stärkt den Kreislauf. Bei Erkältungskrankheiten wirkt es schweißtreibend und stärkt die Immunabwehr. Zimt fördert den Appetit und den Durst. Es wärmt den kalten Bauch, die kalten Hände und Füße. Sogar bei Fruchtbarkeitsstörungen durch Kälte hilft Zimt.
Im Westen wird Zimt fast ausschließlich zu Süßspeisen verarbeitet. In Asien finden sich auch zahlreiche herzhafte Gerichte, in denen Zimt verwandt wird. Es passt zu Knödeln und Klößen, zu Möhren und Rüben.

Geschmack, Energie

- Scharf, süß, warm bis heiß
- Leicht trocknend

Vorsicht

Zimt ist weit weniger trocknend als zum Beispiel Ingwer. Wer friert und zu Trockenheit neigt sollte also lieber Zimt als Ingwer benutzen.
Sehr hitzige Menschen sollten Zimt eher meiden und mögen es meist sowieso nicht.

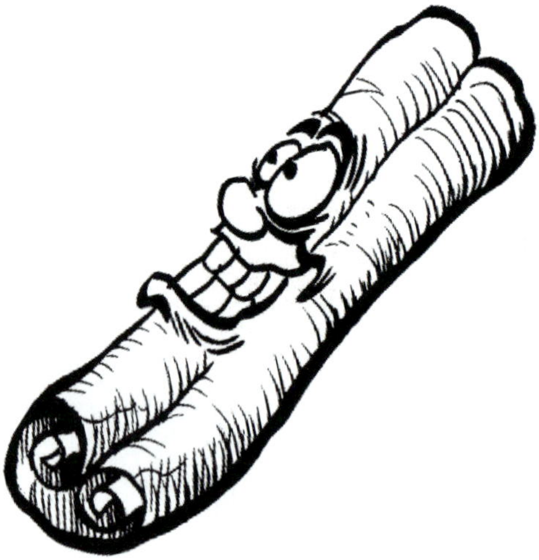

RATSCHLÄGE UND REZEPTE

VON MICHAELA WENDEL

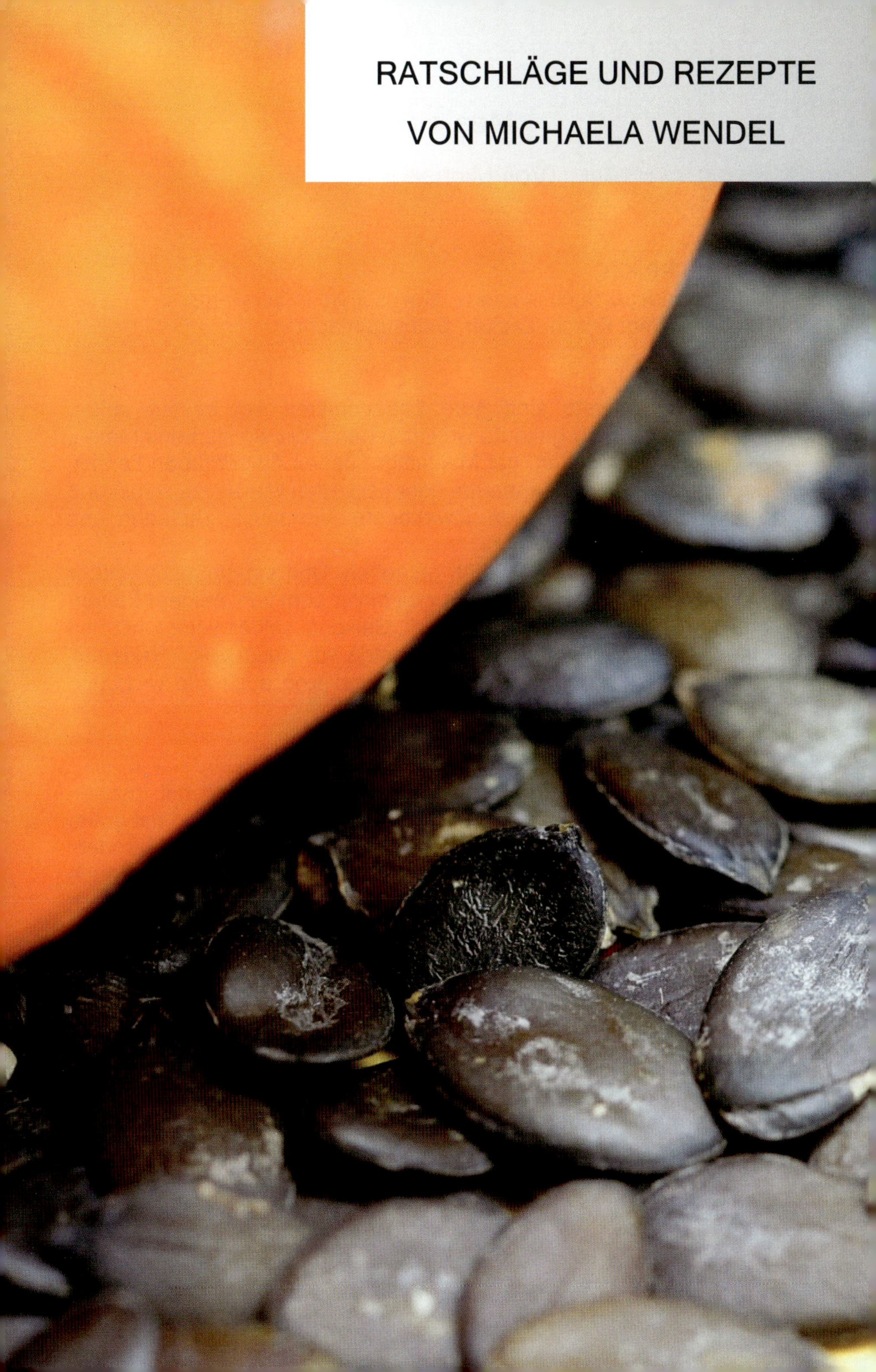

Mea`s Cucina

(Von Michaela Wendel)

Wie koche ich:

Mein Grundsatz auch in meiner Kochschule in Schwerte:
"Meas Cucina: Frisch, Lecker, Selbstgemacht".

Frisch:

Das allerwichtigste sind gute Lebensmittel! Am besten selber angebaut oder dort gekauft, wo ich sehen kann wo sie herkommen. Auf Märkten, Hofläden, bei Menschen, denen du vertrauen kannst, dass sie Lebensmittel anbauen oder herstellen wie sie sie selbst und ihre Familie essen wollen. Zweitbeste Alternative: Bioladen und Biosiegel.
Leider wird damit viel Schmuh getrieben. Und ein eingeschweißter Bioapfel aus China fällt für mich weit hinter dem von meinem Bauern aus der Region angebauten zurück. Saisonal soll es sein: Obst und Gemüse schmecken einfach am besten voll ausgereift. Regional, wenig gereist und vollreif geerntet. Dann sind auch alle wichtigen Inhaltsstoffe voll entwickelt.

Einfach und lecker.

Aus wenigen Zutaten zusammengestellt, fein gewürzt mit frischen Kräutern, Gewürzen und Aromaten. Schonend gegart und mit guten Ölen und Fetten zubereitet. Ich liebe die mediterrane Küche. Zitronen, Orangen, duftender Oregano, Rosmarin, Basilikum aber auch asiatische und arabische Gerichte faszinieren mich. Ich liebe einfach gute Lebensmittel!! Und koche mich durch die Welt. Bei jeder Reise gibt's für mich nichts schöneres, als auf lokalen Märkten die dortigen Gemüse, Kräuter und Gewürze zu erkunden und eine ganze Wagenladung exotischer neuer Lebensmittel und Rezepte mitzubringen.

Selbstgemacht:

Auch Grundprodukte mal selber machen; da weiß man was drin ist. Auch für viele Allergiker ein wichtiges Wissen. Brot, Soßen, Pflanzen(milch)-produkte, Suppen, alles lässt sich einfach herstellen und es macht viel Freude.

Die Grundlagen einer gesunden pflanzlichen Ernährung

Getreide, Hülsenfrüchte, Samen, Nüsse, Öle, Land- und Meeresgemüse, Obst und Beeren sind die Basis der Pflanzenküche.

Öle und Fette

Sie sind reine Energieträger und versorgen den Körper mit notwendigen essentiellen Fettsäuren, fettlöslichen Vitaminen und erzeugen Wärme.
Besonders geeignet sind natürliche Öle, möglichst aus ökologischem oder nachhaltigem Anbau. Schonend hergestellt und nicht weiter behandelt. Bei der konventionellen Herstellung von Ölen werden die Ölfrüchte zerkleinert, gemahlen und mit hohem Druck ausgepresst. Dabei entstehen Temperaturen um die 100 Grad, manchmal sogar bis 170 Grad Celsius. Der übrig gebliebene Press-Kuchen wird nochmals mit Lösungsmitteln wie Hexal oder Benzol behandelt um das restliche Öl herauszulösen. Das so gewonnene Öl ist nicht verzehrfähig und muss noch über mehrere Schritte raffiniert werden. Bei hohen Temperaturen wird es entschleimt, entsäuert, entfärbt und von störenden Geruchs- und Geschmacksstoffen befreit. Durch diese Verfahren wird das Öl hitzestabiler und kann zum Braten und Frittieren eingesetzt werden. Es enthält aber keine gesundheitlich wirkenden sekundären Pflanzeninhaltsstoffe mehr.
Wichtig ist auf eine gute (Bio) Qualität = kaltgepresst, zu achten und diese billigen, raffinierten Industrieöle links liegen zu lassen (ja - die in den durchsichtigen Plastikflaschen im Supermarkt). Ein gutes Motoröl kostet auch 20€ pro Liter! Du bist, was du isst!

Besonders geeignet für den täglichen Verzehr sind Raps- und Olivenöl. Sie sind aufgrund ihres Fettmusters von circa 16% gesättigten Fettsäuren und 75% einfach ungesättigter Fettsäure der Ölsäure sowohl für die kalte als auch warme Küche geeignet. Für Salate und Rohkost oder zum Abrunden eignen sich außerdem besonders hochwertige Pflanzenöle wie Leinöl, Walnussöl, Traubenkern- und Kürbiskernöl mit einfach und/oder mehrfach ungesättigten Fettsäuren. Sie enthalten neben fettlöslichen Vitaminen auch lebensnotwendige Fettsäuren wie Omega-3-Fettsäuren, die unser Körper nicht selbst aufbauen kann und gesundheitsförderliche Stoffe wie Phytosterine. Doch nur kalt gepresst und nativ enthalten sie reichlich natureigene Aromastoffe. So bringen sie gleichzeitig intensiven Geschmack ins Essen, was eine fettbewusste Ernährung unterstützt. Denn je intensiver ein Öl schmeckt, desto weniger verwendet man davon.

Wer hier zu Bioware greift, muss in der Regel keine unerwünschten Rückstände wie Pflanzenschutzmittel befürchten.
Zum scharf Anbraten und für Wokgerichte sind raffiniertes Erdnuss- und Sojaöl geeignet. Eine wunderbare Alternative dazu ist das „high oleic Bratöl" aus dem Bioladen, es besteht aus einer speziellen Züchtung von Sonnenblumenkernen und Distelöl, das einen deutlich höheren Anteil an Ölsäure aufweist und damit hitzestabil bis 210 Grad ist.
Auch Kokosöl (es wird erst ab 25 Grad flüssig) ist gut geeignet, da es hitzestabiler ist. Die raffinierten gehärteten Kokos- und Palmfette kennen wir als weiße Plattenfette, die durch ihre Herstellung duft- und geschmacksneutral sind und aufgrund ihres hohen Gehalts an gesättigten Fettsäuren gesundheitlich nicht so empfehlenswert sind. Das unraffinierte Kokosöl dagegen schmeckt intensiv nach Kokos, hat noch wertvolle Inhaltsstoffe und passt gut zu asiatischen Gerichten oder zum Backen für Süßes. Der Riesenhype der gerade darum gemacht wird als sogenanntes Superfood zum Abnehmen, gegen Krebs usw. lässt sich aber bis jetzt nicht bestätigen.

Und was zum Backen? Es gibt gute Bio- oder Reformmagarine die sich zum Backen gut eignet, aber auch pflanzliche Öle und Kokosöl können genutzt werden, da sie meist nicht Temperaturen über 100 Grad ausgesetzt werden.

Fazit: Als gutes Hausöl Oliven- oder Rapsöl benutzen und zum Verfeinern eine größere Auswahl an geschmacklich interessanten Nuss- und Kernölen wie Haselnuss, Kürbiskern, Walnussöl. Auch interessant sind die in manch heimischen Gegenden hergestellte Senf- und Leindotteröle. Damit lassen sich tolle Geschmäcker erzielen und fettlösliche Vitamine werden aufgenommen. Auch hier gilt: nicht zu viel Öl verwenden, lieber öfter die Grundprodukte wie Nüsse und Samen zum Kochen und Verfeinern einsetzten. Köstlich z.B. gerösteter Sesam oder Kürbiskerne.

Süßes

Viele Veganer lieben süße Speisen, sie bilden ja auch einen nicht unerheblichen Anteil an Energie und Geschmacksvielfalt. Womit am besten Süßen?
Klar, weißer Industriezucker enthält nur schnell ins Blut schießenden Zucker und erhitzt in großen Mengen den Körper und befeuchtet. Im Übermaß wirkt er sogar eher verschleimend. In zu großen Mengen fördert er Übergewicht, Diabetes und andere Stoffwechselerkrankungen. Sinnvoll wäre es, regionale, ökologisch erzeugte und gering verarbeitete Lebensmittel zu bevorzugen. Eine etwas bessere Alternative zum weißen Zucker stellt der nicht so stark verarbeitete Vollrohrzucker oder **Vollrübenzucker** (im Biomarkt/Reformhaus als Rapadura oder Succaant) dar. Er enthält noch Spuren von Mineralstoffen und ist zum Backen als Volumen gebende Zutat zu nutzen. Anders sieht es mit der **Melasse** aus. Sie ist ein Nebenprodukt bei der Zuckerherstellung aus Zuckerrohr. Sie enthält sämtliche wertvollen Nährstoffe, die beim Raffinierungsprozess des Zuckerrohrs entfernt wurden. Das sind große Mengen an Eisen, Kalzium, Kalium, Magnesium und Selen sowie sehr viel Vitamin B. Daher kann man die Melasse getrost zur Nummer Eins der alternativen Süßmittel erklären, denn sie hat fast alle für den Organismus notwendigen Nährstoffe in sich. Sie schmeckt stark karamellig und hat auch leichte Bitternoten. Sie ist eine echte Kraftnahrung und baut stark auf.

Eine natürliche Süße bieten heimischen Früchte oder eingeweichte, ungeschwefelte Trockenfrüchte. Besonders die Dattel eignet sich aufgrund ihrer Süße und der enthaltenen Mineralstoffe zum Süßen von Müsli, Breien oder auch Desserts. Allerdings sind Trockenfrüchte nicht für jede küchentechnische Verarbeitung gleich gut geeignet.

Alternative Süßungsmittel bieten neben der Süße auch ihr spezifisches Aroma. Dadurch kann oft weniger verwendet werden, da der Geschmack intensiver ist. Aber auch diese Süßungsmittel haben eine große Energiemenge/Kalorien und wirken oft kariogen. Eine gute Alternative sind Dicksäfte aus heimischen Anbau wie Apfel-, Birnen- oder auch Rübendicksaft. Hierbei wird den Säften unter Wärmeeinwirkung soviel Wasser entzogen bis eine dickflüssige oder feste Konsistenz entsteht. Die Fruchtdicksäfte enthalten viel Fruchtzucker und sind damit für Menschen die empfindlich darauf reagieren nicht geeignet (Fructoseunverträglichkeit/-intoleranz).

Auch aus heimischem Anbau gibt es **Gerstenmalzsirup**. Er wird aus gekeimter und dann gedarrter Gerste gewonnen. Die Stärke der Gerste wird durch ihre Enzyme aufgespalten und die Eiweißverbindungen in wasserlösliche Substanzen überführt. Es besteht aus Mehrfachzuckern/Polysacchariden, die durch Enzyme im Speichel aufgeschlossen werden.
Gerstenmalzsirup ist eine hervorragende Süße, die, wenn sie mäßig genossen wird, für dauerhafte Energiezufuhr im Körper sorgen kann. Er ist geeignet zum Backen, Süßen von Getränken, für Brotaufstriche und enthält Mineralstoffe und Spurenelemente.

Agavendickssaft

Diser wird aus dem Saft mexikanischer Pflanzen gewonnen. Er besteht im Wesentlichen aus Fruchtzucker, der eine etwas stärkere Süßkraft als normaler Haushaltszucker hat und daher geringer dosiert werden kann. Er hat einen geringen Eigengeschmack und eignet sich als dezente, nicht vorschmeckende Süße. Aus ökologischer Sicht ist er wegen der langen Transportwege im Vergleich zu den Obstdicksäften allerdings die schlechtere Wahl.

Reissirup

Er wird aus gemahlenem Reis gewonnen, der mit Wasser und Enzymen erwärmt wird. Im Zuge der Fermentation wird die Reisstärke in Mehrfachzucker, Malzzucker und Traubenzucker aufgespalten. Nach dem Herausfiltern der festen Bestandteile wird die Flüssigkeit wiederum eingedickt. Durch den hohen Anteil an Mehrfachzuckern schmeckt Reissirup weniger süß; sein feines Aroma passt nahezu zu allem. Da er keine Saccharose und keinen Fruchtzucker enthält, können auch Menschen mit einer Fruchtzucker-Unverträglichkeit ihn gut zum Süßen nutzen.

Ahornsirup

Wird in Nordamerika aus dem Saft des Zuckerahorns gewonnen und hat ein intensives, karamelliges Aroma. Aufgrund der langen Transportwege ist er aus ökologischer Sicht nicht so empfehlenswert.

Kokosblütenzucker

Ist momentan sehr in und wird in Asien meist von Kleinbauern aus dem Saft der Kokosblüte in aufwendiger Handarbeit hergestellt. Das hat seinen Preis: Das Kilo wird mit 20-40€ gehandelt. Interessant ist, dass er einen deutlich niedrigeren glykämischen Index hat. Das heißt, er geht nicht so schnell ins Blut und der Insulinspiegel bleibt konstanter. Er schmeckt leicht karamellig und ist zum abrunden von Obst- und Süßspeisen gut geeignet.

Stevia

Ein Süßmittel ohne Kalorien für den menschlichen Körper. Der „natürliche“ Süßstoff aus der lateinamerikanischen Pflanze wird schon seit langer Zeit benutzt. Aber hierzulande ist es meist ein industriell gewonnenes Produkt aus isolierten Steviolglycosiden, den süßschmeckenden chemischen Verbindungen der Pflanze. Diese werden in sehr aufwendigen chemischen Verfahren extrahiert. Meist hat Stevia auch einen starken Eigengeschmack und hinterlässt im Mundraum eine anhaltende, oft chemisch schmeckende Süße. Ist also Geschmackssache! Zum Backen und dergleichen ist es nicht geeignet, da ja das Volumen fehlt. Um Kalorien und Zuckermengen einzusparen, kann der natürliche Extrakt tropfenweise verwendet werden.

Xylit/Birkenzucker

Dies ist ein Zuckeralkohol der in vielen Pflanzen vorkommt. Das Süßungsmittel wird aus Birkenholz aber auch aus den Resten der Maisproduktion gewonnen. Es enthält nur 40% der Kalorienmenge wie Haushaltszucker, wirkt aber in größeren Mengen blähend und abführend und ist teuer.

Fazit

Zum Süßen von Obst und Süßspeisen eignen sich gut Dicksäfte. Je nach Geschmack Obst-, Reis- Gerstenmalz- oder Agavensirup. Zum Backen, da wir ja das Volumen brauchen, Melasse oder Vollrohrzucker. Oft lassen sich die Mengen in den Rezepten bis zu einem Drittel verringern ohne große Geschmackseinbußen.
Am günstigsten ist es, die eigene Süßschwelle langsam zu senken und insgesamt einfach weniger Süßmittel zu verbrauchen. Natürlich darf‘s mal ein feines Dessert oder ein Stück leckerer Kuchen sein. Dann mit Genuss verspeisen und ohne schlechtes Gewissen. Denn: „Wer nicht genießt, wird ungenießbar.“ (Konstantin Wecker)

Es folgen einige Grundrezepte

Als Milchersatz, aber auch um Gerichte abzurunden, sind Auszüge aus Reis, Nüssen und Getreiden geeignet. Leicht selberzumachen ist z.B. Mandelmilch. Die selbstzubereiteten Lebensmittel enthalten im Gegensatz zu den (auch Bio) Industrieprodukten keine zusätzlich zugesetzten Zucker (außer die Menge, die du selbst bestimmst) und keine Bindemittel, Stabilisatoren und Aromastoffe.

Cashewsahne

2TL Kokosfett, 100g Cashewkerne (günstig als Bruch), Wasser.
Für die süße Variante noch etwas gemahlene Vanille und nach Geschmack süßen.
Kokosfett vorsichtig über dem Wasserbad schmelzen.
Cashewkerne fein mahlen, Vanillepulver dazugeben und vermischen.
Im Mixer so viel Wasser zu der Nussmischung geben, dass eine cremige Konsistenz entsteht. Kokosfett dazugeben und nochmals gut verrühren.

Mandelmilch

1 Handvoll blanchierte Mandeln, 0,5l Wasser, 7 reife, entsteinte Datteln oder etwas Agavensirup, Mark einer Vanilleschote oder eine Prise Zimt.

Mandeln in einem starken Mixer mahlen. Wasser und restliche Zutaten hinzufügen und ebenfalls fein zerkleinern bis eine schaumig-milchige Konsistenz entsteht. Mandelmilch in eine saubere Glasflasche abfüllen und im Kühlschrank aufbewahren.

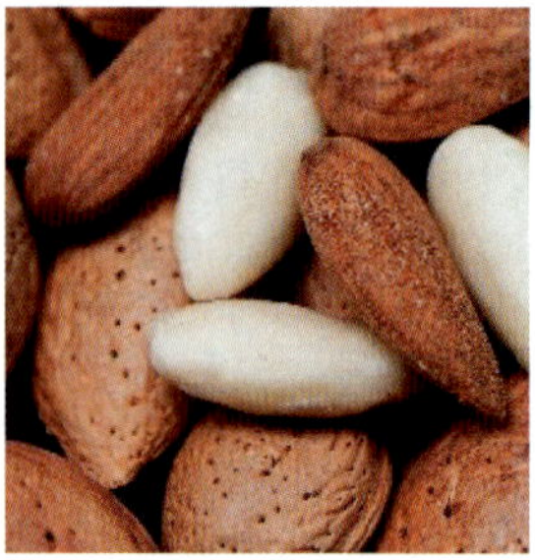

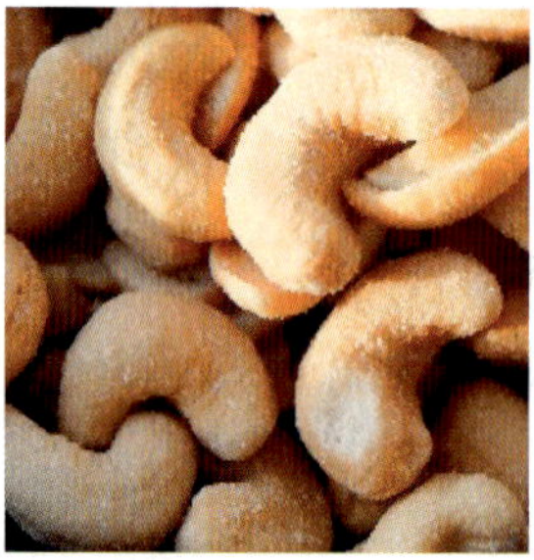

Tahina

Die einfach herzustellende Creme ist eine tolle Grundlage für Dips, Dressings und Soßen.

Zutaten: 150g Sesammus (aus geschältem oder ungeschältem Sesam), ca. 150ml Wasser, Zitronensaft von 1-2 Zitronen, Salz, Knoblauch und Kreuzkümmel nach Geschmack.
Das Sesammus in einen hohen Rührbecher geben und nach und nach so viel Flüssigkeit zugeben das eine mayonaiseähnliche Konsistenz entsteht. Würzen und kühlstellen zum durchziehen.

Es folgt nun der Rezeptteil, der sich an den Jahreszeiten orientiert. Wir starten im

Frühling

Kartoffelwildkräutersuppe mit frischem Blattspinat und Gänseblümchen

Kartoffeln, 2 Pastinaken in kleine Stücke schneiden, 2 Zwiebeln, fein gehackt, Gemüsebrühe oder Instantwürfel, 1/2 Becher Reiscuicine oder Cashewcreme, Olivenöl,
2 Hand voll frischer Blattspinat, Meersalz, Pfeffer, Zitronenschale, Knoblauch, Zitronenmelisse, Thymian, Muskat, ungespritzte Gänseblümchen Wildkräuter wie: Brennnessel (blanchiert), Löwenzahn, Gundermann, Vogelmiere, Sauerampfer, Spitzwegerich....

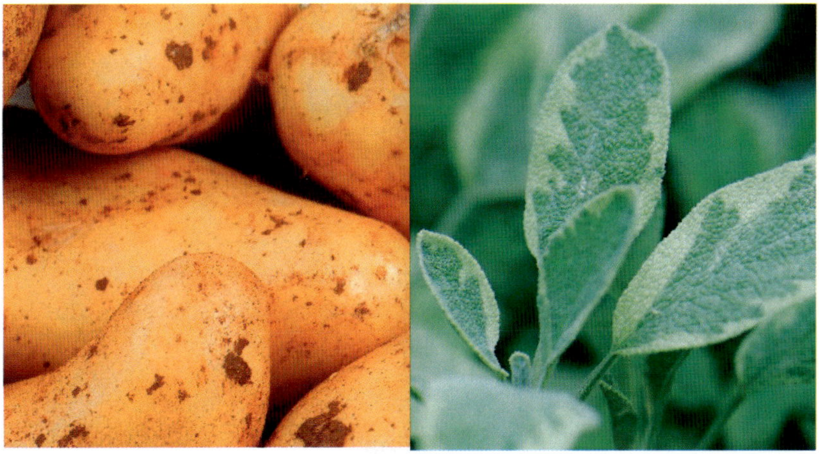

Zwiebeln in etwas Öl anbräunen, Gemüse und Brühe zufügen und ca. 30 Minuten köcheln lassen. In der Zwischenzeit Spinat waschen und verlesen. In etwas Öl sanft schmorren lassen, mit Muskat, Salz und Pfeffer würzen. Cashewcreme mit gehacktem Thymian, gepresster Knoblauchzehe, gehackter Zitronenmelisse (und den anderen Wildkräutern) verrühren und als Klecks in die Suppe setzten. Mit den Gänseblümchen bestreuen.

Ostergrün: Bärlauchbrot und Frühlingssalat

Bärlauchpaste: 2 Hand voll Blätter waschen, abtrocknen und die Stiele abschneiden, grob zerteilen, mit etwas Olivenöl/Traubenkernöl und 1/2 TL Meersalz mit dem Pürierstab fein zu Mus zerkleinern.
Damit kann man/frau so viel machen....Sonnenblumenkerne oder Kürbiskerne, (Parmesan) dazu = Pesto für Pasta, Soßen und für Brotaufstriche......einfrieren. . oder in (sterilisierte) Gläser füllen und Ölschicht drüber...
Bärlauchbrot: Ciabattateig mit halb Dinkelmehl ansetzen. Gehen lassen und ausrollen. Bärlauchpaste aufstreichen, zusammenrollen und verzwirbeln. Nochmal 20 min gehen lassen und bei 200°C abbacken.

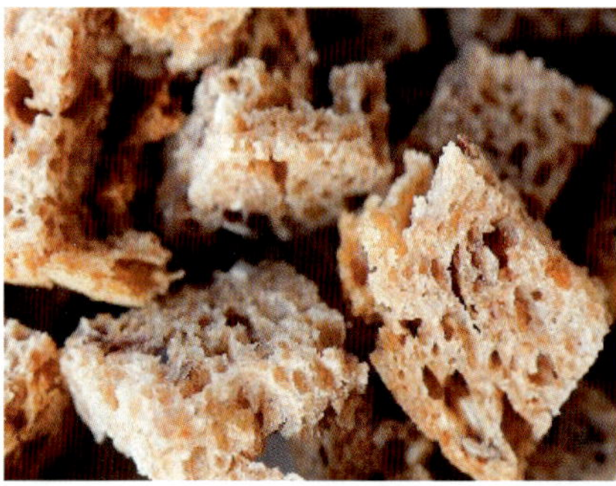

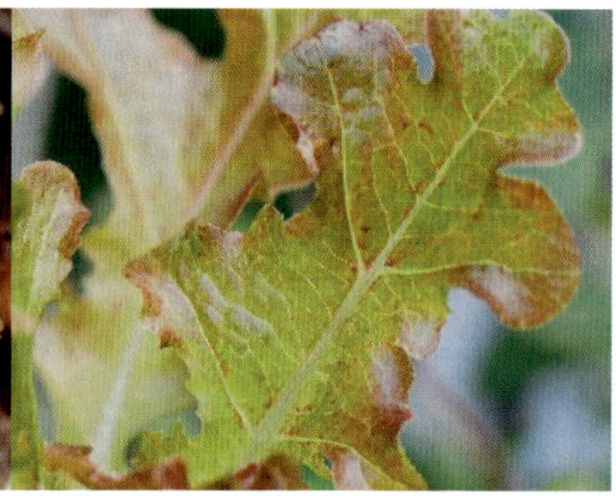

Rezept für meinen Lieblingsciabattateig:
1kg Weizen/ Dinkel/oder Hartweizenmehl Typ 550-1050,
20g frische Hefe (1/2 Würfel), 1 Flasche Hefeweißbier, ca. 150ml Wasser, Meersalz, Olivenöl

Mehl in eine Schüssel geben, eine Mulde hineindrücken und Hefe mit etwas lauwarmen Wasser und 1 TL Honig zu einem dünnflüssigem Vorteig verrühren. Zugedeckt ca. 15 Min. gehen lassen. Ca. 4 EL Olivenöl und 2 EL Meersalz, in Wasser aufgelöst, Bier dazugeben und kräftig zu einem glattem Teig verkneten (am besten mit geölten Händen). Teig wieder ca. 90 Min gehen lassen. Anschließend zu Broten formen, wiederum ca. 30-60 Min gehen lassen und im heißen Ofen abbacken. Holzofen ca. 300°C 20 Min, im Elektroofen bei 210°C ca. 30 Min.
Varianten: geröstete Zwiebeln, Nüsse, Kräuter, Knofel, getrocknete Tomaten, und und und... der Teig läßt sich auch optimal für Pizza, Flammkuchen und ähnliches verwenden.

Maizeit: Spargelzeit

Endlich ist der da, leckerer Spargel, der Frühlingsbote, gibt´s heut mit einer leichten Orangenhollandaise und allem, was die Blumenwiese so hergibt.

Spargel kochen oder im Backofen im Päckchen garen (viel mehr Geschmack und Vitamine).
Hollandaisse: 2 El Speisestärke mit 2 EL Sojamehl und etwas Brühe im Topf gut verrühren. Langsam ca. 1/8 l Brühe und 1/8l frisch gepressten Orangensaft (Bioorange, wir brauchen auch die Schale) einrühren. Auf dem Herd, unter rühren erhitzen. Wenn die Masse fest wird, vom Herd ziehen und langsam 50-100g Margarine und 2 EL Haselnussöl (kleine Würfel, im Kühlschrank gut kühlen) darunter rühren und mit Salz, Pfeffer und Zitronensaft abschmecken. 2 EL Orangenabrieb und gehackte Wiesen- und Gartenkräuter dazugeben. (Schnittlauch, Kerbel, Gundermann).
Zum Garnieren und Essen: Gänseblümchen, Bärlauchblüten oder auch Borretschblüten und ganz frische knackige Radieschen gehackt.
Jetzt im Frühling kommen der Deutschen liebste Freizeitbeschäftigung und das leckerste Gemüse zusammen!

Gegrillter grüner Spargel und Zucchini mit Orangengremolata

Mir der Liebste: Grüner Spargel, ein bisschen herber vom Geschmack, vielseitig, passt wunderbar zu asiatischem, mediterranen und crossover Rezepten, braten, backen, kochen oder roh im Salat....super köstlich und gesund! Eine Vitaminbombe (A;C;E;B1) und Mineralstoffe: Kalzium, Kalium und auch Eisen! Mit einer Portion ist der tägliche Bedarf an den Vitaminen C und E gedeckt.
Er verträgt sich gut mit Kräutern, Olivenöl, und meine Lieblingskombi Orange, Sesam und langer Pfeffer.

Rezept: Grüner Spargel (pro Nase 250g), das untere Ende schälen und die Stangen halbieren, Zucchini (eine pro Person) mit dem Sparschäler in dünne Streifen hobeln, Strauchtomaten waschen. Alles mit der Gremolata marinieren. Die Zucchinischeiben aufrollen, mit einem kleinem Stück pflanzlichem Mozzarella und Gremolata füllen, auf die Naht setzen oder feststecken. Alles in eine Grillschale oder Pfanne packen, auf dem heißen Grill indirekt grillen.
(Deckel zu, 10 min.)
Gremolata: 1 Bd. Petersilie, 2 Knoblauchzehen, Abrieb einer Bio-orange, alles pürieren und etwas Olivenöl oder Pistazienöl unterrühren. 2 El gerösteten Sesam und etwas Meersalz und frisch gemörster Pfeffer (Kubeben oder langer... für unsere Pfefferliebhaber) dazu.

Frühlingssalat mit mariniertem Kohlrabi, Rettich und Fenchel

(Alle Gemüse waschen, putzen und in feine Scheiben schneiden.)
1 Hand Bärlauch fein hacken. Kohlrabi mit weißem Balsamico und Bärlauch marinieren, Fenchelscheiben mit frischem Orangensaft und Rettich mit etwas Meersalz verkneten und Pfeffer würzen.
Eine Vinaigrette aus Orangenbalsamico, Preiselbeersenf, Traubenkernöl, Meersalz und etwas Pistazienkernöl anrühren und über eine Frühlingsblättchensalatmischung geben. (gibt`s jetzt überall aus verschiedenen Salat- und Gemüseblättern), gehackte Pistazien und veganen Parmesan darüber geben.

Schöne Ostern!

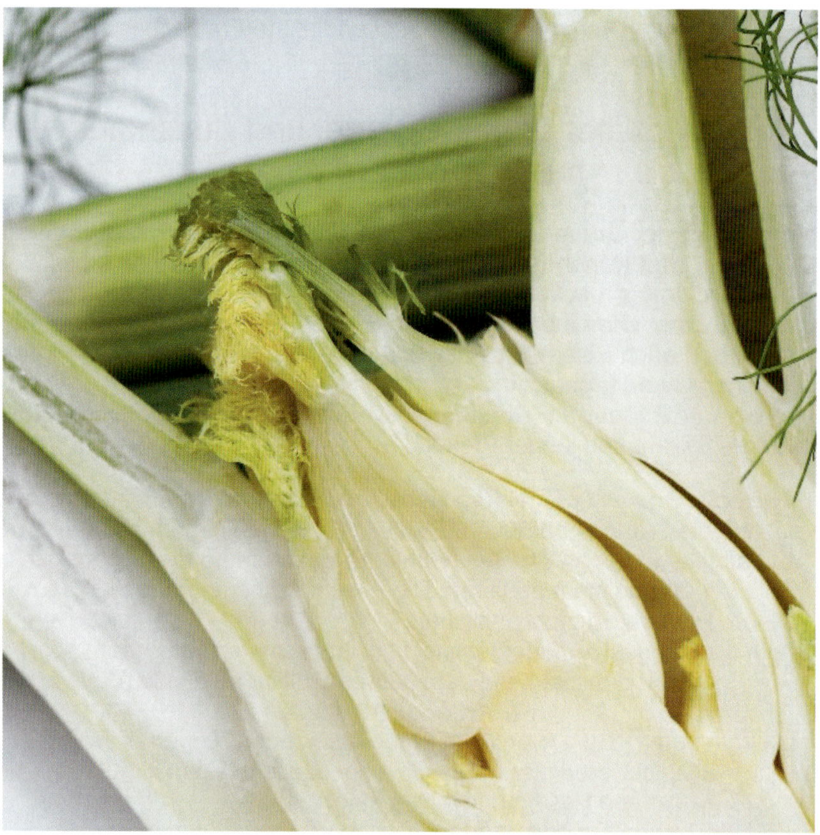

Wir folgen dem Angebot der Jahreszeiten und kommen zum

Sommer

Gurkencremesuppe mit mariniertem Tofu

Rezept für ca. 4 Portionen:

1 weiße Zwiebel, fein gehackt, Olivenöl, 4 Gärtnergurken (ca. 1.2 kg), 100ml Weißwein mit etwas mehr Säure, ½l warme Gemüsebrühe (instant), 1oog Kräutertofu, 1 Bd. Dill feingehackt, 1 - 2 Tl Meerrettich aus dem Glas, Meersalz, weißer Pfeffer, 1 Biozitrone Saft und Schale feingerieben, Cashewcreme.

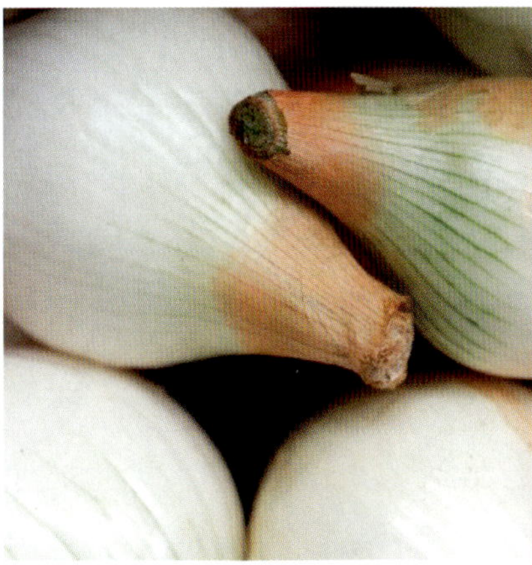

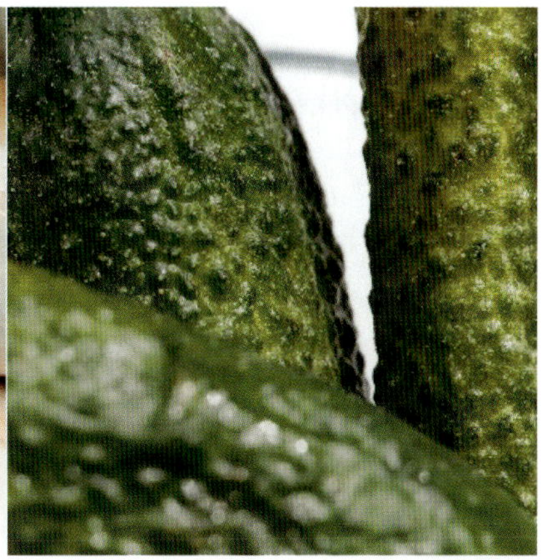

Zwiebel in Olivenöl anbraten. Gurken schälen und in Würfelchen schneiden, ca. 5 El beiseite stellen. Gurke zur Zwiebel in einen Topf geben, mit Wein und Brühe auffüllen und mit dem elektrischen Pürierstab fein pürieren. Würzen, ½ Menge Dill dazu. Nach Belieben kalt stellen oder erwärmen.
Für das Topping den Tofu in kleine Würfel schneiden. Mit der anderen Hälfte Dill und Zitronensaft marinieren. Cashewmuss mit etwas Meerrettich verrühren und etwas Zitronenschale abschmecken. Zum Servieren die Suppe kalt oder warm mit den Gurkenwürfelchen, Tofuwürfelchen und einem Klecks Cashewmuss dekorieren.

Dazu ein schönes Glas Weißwein und knuspriges Ciabatta!

Hauptgerichte: Schnelle Mittagsküche

Gemüse stir-fry mit mariniertem Tofu

Gemüsemischung (alle Farben, über, unter der Erde und was Zwiebeliges z.B. Möhre, Kohlrabi, Lauch, Aubergine, rote Paprika, Romanasalat). In Streifen und Würfel schneiden. Tofu (in Sojasoße mariniert) in hoch erhitzbarem Öl (Erdnuss, Bratöl, raff. Rapsöl) braun braten, zur Seite stellen. Gemüse nach Festigkeit unter Rühren braten (wer mag gepressten Knofi, Ingwer dazu) und super praktisch! mit 500 ml Wasser oder Brühe aufgießen und Schellkochwoknudeln dazugeben. Weiter unter Rühren braten bis alle Flüssigkeit aufgezogen ist, fertig! 5 min! Dann noch mit Soja-/ Chilisoße abschmecken, geröstete Nüsse oder Kerne (Erdnüsse, Cashew, Sesam) darüber, ein paar Kräuter geben (Koriander, Thaibasilikum, Petersilie) dazu, fertig! Super praktisch für die Büroküche alles in einer Pfanne/ Wok, machbar mit einer Kochplatte.

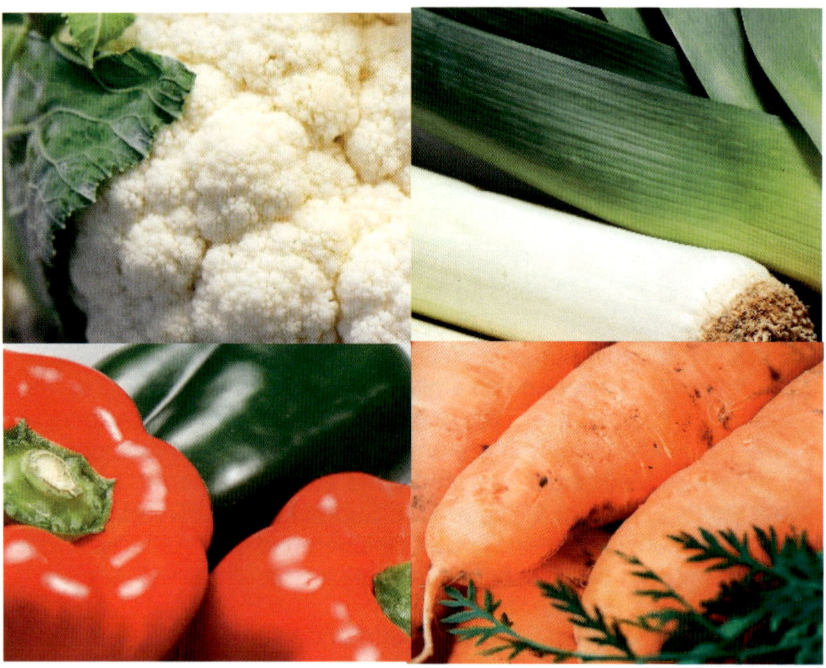

Gebratener Reis mit Gemüse
(asiatischer Fried Rice)

Kleingewürfeltes Gemüse (Zucchini, Paprika, Lauch), Nüsse und Räuchertofu in Öl scharf anbraten (Wok oder große Pfanne). Vorgegarten Basmatireis mitbraten und kräftig mit Sojasoße, Mirin, Sesamöl und nach Gusto Chilisoße abschmecken, fertig! Oder mit süß - saurer Soße abschmecken.

Juni-Risotto
Juni-Risotto mit grünem Spargel, frischen Erbsen, Spinat und Pistazien

300g Risottoreis (Arborio), 1l Gemüsebrühe, 2 Schalotten fein gehackt, etwas Weißwein, Pistazienkernöl, 1 Handvoll Pistazien, Limettenschale feingerieben, 1 Bund grüner Spargel, 2 Handvoll Erbsen frisch gepult, 2 Handvoll frische Spinatblätter, Olivenöl.

Zubereitung: In einem schweren Topf Schalottenwürfel in Olivenöl anbraten, Reis dazugeben und etwas glasig werden lassen. Mit Weißwein ablöschen und etwas heiße Brühe zufügen, rühren. Eindampfen lassen, neu aufgießen, rühren ... Spargel in schräge Abschnitte schneiden und in etwas Olivenöl anbraten, zur Seite stellen. Spinat waschen, abtropfen und in einem heißen Topf etwas zusammenfallen lassen. Abtropfen und grob hacken. Risotto weiter fertig stellen (ca. 20 min). Kurz vor Ende der Garzeit frische Erbsen, Limettenschale, den gebratenen Spargel, Spinat und gehackte Pistazien unterrühren und weiter garziehen lassen. Das Risotto mit etwas Pistazienkernöl beträufeln und servieren.

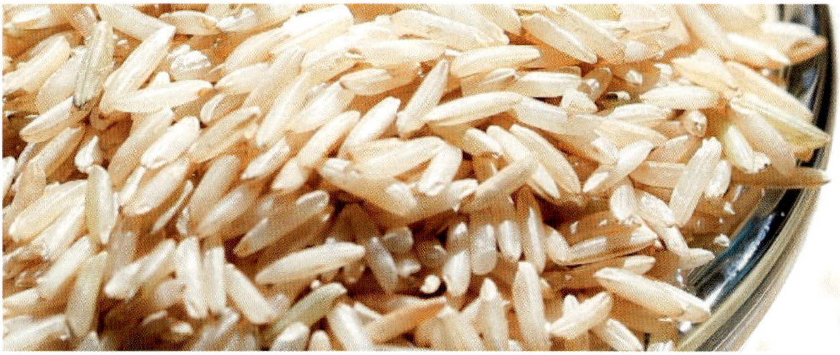

Grillgemüse und Sommerkrautsalat

Dafür Zucchini, Paprika, Aubergine, Pilze, und Fenchel in Scheiben schneiden und in einer Mischung aus Olivenöl, Sojasoße, Senf, frischen Kräutern und Knoblauch einige Stunden marinieren. Auf Spieße stecken und braten. Am schmackhaftesten über Holzfeuer in der Grillpfanne. Lieber große Mengen machen, es lässt sich wunderbar für Pasta, Salate und in Öl eingelegt, als Antipasti weiterverwenden.

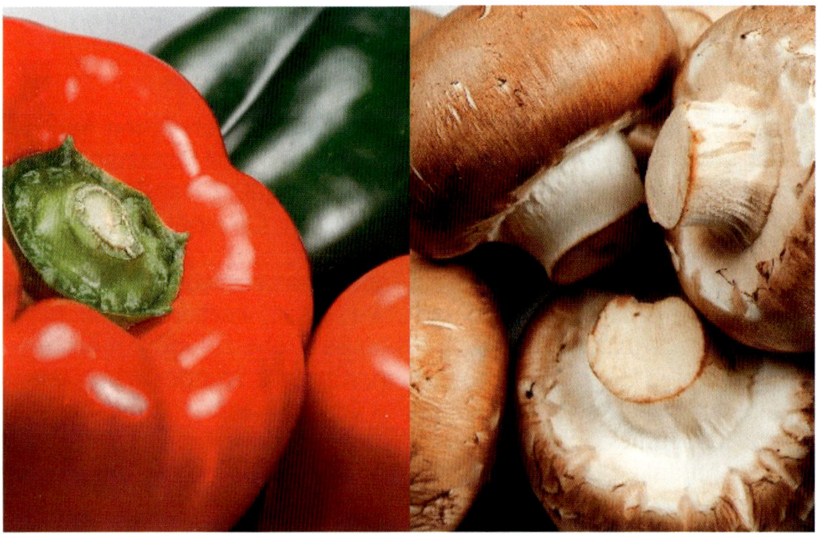

Krautsalat mit Grillgemüse

1 Kopf Spitzkohl fein geschnitten, Tomatenstücke, Gurkenstücke, gegrillte Zucchini, Auberginen inScheiben schneiden, mit Tofuwürfeln und einer Marinade aus Olivenöl, Weißweinessig, Zitronensaft,
Meersalz und gemörstem Koriander, Oregano vermengen und etwas durchziehen lassen. Lecker!

Mediterraner Gemüsecaponatakuchen

Der Sommer ist da und mit ihm soviel wunderbares aromatisches Gemüse...Tomaten in allen Variationen, Zucchini, Auberginen und Kräuter. Ganz besonders lecker Caponata. Das sizilianische Gemüseallerlei, fein in bestem Olivenöl gegart und mit Händevoll Basilikum, Kapern, Oliven und Balsamico abgeschmeckt. Heut´ mal in der Restevariation als Quiche gebacken, schmeckt warm und kalt! Wenn schon Gemüse schnippeln dann gleich richtig viel und es gibt für mehrere Tage köstliches Essen!

Die Grundlage: Caponata

Zucchini (gelbe, gestreifte und grüne), Aubergine, Paprika und wer mag Staudensellerie, waschen und in kleine Würfel schneiden. In gutem Olivenöl mit etwas gepresstem Knofel schön bissfest schmoren und mit gutem, dunklem Balsamico ablöschen. Mit Meersalz, ganz viel frisch gehacktem Basilikum (wunderbar auch Strauchbasilikum das ist etwas herber), kleinen Kapern, eine Handvoll in Scheiben geschnittenen grünen Oliven und ordentlich frisch gemörstem Pfeffer abrunden (im Original sind noch eingeweichte Rosinen dabei, wer`s mag...). Da packe ich frische, in Würfel geschnittene Tomaten darunter (schön: Romatomaten oder auch Ochsenherz, also Sorten mit wenig kernigem Innenleben)... Wer mag, kann die Tomaten auch mitschmorren... Köstlich als kleines Abend oder Mittagsmahl; noch mit einem Schuss bestem Olivenöl abgerundet und schönem Landbrot dazu zum tunken. ...Oder wie hier als Quiche.

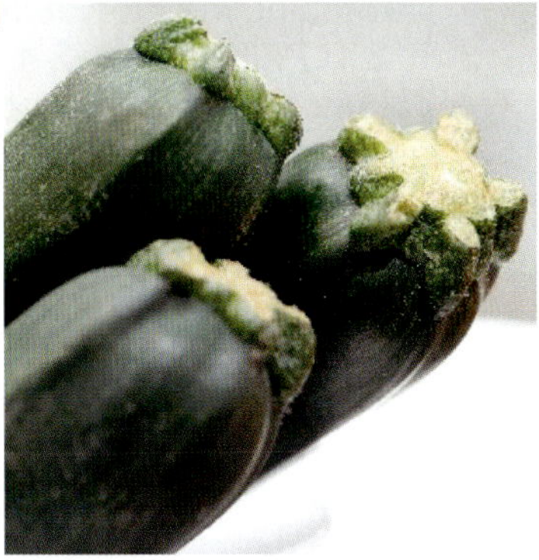

Dazu braucht´s einen schnellen Teig: Quark-Öl!!!

ganz simpel und fix gemacht: 200 g Mehl (Dinkel, 1050 oder auch halb Roggen/Weizen), 250 g Soja- oder Reisjoghurt, 7 El Öl, 1 Päckchen Backpulver, ½ Tl Salz, und wer mag noch 3 El Sesam, Sonnenblumenkerne oder auch 1 El Schwarzkümmel (eines meiner Lieblingsgewürze!): alles verrühren und dann zu einem geschmeidigem Teig verkneten und ab in die Backform!

Teig in eine runde Backform kneten, einen Rand hochziehen und das Gemüse (hier noch ergänzt mit gelben Cocktailtomaten und 5 fein gehackten getrockneten Tomaten) einfüllen, mit Sonnenblumenkernen, oder Sesam bestreuen und bei 180° Grad ca. 40 min. backen. Gut auskühlen lassen.... sehr lecker mit einem schönem Salat.

Glücksrollen mit Ananas-Salsa

Köstlich und leicht bei heißem Wetter sind kalte Gerichte aus Asien. Heut wird gewickelt: Vietnamesische Reisrollen mit Glasnudelgemüsefüllung und frischer Minze dazu Erdnuss-Satay-Dip und, kleiner Kontinentsprung, Ananas-Paprika-Salsa.

Ananas-Paprika-Salsa

150g reife Ananas, gewürfelt, 1 rote Paprika, entkernt, in kleine Würfel, 2 Lauchzwiebeln in feine Ringe geschnitten, 1 rote Chilischote, in feinen Ringen, 6 El Kokosflocken und 2 El Sherryessig miteinander vermengen und gut im Kühlschrank durchziehen lassen. Nochmal mit Zucker, Salz, Pfeffer und Essig abschmecken.

Erdnuss-Dip

6 El Erdnußbutter, ¼l Wasser oder dünne Kokosmilch
2 Knoblauchzehen, fein gehackt, 1 Zwiebel, fein gehackt
2 Tl Palmzucker, 2-4 El Sojasoße, Zitronensaft, Chili
Zwiebel und Knoblauch in etwas Öl braun rösten. Erdnussmus und Flüssigkeit zugeben und rühren bis sich alles verbunden hat. Andere Zutaten zufügen und auf gewünschte Konsistenz einkochen lassen. Abschmecken.

Glücksrollen:

1. Gemüse (Lauchzwiebel, Möhre, Paprika,) würfeln, Glasnudeln und Muerrpilze einweichen und vorbereiten
2. Im Wok kurz anbraten, würzen (Sojasoße, Sesamöl, Pfeffer)
3. In Reispapier mit Minzeblättchen wickeln und Röllchen formen
4. Nochmal kurz anbraten oder "roh" mit Erdnussdip essen.

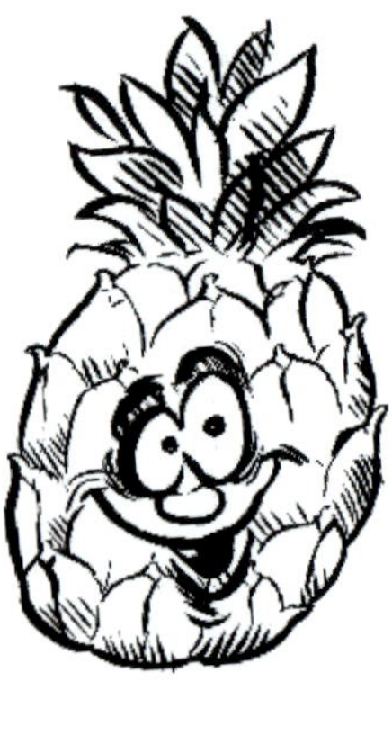

Rosensommer:
Köstliches Eis und Zuckerblumen

Wie jedes Jahr wieder gerate ich in einen Duftrausch bei meinen Lieblingsblumen. Am liebsten jeden Tag händevoll Blüten um mich verteilen... zum Dekorieren... in Salaten und über Speisen... zum Konservieren in Zucker, Essig oder Salz.
Rosenblüten schmecken köstlich, zart blumig, ein bisschen nach Honig und beruhigen das Herz... in früheren Zeiten wurde nervösen Damen ein Getränk aus Rosenessig gereicht oder als Duftwässerchen im Taschentuch...
Es eignen sich alle stark duftenden Rosen, natürlich ungespritzt und nicht chemisch behandelt.

Roseneis

5-10 dunkle Duftrosen (meine Lieblingssorten Austinrosen: Falstaff, Gräfin Hardenberg und etwas Rosé de resht), 500 ml Reissahne, 250 g pflanzlicher Joghurt, 100 g feiner Rohrzucker (oder schon Rosenzucker), etwas Vanillemark oder Tonkabohne gerieben, 1 El Rosenwasser (gibt's als natürliches Aroma in Reformhaus oder Apotheke).
Blüten abzupfen, gut abschütteln (alle Tierchen retten) und mit etwas Sahne mit dem Stabmixer pürieren. Alle anderen Zutaten in einer Schüssel verrühren, in eine Eismaschine geben und in ca. 40 min gefrieren lassen. Oder im Gefrierschrank gut durchfrieren lassen und dann etwas angetaut cremig aufschlagen. Dazu wunderbar! dunkle Chili- oder Orangenschokolade oder mir grade am liebsten: rohe Schokolade (lovechock) mit etwas Reismilch schmelzen und als Soße dazugeben. Mit Erdbeeren oder anderen Früchten und Zuckerrosen garnieren. Ein königliches Dessert!

Gezuckerte/Kandierte Rosen

Einen Zuckersirup kochen: 100 g Zucker mit 80 ml Wasser vermischen und in einem kleinem Topf einige Minuten kochen lassen bis der Zucker sich komplett aufgelößt hat. Gut auskühlen lassen. Einzelne Blütenblätter in den Sirup tauchen und mit einem Pinsel den Sirup vorsichtig verteilen. Auf das Backpapier legen. Die ganzen Blüten am Stängel fassen und in den Sirup tauchen. Den Sirup mit einem Pinsel vorsichtig im Blüteninneren verstreichen. Kurz abtropfen. In feinem Zucker wälzen oder damit bestreuen. An einem warmen Ort oder im Backofen bei 80°C auf dem Backpapier trocknen lassen. Schön mit allen essbaren Blüten oder auch mit Kräutern.

Spätsommer

Pfirsich-Tomatensalat

....den italienischen Dreiklang: Tomaten, Mozzarella, Basilikum mal anders.

Pro Person: 1 Ochsenherztomate, 1 schöner fester Pfirsich, frisches Basilikum, Seidentofu

Für's Dressing: Traubenkernöl, frisch gepresster Orangensaft, Himbeeressig, Meersalz, Pfeffer und gerösteter und zerstoßener Koriander, Schwarzkümmel ganz, auch ein bisserl angeröstet. (Teil der Gewürze ins Dressing, anderen zum darüber streuen.)
Beim Pfirsich die Haut entfernen (abbrühen siehe Bellini) und in Scheiben schneiden, Tomate ebenso... ziegelartig auf dem Teller aufschichten. Den Seidentofu in Scheiben schneiden oder zerpflücken, je nach Härte. Alles mit dem Dressing beträufeln. Koriander und ganzen Schwarzkümmel darüber geben und mit feinen Basilikumstreifen bestreuen. Dazu ein gutes Landbrot.

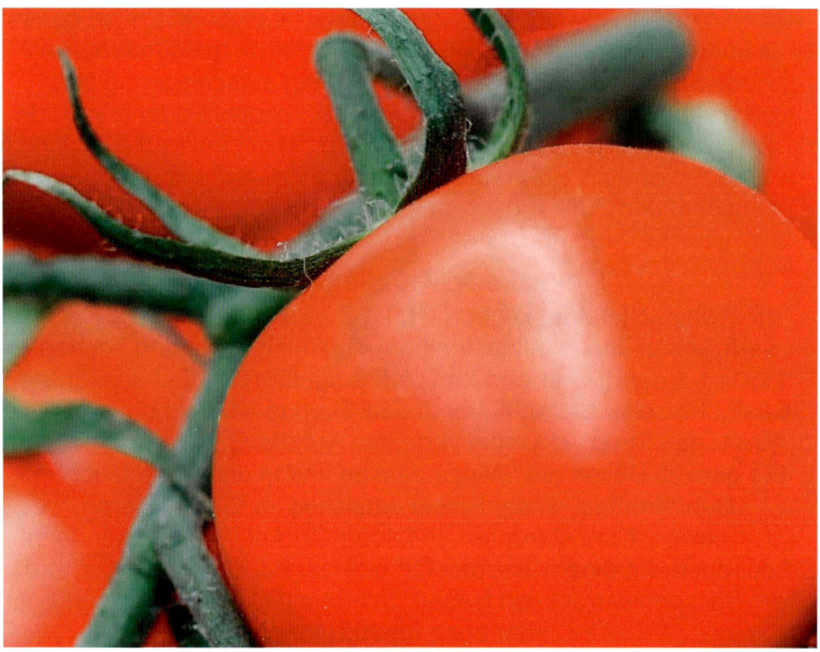

Herbst

Herbstsüppchen: Gebackene Kürbiscreme

In meiner liebsten Jahreszeit (Altweibersommer) gibt's natürlich neben prall gefüllten Obstbäumen auch alle Früchte der Erde und besonders schön als Deko, zum Genießen und für die schöne Suppenzeit: Kürbisse.

Dafür 1 mittelgroßen Hokkaidokürbis ca. 1 kg, 2 Pastinaken (Ersatz: Petersilienwurzel), und 2 dicke Möhren waschen, entkernen (am besten mit einem Löffel) den Kürbis und alles in Spalten schneiden. (Beim Hokkaido kann die Schale mitverwendet werden, andere Kürbissorten wie Butternut schälen) Auf dem Backblech verteilen und mit etwas Olivenöl einpinseln, etwas getr. Rosmarin darüber geben und ca. 45 min bei 200°C weich backen. Gemüse in einen Topf umfüllen mit (am besten selbstgemachter) Gemüsebrühe (ca. 1 l) auffüllen und pürieren. Suppe erwärmen. Nach Gusto mit Sojasoße, Orangenschale, Koriander und etwas Zimt abschmecken. ½ Becher Nusssahne mit ¼ Tl Muskatblüte steif schlagen. Suppe mit Nusssahne, frischem Basilikum und frischem Pfeffer anrichten. Dazu lecker Röstbrot mit ein paar Tropfen

Das Rezept ist super einfach und lecker!
Auch als: Pastinakencreme, Fenchel, rote und gelbe Beete... eignet sich für fast alle Gemüse mit fester Struktur. Durch die Röstaromen braucht es kaum zusätzliche Würze und ist natürlich sehr gesund!

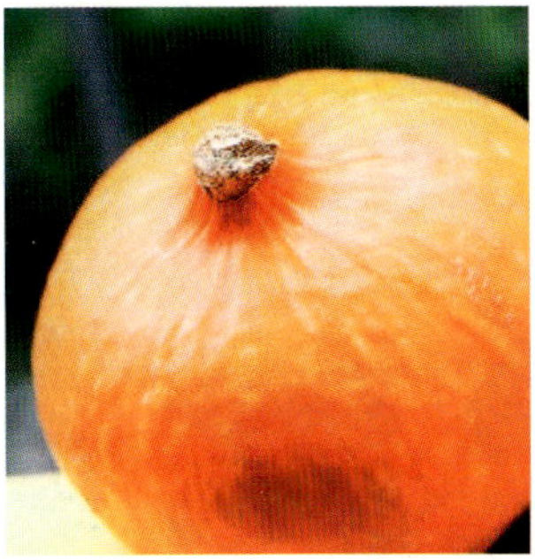

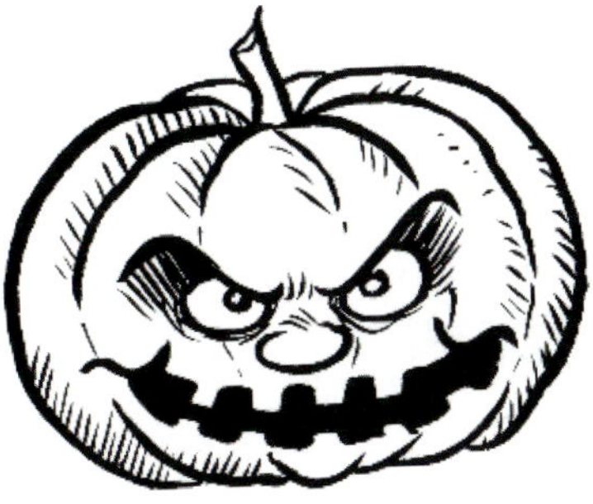

Patatas de Riojana

Hier das Rezept für die Riojana, einem köstlichen Eintopf aus der Rioja. Ganz einfach, super gut geeignet für viele hungrige Gäste. Im Original mit Chorizo der feurigen Paprikawurst. Sie lässt sich super durch ein bisserl Räuchertofu (wer mag) und Pimenton de la vera (geräuchertes spanisches Paprikapulver) ersetzen. Zum Aufwärmen... für ein Tapasbuffet.....

Für 8-10 als Hauptgericht oder 16 Personen als Bestandteil eines Buffets
2 kg festkochende Kartoffeln, geschält in Stücke, je 3 rote und grüne Paprika, in groben Stücken
8 Zehen frischer Knoblauch, in feine Stifte, 4 Zwiebeln, fein gehackt, Olivenöl, 3 frisches Lorbeerblätter, ca. 3 EL Pimenton de la vera (Paprika Pulver geräuchert), Salz, Pfeffer

Zwiebeln und Knoblauch in Olivenöl anbraten. Kartoffel- und Paprikastücke zugeben. Würzen (ca. 3 El Paprika Pulver) und mit Wasser aufgießen, dass das Gemüse knapp bedeckt ist. Ca. 40 min garen lassen. Die Kartoffeln sollten leicht zerkochen. Räuchertofu in Würfel schneiden und in etwas Olivenöl knusprig braten und noch etwas mitgaren lassen. Nochmal abschmecken und servieren. Schmeckt auch aufgewärmt wunderbar.

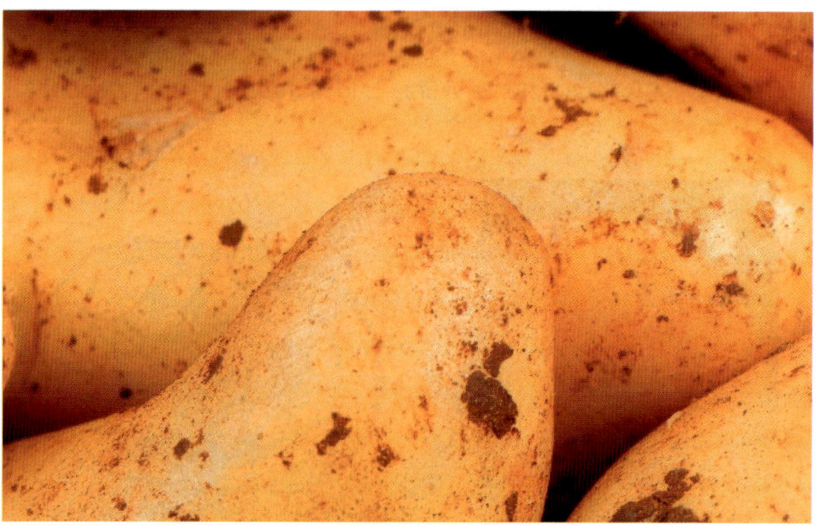

Gebratener Kartoffelsalat mit Fenchel, Orangen und Spitzkohl

Für 1 Person: 2 gekochte Kartoffeln, ½ Fenchel, ½ Bioorange, 1 Stück Spitzkohl, 1 Knofel gehackt, Olivenöl, zum Würzen: Nigella ca. 1/2 Tl (Schwarzkümmel), Pfeffer, Meersalz, Oregano oder Thymian oder auch eine gscheite mediterrane Gewürzmischung (wer nicht soviel Gewürze da hat) z.B. von Sonnentor (die Bodenständige) oder Herbaria... zum Verfeinern ein bisschen Veggikäse und ein paar Oliven.

Kartoffeln schälen und würfeln, Fenchel in Scheiben schneiden (den restlichen Fenchel zusammen mit der halben Orange als Salat für den Abend nutzen), Orange schälen und in Würfel schneiden. (Saft auffangen) Spitzkohl fein schneiden. Alles in Olivenöl ca. 10 min braten, erst zum Schluss den Spitzkohl zugeben und nur zusammenfallen lassen. Würzen. Saft zugeben. Orangenstücke, Veggikäse und Oliven drüber fertig!

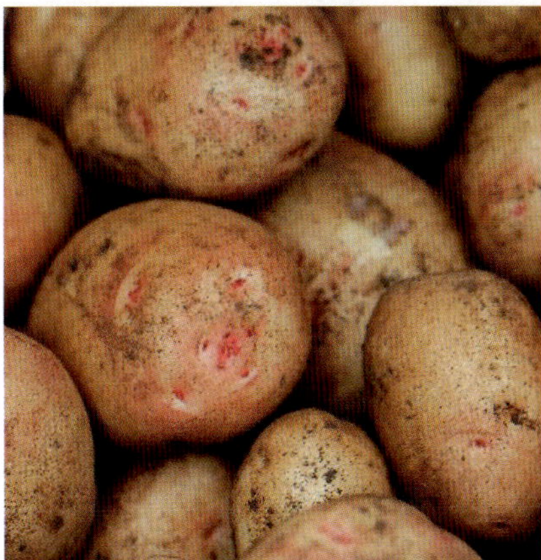
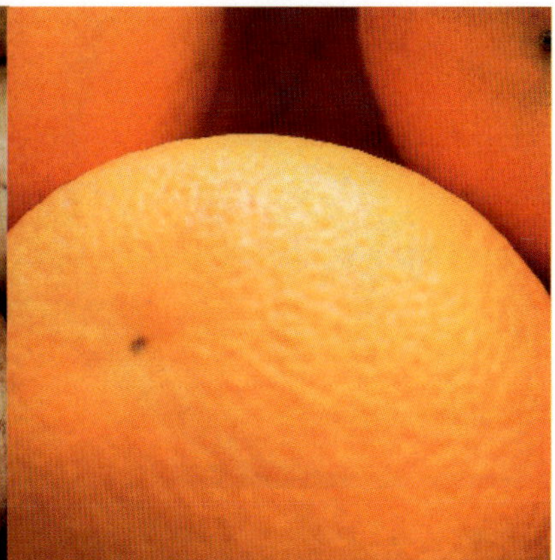
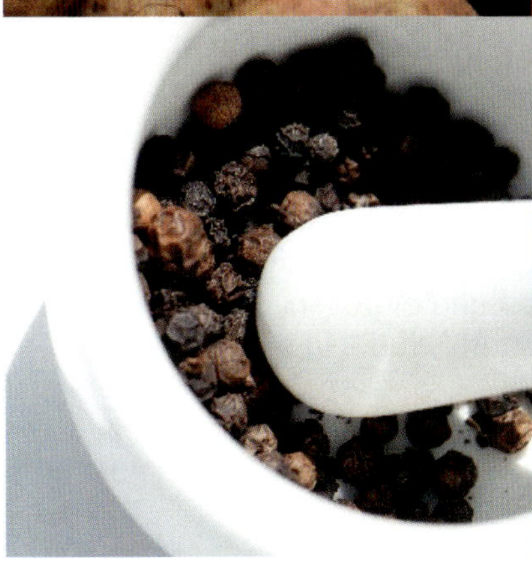
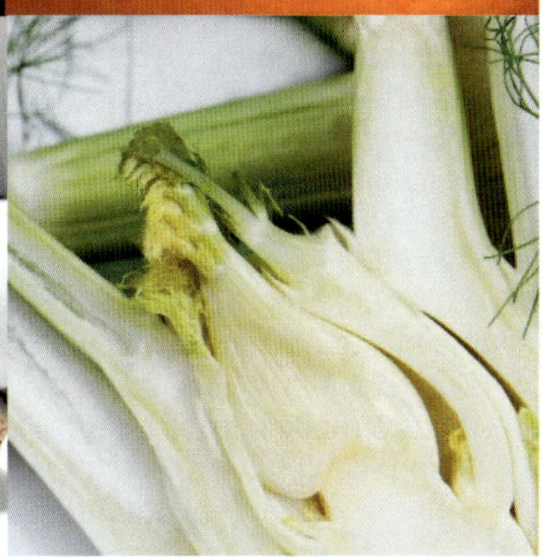

Apfelstrudel

Für den Teig: 250 g feines Mehl (550 Weizen, 630 Dinkel, oder Wiener Griessler oder Emmermehl), 1 El Raps- oder Traubenkernöl, Prise Salz, 1 El Sojamehl, ca. 100 ml lauwarmes Wasser zu einem Teig verkneten. In 2 Portionen so lange kneten bis der Teig glänzend und nicht mehr klebrig ist (dauert). Den Teig mind. eine halbe Stunde ruhen lassen. Am besten warm und mit einer Schüssel abgedeckt damit er nicht austrocknet. Für die Apfelfülle: ca. 2 kg Äpfel, besonders lecker etwas säuerliche alte Sorten wie Gravensteiner, Berlebsch, 100 g Kokosblütenzucker, Zimt, Walnussöl oder anderes Nussöl.

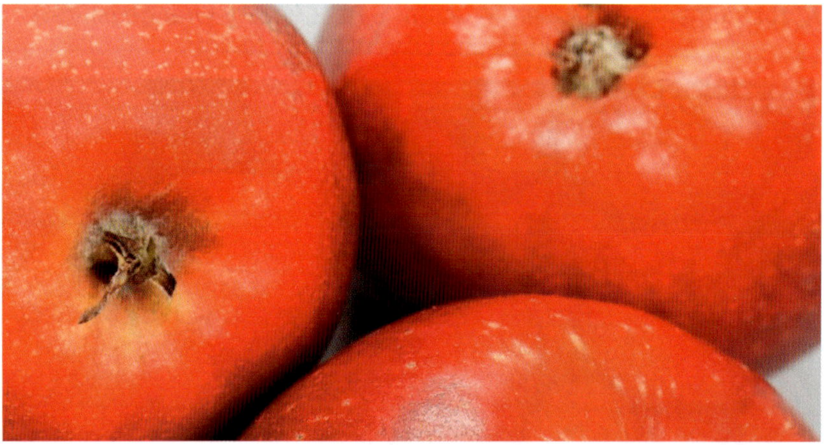

Äpfel schälen, entkernen und in feine Scheiben schneiden. Mit Zitronensaft vermengen und zuckern (ca. 100g) und zimten (1El). 1 Handvoll Brösel von zerstoßenen Cantuccinikeksen, Amaretti oder Semmelbrösel daruntermengen. Wer mag gibt noch 100g Rosinen dazu. Den Teig (1 Portion) auf einer bemehlten Fläche gut ausrollen und mit den Händen so dünn ausziehen das er durchsichtig wird. Mit geschmolzener Margarine oder Walnussöl einpinseln und die Hälfte der Fülle draufgeben und einrollen, dabei die Seiten immer gut einschlagen. Die fertigen Strudel in einer gefetteten Reine/ Backform ca. 50 min bei 180°C backen. Immer wieder mit etwas Nussöl einstreichen. Wenn er schön knusprig ist, etwas abgekühlt mit Vanillesoße oder Eis servieren. Hmmmm.
Hoher Suchtfaktor!

Winter

Sonnensüppchen: Kürbismandarinensuppe

Ich liebe die Aromen von Zitrusfrüchten: Orangen, Limonen, Mandarinen,...
so schmecken Suppen immer wieder anders und sonniger :-)

Rezept: für 4-6 Personen
½ Hokkaido, ½ Butternut (schälen) oder welcher zuhause ist, 2 Schalotten feingehackt, 1 Stück Ingwer feingehackt, 2 Knofel feingehackt, 4 Bio-Mandarinen (auspressen und Stück Schale für die Suppe... den Rest Schale trocknen), Gemüsebrühe, Olivenöl, Meersalz, Pfeffer.
als Topping: Nussjoghurt mit gehackter frischer Minze, gestoßenem Koriander und bisserl getr. Mandarinenschale.
Kürbis waschen, in Stücke schneiden. Schalotten, Ingwer und Knofel anbraten, Kürbisstücke dazu, ein Stück der Mandarinenschale und mit Gemüsebrühe alles weich kochen. (Schale entfernen) pürieren und mit Salz, Pfeffer und Mandarinensaft abschmecken. Ein Klecks Minzjoghurt darauf und marmorieren, auch köstlich mit Orangen.......

Gebratene asiatische Nudelpfanne mit Gemüse

Ein schnelles Mittagsgericht für die Büroküche oder zu Haus. Bei Kälte gut: vorher oder dazu ein heißes Süppchen mit viel Ingwer.

Grundrezept: für 3-4 Personen
Gekochte Nudeln vom Vortag (Bandnudeln, Spaghetti) pro Person ca. 2 Handvoll, 3 bunte Paprikaschoten, in Rauten, 1 Handvoll Cashewkerne gehackt, 2 Knoblauchzehen, gehackt, 1 rote Zwiebel in halbrunde oder ½ Stange Lauch in Ringe, 1 Möhre in halbe Scheiben, wer mag 2 Handvoll marinierter Tofu, Rapsöl, Meersalz, Weißweinessig, Sojasoße, süßsaure Chilisoße.

In einer großen Pfanne oder im Wok Öl heiß werden lassen, Meersalz zufügen. Die Nudeln knusprig braten, ein paar Spritzer Weißweinessig darüber geben und einziehen lassen, Nudeln beiseite stellen. Nach und nach das Gemüse anbraten zum Schluss Nudeln wieder zugeben und mit Soja-, Chilisoße abschmecken.

Kartoffelcreme mit Pak Choi und Kimchi

Kimchi: die koreanische Nationalspeise! Gibt's zu jeder Mahlzeit... wie unser Sauerkraut: milchsauer vergorener Chinakohl mit Chili, Knoblauch und auch Ingwer... es gibt so viele Rezepte wie Koreaner... gibt's im Asialaden oder einfach Selbermachen......sehr gesund und scharf lecker enthält die Vitamine A, C... wertet vegane Gerichte auf, da es Spuren von Vitamin B1, B2 und auch B12 enthält.

für 2 Personen

4 große Kartoffeln, 1 Stange Lauch, Gemüsebrühe, 2 Bund Pak Choi (asiatisches Kohlgemüse oder Chinakohl), Salz, Pfeffer, gerösteter Sesam und ca. 1 Handvoll Kimchi (eingelegter koreanischer Chinakohl)

Kartoffeln schälen und würfeln, Lauch putzen und in Ringe schneiden. Beides in Öl anbraten und mit der Gemüsebrühe weich kochen. Pak Choi waschen und unteren dicken Teil abschneiden, alles in Streifen schneiden. Eingelegten Kimchi auch in Streifen schneiden. Die fertige Suppe grob pürieren und würzen. Den Pak Choi in der Pfanne kurz anbraten, Kimchi daruntermischen und in die Suppe geben. Mit Sesam bestreuen.

Möhrensuppe mit Mayoranäpfeln und Cranberries

Möhren oder gelbe Rüben (süddeutsch) sind ein wunderbares Herbst- und Wintergemüse, voll von guten Inhaltsstoffen wie: Betacarotin, Vitamine A, E, Folsäure und auch Mineralstoffen wie Kalium und Eisen. Durch ihren Pektingehalt sind sie sehr bekömmlich und helfen bei Verdauungsbeschwerden. Laut der chinesischen Medizin stärken sie die Mitte und das Erdelement (wichtig für den Herbst) und senken das Qi ab. (Gut für hitzige Gemüter.) Und sie bereichern durch ihre Farbe und Süße viele Gerichte.

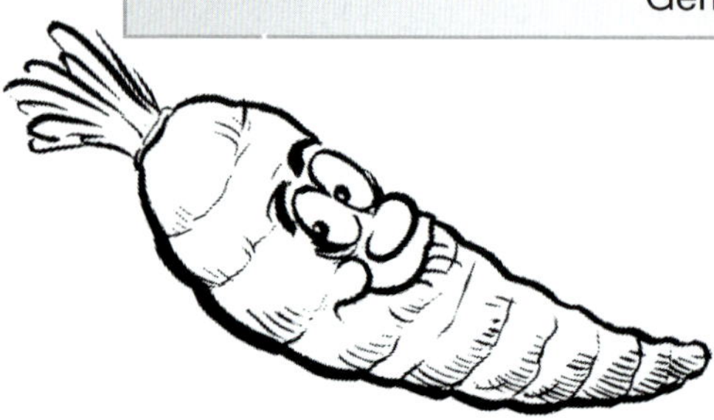

Rezept: für 4 Personen

1 kg Möhren, 1 Pastinake, 1 Zwiebel, 2 Knoblauchzehen, 1 Handvoll getr. Cranberries, Gemüsebrühe (auch als Pulver), 2 Äpfel, Olivenöl, Saft einer Orange, 2 Stücke getr. Orangenschale oder frisch von der Bioorange, Curry oder Sonnenkussmischung von Sonnentor

Zum verfeinern Soja- oder Kokosjoghurt mit geriebenen Meerrettich und einer Prise Wasabi vermischt.
Zwiebel und Knoblauch feingehackt in etwas Olivenöl anbraten. Geputzte und in Stücke geschnittene Möhren und Pastinake dazugeben und mit Gemüsebrühe auffüllen. 2 Stücke Orangenschale mit garen lassen. Das Gemüse weich kochen lassen und die Suppe mit dem Stabmixer fein pürieren (Orangenschale vorher rausfischen). Mit dem frisch gepressten Orangensaft, Salz, Pfeffer (sehr schön dazu fein gemörster langer Pfeffer) und der Sonnenkussmischung abschmecken. Äpfel in Scheiben schneiden und in der Pfanne in etwas Butter oder Pflanzenöl kräftig anbraten, mit getrocknetem oder frischem Majoran kräftig würzen und zusammen mit dem Meerrettichjogi in die Suppe geben. Mit den übrigen Beeren garnieren.
Die Suppe hat durch die Beeren und die Orange ein feinsüßliches Aroma das sich wunderbar mit Currygewürzen abrunden lässt. Als Kontrast dazu scharfer Meerrettich und Majoranwürze. Wärmt richtig gut durch und tut gut! Schmeckt natürlich auch mit Kürbis oder gelber Beete.

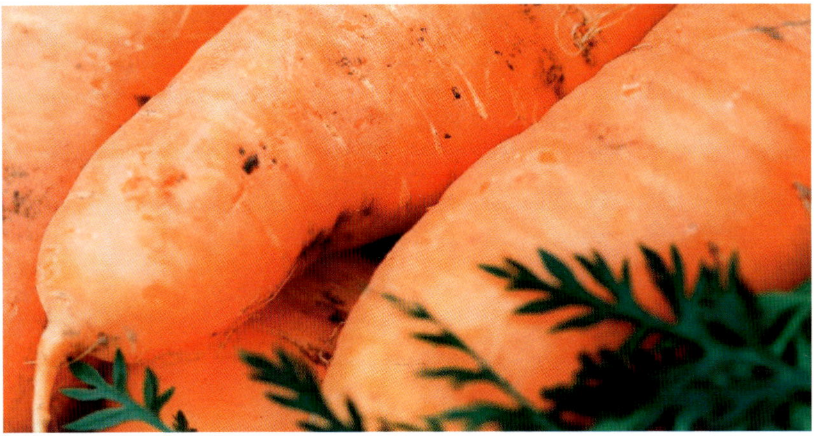

Schupfnudeln mit Kraut

Für 4 Personen: 500 g Schupfnudeln (fertig aus dem Kühlregal oder selber machen) ebenso viel Sauerkraut, 1 mittelgroße Zwiebel, ¼ l Gemüsebrühe, ca. 200 g Räuchertofu, 1-3 Tl Kümmel, Salz und Pfeffer.
Das Kraut mit Gewürzen (Lorbeer, Nelke, Pfefferkörner) für ca. 15 Minuten in der Brühe kochen. Danach in einem Sieb gut abtropfen lassen. Tofu würfeln und mit etwas Öl in der Pfanne ausbraten. Die Schupfnudeln zugeben und die dünn geschnittenen Zwiebelringe dazu. Kräftig braten, dann Kraut zugeben und alles zusammen noch ca. 5 min mitbraten. Kräftig mit Kümmel (für die Verdaulichkeit) würzen und servieren.

Die Königin der Kochrezepte

...ist die Phantasie

Sprichwort

VIEL GLÜCK!

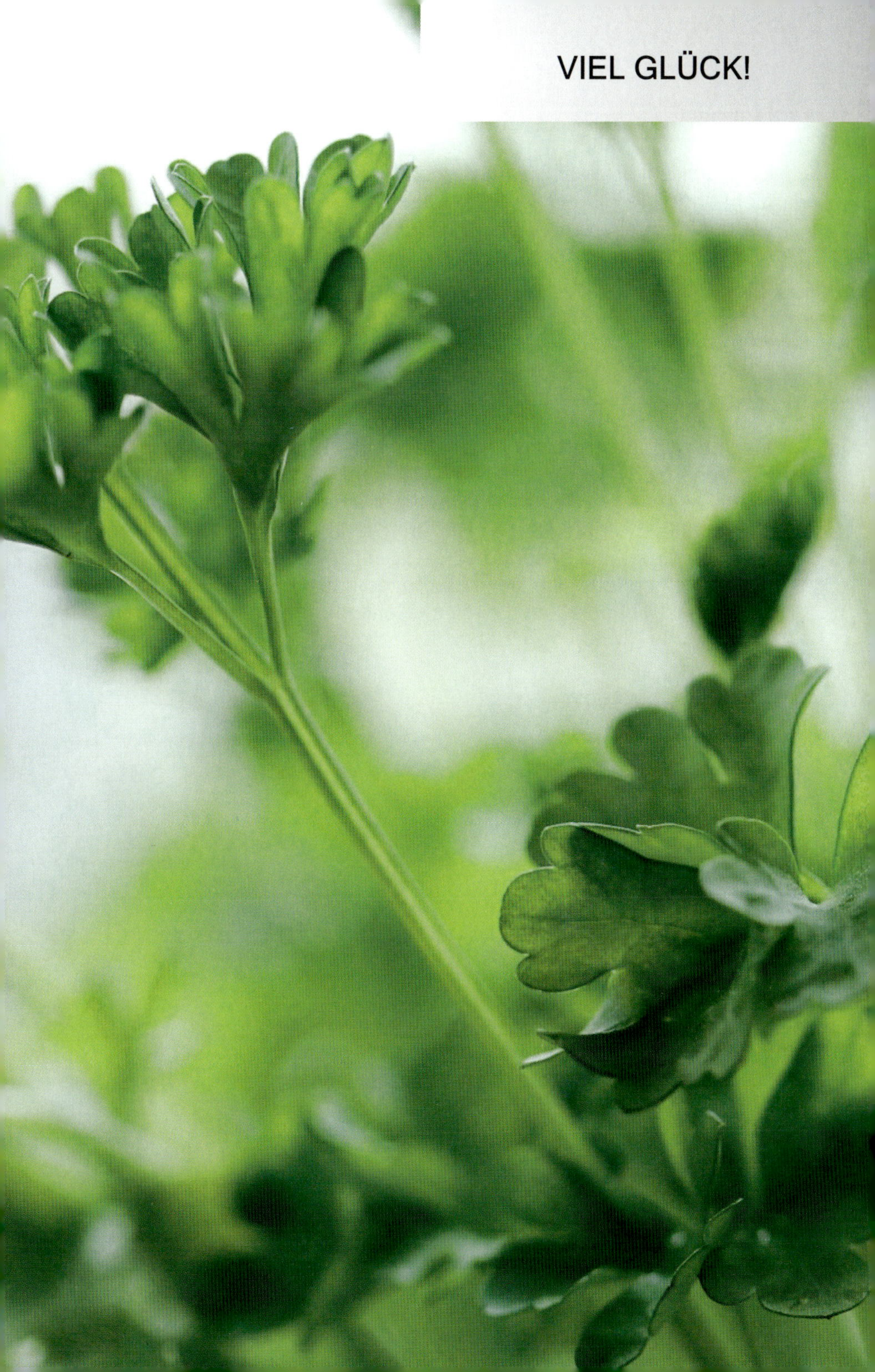

Danke

Ein Buch ist immer ein Gemeinschaftswerk. So wäre dieser Ratgeber nicht ohne die Hilfe vieler toller Menschen entstanden.
Ich danke in allererster Linie meiner lieben Frau Silvia, die stets ein offenes Ohr hatte, mich inspirierte und sehr viel Geduld mit mir hatte (und auch brauchte).
Ich danke Michaela Wendel, Uschi Dören und Goran Lazek für die wunderbare Zusammanearbeit, die Kreativität, Erfahrung und Menschlichkeit, die uns zusammenführte.
Für die Korrektur danke ich ganz besonders Corinna Wünnemann, ohne die dieses Buch nicht lesbar wäre.
Inspiriert haben mich viele Freunde mit Ideen, Vorschlägen und Kritik. Ein besonderer Dank geht hier an Michael Schimpke, Christine und Klaus Aksamski, Robert Stadtherr, Hannes Dülberg, Melina Jankowski, Kathrin Rehle, Robert Stadtherr. Für die Hilfe beim Umschlag geht ein besonderer Dank an Isabella Rogge Wiethoff.
Sowie der steten Hilfe der Mitarbeiter und Kollegen vom Berufsverband BDH und allen, die mir zu Seite standen und stehen.

Mea's Cucina

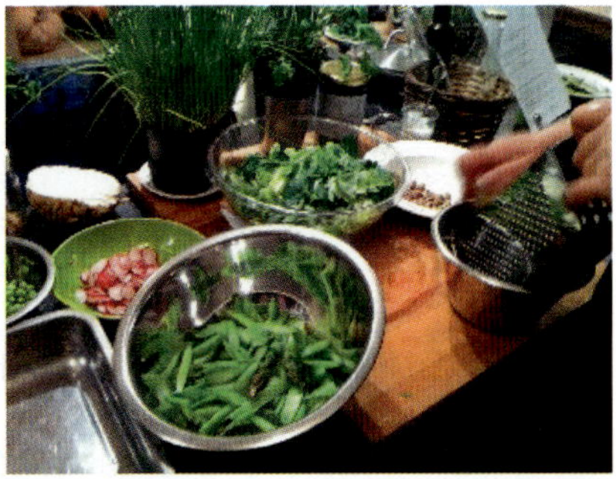

Michael Wendel hat sich vor wenigen Jahren Ihren Lebenstraum verwirklicht und eine Kochschule mit angeschlossener Ernährungsberatungspraxis gegründet. Hier werden in den schönen Räumen am historischen Marktplatz Kochabende durchgeführt, Fortbildungsveranstaltungen und Seminare im persönlichen Ambiente gegeben. Auch Feiern von Familien, Freunden und Firmen finden hier statt. Seit 2010 gibts auch einen sehr persönlichem Blog; in dem sie von kulinarischen Reisen berichtet, Rezepte aus der Cucina vorstellt und mit Herz und Sachverstand Ernährungstrends und persönliche Erlebnisse beschreibt. Als Mitglied von slowfood liegen ihr besonders regionale und saisonale Lebensmittel am Herz.
So entstand auch das Konzept von Meas Cucina:

Frisch und lecker selbstgekocht!
Frisch sind meine Zutaten. Direkt vom Markt; hier regional angebaut. Aus ökologischem biologischem oder nachhaltigem Anbau. Von Produzenten und kleinen Betrieben die ich persönlich kenne und schätze.

Lecker soll es schmecken. Gesundheit und Genuss sind kein Widerspruch. Ich zeige, wie genussvoll Gesundes sein kann.

Selbstgekocht, ich will zeigen, wie einfach es ist, gut, gesund, lecker und ggf. auch einmal schnell zu kochen. Ohne Fertiggerichte und Industrieprodukte. Künstliche Aromen, Farb- und Konservierungsstoffe, Geschmacksverstärker und andere industrielle Hilfsstoffe kommen mir nicht über die Türschwelle.

Meas Cucina
Am Markt 9
58239 Schwerte
www.meascucina.de
www.meascucina.worldpress.com

Ursula Dören

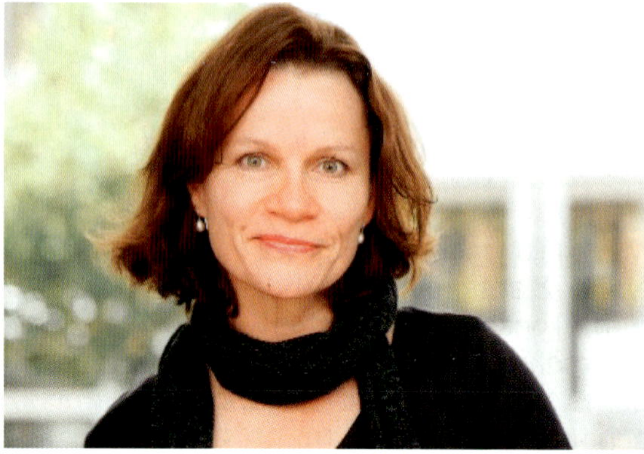

Ursula Dören, geboren 1960 in Dortmund ist seit Ihrer Kindheit ein neugieriger Mensch. Sie liebt die Natur und das Entdecken von Dingen und Zusammenhängen. Ihre Interessenvielfalt hat Sie auch zu ihren Berufen geführt. Nach Erlangung der Fachoberschulreife 1982 studierte sie an der Fachhochschule Dortmund Grafik Design. Danach arbeitete sie als angestellte Industrie- und Werbefotografin und seit 1991 in der Selbständigkeit, in den Bereichen Fotoreportagen, Industriefotografie und Portraitfotografie. Mit ihrem eigenen Fotostudio in Dortmund hat sie sich einen Namen gemacht. Ihre Meisterprüfung im Fotografenhandwerk absolvierte sie1998.
Sehr gerne fotografiert sie Menschen. Dabei ist es ihr besonders wichtig, dass die Personen einen geschützten Raum haben, in denen sie sich öffnen können und Vertrauen entwickeln. Im Blick hat sie erst das Ganze und dann die Details. Eine klare Linienführung, Farbharmonie, Strukturen, Perspektivwechsel erzeugen Spannung oder auch Ruhe, die sich dann als Gestaltungmittel in ihren Bildern ausdrücken.
Durch diese Arbeit und auch durch die Auseinandersetzung mit dem eigenen Selbst, kam die Idee ihr Berufsbild zu erweitern und sich mit Psychologie auseinanderzusetzen.
2015 legte sie die Heilpraktikerprüfung für Psychotherapie vor dem Gesundheitsamt Dortmund ab und erhielt damit die Heilerlaubnis. Weiterbildungen in Gesprächstherapie und energetischer Psychotherapie hat sie gerade absolviert.

Ziel ist ein erfundenes Leben: Fotografie und Psychotherapie zu kombinieren. Das ist gerade der Weg, neben der rein fotografischen Arbeit, auf welchem sie sich befindet.
Ursula Dören lebt heute in Schwerte.

„Dankbar bin ich für die vielen neuen Begegnungen auf diesem Weg, den Wegbegleitern. Den lieben Menschen von der Via Vita Schule in Unna, Menschen von der Jugendhilfe Menden, den ehrenamtlichen Flüchtlingshelfern in Schwerte, Menschen aus dem Coachingseminar in Frankfurt. Immer unterstützt von Freund, Familie und Freunden, etwas Neues auch noch in der zweiten Lebenshälfte zu wagen. Dieses Projekt des TCM Kochbuchs mit Peter Hollmayer macht mir sehr viel Freude und wir haben in dieser Hinsicht noch viel vor."

Fotographie
Ursula Dören
www.dasphotostudio.de
Info@dasphotostudio.de

Goran Lazec

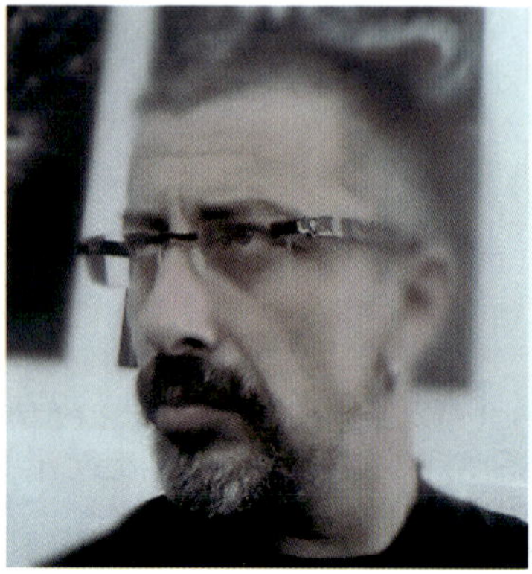

Am 01.01.1972 in Radojevo, Serbien, Geboren, verbrachte er seine Kindheit und Jugend in einem kleinen serbischen Dorf nahe der rumänischen Grenze.

Gemalt hat Goran Lazec seit seiner frühesten Kindheit. Aus finanziellen Gründen und angesichts der politischen Situation in Serbien konnte er leider nicht Kunst studieren. 1990 wurde Goran Lazec im Rahmen der Wehrpflicht in die Kriegsgeschehnisse einbezogen. Nach Beendigung dieses Wehrdienstes wurde er Polizist. Sein Dienst verschlug ihn unter anderem in den Kosovo.
Seine Heimat verließ er 1994 der Liebe wegen und ging zunächst als Grafiker nach Marl. Seit 2000 lebt er nun in Herne. Die Malerei ist für ihn seither wie eine Sucht: "Ohne zu malen könnte ich nicht leben."

Er hofft, dass seine Arbeiten den Menschen beim Betrachten eben so viel Freude machen, wie ihm beim Erschaffen.
Auftragsarbeiten in Aquarell, Öl, Acryl und Tusche sowie Wandmalerein sind nach Absprache jederzeit möglich und willkommen.
Goran Lazec betreibt seit vielen Jahren in Bochum erfolgreich einen Tattoo Laden. Er ist in der Szene sehr bekannt, insbesondere weil er seine Entwürfe selbst gestaltet, bzw. auf Anregung erstellt.
Seine Kreativität und sein Gefühl für Farben und Formen sind tief beeindruckend.

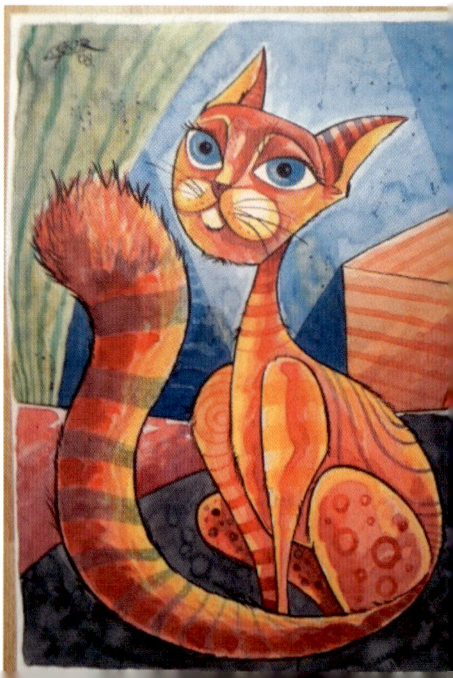

Goran Lazec
goran@l-gor.com
www.l-gor.com
Zur Werner Heide 32
44894 Bochum

Peter Hollmayer
(siehe auch persönliches Vorwort, S.1)

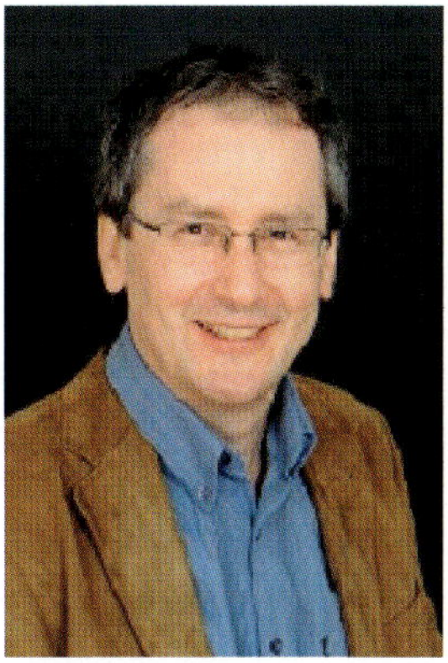

ist seit 1993 Heilpraktiker in eigener Praxis in Unna, Westfalen. Hier gründete er auch die Via Vita Heilpraktikerschule.
Seit 1995 gibt er TCM Ausbildungen, meist an der eigenen Schule, gelegentlich auch an anderen Einrichtungen.
Diese Ausbildung dauert zwei Jahre und umfasst alle großen Themenbereiche der TCM wie die fünf Elemente, Syndromenlehre, Ernährung, Pharmakologie und Akupunktur.
Sein Schwerpunkt ist die Ernährungsberatung, insbesondere nach den Regeln der Traditionellen Chinesischen Medizin.
Zum Thema Ernährung nach der TCM gibt er auch Online Seminare. Es finden auch rein vegane Seminare statt.

Er veröffentlichte zwei Bücher sowie Therapiepläne zum Thema Ernährung nach der TCM. Für die Therapiepläne ist es möglich, eine Lizenz zu erwerben.
Auf seiner Homepage finden Sie umfangreiche Informationen sowie viele Downloads.

www.hollmayer.de
Ausbildungen und Seminare als Kombination
von Online Seminaren und Präsenzseminaren

- **TCM Ausbildung**
- **Ernährungsseminare**
- **Seminare zu verschiedenen Themen**

Einige Literaturempfehlungen

Peter Hollmayer, Ernährung nach der Traditionellen Chinesischen Medizin, Verlag des Via Vita Instituts

Peter Hollmayer, Das Anwendungsbuch zur Ernährung nach der TCM Verlag des Via Vita Instituts

Bo Sun, Das TCM Kochbuch, Sun Verlag

Stefan Englert, Checkliste Chinesische Diätetik, Haug Verlag

Helmut Magel, Westliche Kräuter in der chinesischen Medizin, Haug Verlag

S.W. Souci, Lebensmittel für die Praxis, Wissenschaftliche Verlagsgesellschaft

Claudia Ritter, Heimische Nahrungspflanzen als Heilmittel, AT Verlag

Ingeborg Münzing Ruef, Kursbuch gesunde Ernährung, Heine Verlag

Gabi Guzek, Pilze im Körper, Krank ohne Grund?, Südwest Verlg

Richard Willfort, Gesund durch Heilkräuter, Trauner Verlag

Max Bruker, Unsere Nahrung, Unser Schicksal, EMU Verlag

Barbara Temelie, Ernärnung nach den fünf Elementen, Joy Verlag

Karola Schneider, Kraftsuppen nach der Chinesischen Heilkunde, Joy Verlag

Sonja Reifenhäuser, Vegane Lebensmittel, Der Nährwert Kompass, GU Verlag

Erich Rauch, Milde Ableitungsdiät, Trias Verlag